"21世纪"普通高等教育规划精品教材

高等医药教材编写委员会专家审定

药物分析

符秀娟　陈小婉　胥彦琪　**主编**

U0342956

上海科学技术文献出版社

Shanghai Scientific and Technological Literature Press

图书在版编目（CIP）数据

药物分析 / 符秀娟，陈小婉，胥彦琪主编 . —上海：
上海科学技术文献出版社，2023

ISBN 978-7-5439-8815-6

Ⅰ.①药…　Ⅱ.①符…②陈…③胥…　Ⅲ.①药物分
析　Ⅳ.①R917

中国国家版本馆 CIP 数据核字（2023）第 068461 号

责任编辑：付婷婷
封面设计：美职教育

药物分析
YAOWU FENXI
符秀娟　陈小婉　胥彦琪　主编
出版发行：上海科学技术文献出版社
地　　址：上海市长乐路 746 号
邮政编码：200040
经　　销：全国新华书店
印　　刷：三河市恒彩印务有限公司
开　　本：889mm×1194mm　1/16
印　　张：16
字　　数：495 000
版　　次：2023 年 6 月第 1 版　2023 年 6 月第 1 次印刷
书　　号：ISBN 978-7-5439-8815-6
定　　价：69.00 元
http://www.sstlp.com

前　言

药物分析是药学及制药技术类专业的一门主要专业课程，它是在无机化学、有机化学、分析化学等有关课程的基础上开设的，旨在培养学生能够综合运用所学无机化学、有机化学、分析化学等知识，掌握化学合成药物和化学结构已明确的天然药物及其制剂的质量分析的一般规律和方法，具备在药品研究、生产、流通和临床使用过程中药物分析检验工作的基本思路和基本技能。

本书在学习基础知识和基本理论的同时，强调实践技能的培养，突出职业技术的特点，加强针对性和实用性。培养学生树立药品质量第一的观念，使学生掌握药学及制药技术类专业所必需的药物分析基本知识和基本操作技能，能按照药品质量标准对药品进行全面的质量分析。

遵照高职教育以培养职业能力为目标，本书采用工学结合即理实一体的编写模式，将技能训练部分融合编写在每一项目下，充分体现学中做、做中学的高职教学理念。全书分为总论和各论两部分，总论以现行版《中国药典》（2020 年版）为分析思路编写，各论选取各类典型药物分析，通过项目驱动培养学生动手和思考能力。本书编写内容以够用为度，充分体现实用性。参编教师由来自教学一线的老师和生产一线的技术骨干组成，熟悉高职教育模式，了解高职学生的特点和需求，具有丰富的药物分析实践与教学经验。

本书编写大纲经各兄弟院校教学一线的老师和生产一线的技术骨干讨论，提出了宝贵意见和建议，编写过程中得到各编者所在单位领导的大力支持，在编写过程中参考了有关专著、其他相关教材等资料，在此一并表示衷心的感谢！由于编者的水平所限，书中难免存在缺陷，敬请使用本书的师生和读者批评指正。

编　者

编委会

主　编　符秀娟　陈小婉　胥彦琪
副主编　(排名不分前后)
　　　　王曙光　林丽珍　梁　辉　刘　然
　　　　秦小旭　粟　源　欧阳敏　孙　倩
编　委　(排名不分前后)
　　　　符秀娟 (海南职业技术学院)
　　　　陈小婉 (广东茂名健康职业学院)
　　　　林丽珍 (海南职业技术学院)
　　　　胥彦琪 (江西医学高等专科学校)
　　　　王曙光 (滁州城市职业学院)
　　　　滕　云 (黑龙江林业职业技术学院)
　　　　梁　辉 (海南职业技术学院)
　　　　崔淑兰 (宝鸡职业技术学院)
　　　　刘　然 (深圳职业技术学院食品药品学院)
　　　　秦小旭 (郑州工业应用技术学院)
　　　　林泉峰 (萍乡卫生职业学院)
　　　　吴巧连 (萍乡卫生职业学院)
　　　　粟　源 (桂林生命与健康职业技术学院)
　　　　欧阳敏 (萍乡卫生职业学院)
　　　　马　明 (无锡卫生高等职业技术学校)
　　　　孙　倩 (辽宁医药职业学院)
　　　　江卓芩 (萍乡卫生职业学院)
　　　　何彩玉 (滁州城市职业学院)
　　　　张丽红 (长春职业技术学院)
　　　　余松华 (江西医学高等专科学校)

目　录

CONTENTS

第一章　药物分析的基础知识 ··· 1

　　第一节　药物分析概述 ·· 1

　　第二节　药品质量标准与分析方法的验证 ······························· 2

　　第三节　药品检验工作的基本程序 ··· 14

　　第四节　药品质量控制 ··· 15

　　本章小结 ··· 17

　　复习思考题 ·· 17

　　技能训练 ··· 17

第二章　药物的性状 ··· 27

　　第一节　概　述 ·· 27

　　第二节　药物的性状 ·· 27

　　第三节　常见药品的性状示例 ··· 31

　　本章小结 ··· 34

　　复习思考题 ·· 34

　　技能训练 ··· 34

第三章　药物的鉴别 ··· 38

　　第一节　概　述 ·· 38

　　第二节　药物鉴别试验常用方法 ·· 39

　　第三节　药物鉴别试验的条件 ··· 42

　　第四节　鉴别试验的灵敏度与专属性 ······································ 43

　　第五节　一般鉴别试验的内容和方法 ······································ 44

　　本章小结 ··· 47

　　复习思考题 ·· 48

　　技能训练 ··· 48

第四章　药物的杂质检查 ··· 50

　　第一节　药物杂质的来源与限量检查 ······································ 50

　　第二节　一般杂质检查 ··· 52

　　第三节　特殊杂质检查 ··· 62

　　本章小结 ··· 65

复习思考题 ･･ 65

技能训练 ･･･ 66

第五章 药物的含量测定 ･･･ 71

第一节 概　述 ･･ 71

第二节 药物含量测定常用的分析方法 ････････････････････････････････････ 72

第三节 药物含量的计算 ･･･ 80

本章小结 ･･･ 87

复习思考题 ･･･ 87

第六章 药物制剂分析 ･･ 89

第一节 药物制剂分析的特点 ･･･ 89

第二节 片剂分析 ･･･ 91

第三节 胶囊剂分析 ･･･ 96

第四节 颗粒剂分析 ･･･ 98

第五节 注射剂分析 ･･･ 99

第六节 复方制剂分析 ･･･ 105

本章小结 ･･･ 106

复习思考题 ･･･ 107

技能训练 ･･･ 107

第七章 巴比妥类药物的分析 ･･ 114

第一节 结构与性质 ･･･ 114

第二节 鉴别试验 ･･･ 116

第三节 特殊杂质检查 ･･･ 118

第四节 含量测定 ･･･ 120

本章小结 ･･･ 123

复习思考题 ･･･ 123

技能训练 ･･･ 123

第八章 芳酸类及芳胺类药物的分析 ･･･････････････････････････････････ 126

第一节 芳酸类药物的结构与性质 ･･･ 126

第二节 芳胺类药物的结构与性质 ･･･ 128

第三节 鉴别试验 ･･･ 131

第四节 特殊杂质检查 ･･･ 135

第五节 含量测定 ･･･ 139

本章小结 ･･･ 143

复习思考题 ･･･ 143

技能训练 ･･･ 143

第九章 磺胺类和喹诺酮类药物的分析 ･････････････････････････････････ 147

第一节 磺胺类药物的分析 ･･･ 147

第二节　喹诺酮类药物的分析 ……………………………………………… 149

本章小结 ……………………………………………………………………… 152

复习思考题 …………………………………………………………………… 152

技能训练 ……………………………………………………………………… 152

第十章　杂环类药物的分析 ……………………………………………… 155

第一节　吡啶类药物分析 …………………………………………………… 155

第二节　苯并噻嗪类药物分析 ……………………………………………… 161

第三节　苯并二氮杂䓬类药物分析 ………………………………………… 165

本章小结 ……………………………………………………………………… 168

复习思考题 …………………………………………………………………… 169

技能训练 ……………………………………………………………………… 169

第十一章　生物碱类药物的分析 ………………………………………… 171

第一节　生物碱类药物概述 ………………………………………………… 171

第二节　典型药物的结构与性质 …………………………………………… 172

第三节　鉴别试验 …………………………………………………………… 174

第四节　特殊杂质检查 ……………………………………………………… 178

第五节　含量测定 …………………………………………………………… 179

本章小结 ……………………………………………………………………… 184

复习思考题 …………………………………………………………………… 184

技能训练 ……………………………………………………………………… 185

第十二章　抗生素类药物的分析 ………………………………………… 187

第一节　β-内酰胺类抗生素的分析 ………………………………………… 187

第二节　氨基糖苷类抗生素的分析 ………………………………………… 192

第三节　四环素类抗生素的分析 …………………………………………… 199

第四节　大环内酯类抗生素的分析 ………………………………………… 204

本章小结 ……………………………………………………………………… 208

复习思考题 …………………………………………………………………… 208

技能训练 ……………………………………………………………………… 209

第十三章　维生素类药物的分析 ………………………………………… 211

第一节　维生素 A 的分析 …………………………………………………… 211

第二节　维生素 D_2、D_3 的分析 …………………………………………… 216

第三节　维生素 E 的分析 …………………………………………………… 218

第四节　维生素 B_1 的分析 ………………………………………………… 221

第五节　维生素 C 的分析 …………………………………………………… 223

本章小结 ……………………………………………………………………… 227

复习思考题 …………………………………………………………………… 227

技能训练 ……………………………………………………………………… 228

第十四章　甾体激素类药物的分析 ··· 233

第一节　分类、结构与性质 ·· 233

第二节　鉴别试验 ··· 236

第三节　特殊杂质检查 ·· 239

第四节　含量测定 ··· 241

本章小结 ··· 243

复习思考题 ··· 243

技能训练 ··· 243

参考文献 ·· 245

第一章　药物分析的基础知识

 本章要点

　　药物分析是研究药品质量控制的一门学科，药物分析以药品质量标准为依据，对药品质量的优劣及真伪做出评定。

　　药品质量标准是指国家为保证药品质量所制定的质量指标、检验方法以及生产工艺等的技术要求，是评定药品质量的法定依据。我国的国家药品标准有《中华人民共和国药典》和《局颁标准》。药品质量标准主要由名称、性状、鉴别、检查、含量测定、制剂规格、贮藏组成。

　　药品质量标准分析方法的验证指标包括准确度、精密度、专属性、检测限、定量限、线性、范围和耐用性。不同的项目验证指标不同。药品检验工作的基本程序一般分为取样、检验（性状、鉴别、检查、含量测定）、检验原始记录及出具检验报告书。

　　药品质量控制涉及药品的研制、生产、供应及检验等诸多环节，为确保药品的质量能够符合药品质量标准的要求，国家在药材的种植、产品的研制开发、生产、流通到使用领域推行了系列质量管理制度。

　　本章主要讨论药品质量标准的类别、主要内容、中国药典的基本内容、药品质量标准分析方法的验证、药品检验工作的基本程序和国家在五大领域推行的系列质量制度。

 学习目标

- 掌握药品检验工作的基本程序。
- 熟悉我国现行药典的基本内容。
- 了解药品标准的类别、主要内容及药品质量标准分析方法的验证。

 能力目标

- 掌握《中国药典》的使用方法。
- 熟悉药品检验原始记录和报告的书写格式。

第一节　药物分析概述

一、药物分析的性质

　　药物分析是依据药品及其制剂的组成、理化性质、研究其真伪鉴别、杂质检查及含量测定的原理和方法，对药物进行质量检验和控制的一门应用学科，是药学科学领域的一个重要组成部分，是一门在无机化学、有机化学、分析化学、药物化学等专业基础课的基础上开设的一门重要的专业核心课。

　　药品是一种特殊商品，药品的特殊性表现在安全性、有效性、稳定性、均一性四个方面。药品质量的优劣关系到人民的用药安全与身体健康，因此，必须对药品质量进行严格全面控制，以保证人民用药的安全、合理与有效。药物分析是药品质量控制的一个重要方面，它运用物理的、化学的、物理化学和生物化学的方法和技术，研究化学合成药物和结构已明确的天然药物及其制剂，以及中药制剂和生化药物。

二、药物分析的任务

药物分析是药品质量控制环节中的一个重要组成，它根据药品生产质量管理规范（GMP）、药品经营质量管理规范（GSP）和药物临床研究质量管理规范（GCP）的有关规定，在药品的研制、生产、经营、贮藏、调配及临床使用过程中对药品的质量进行有效分析，为药品质量的全面控制提供了依据，保证了用药的安全、合理、有效。药物分析的任务主要有以下几方面。

1. 药品质量的检验分析

药品质量的优劣关系着人民的用药安全与身体健康。为确保药品的质量，应严格按照药品质量标准进行检验分析，为药品能否流通上市和临床使用提供依据。

2. 药品生产过程的质量控制

任何药品质量形成是设计和生产出来的，因此，在药品生产的每一环节，都应进行严格质量控制。药品生产从原辅料、中间产品到成品均应按照质量标准进行检验分析，严格监控生产的每一环节，优化生产工艺，提高产品质量，为临床用药提供优质药品。

3. 药品贮藏过程的质量控制

药品从生产出来到临床使用，其间要经历一定的贮藏过程，在这一过程中应确定科学的养护方法，对药品贮藏的温度、湿度等进行监控，并定期对药品质量进行检验分析，保证药品在贮藏期间的质量，确保临床用药的有效与安全。

4. 临床药物分析

为保证临床合理用药，应积极开展临床药物分析即药物体内过程的分析，掌握药物在人体内的吸收、分布、代谢和排泄的规律，更好地指导临床用药，减少药物的毒副作用，确保临床用药的安全有效。

5. 制定和完善药品质量标准

在新药的研发中，需要制定药品的质量标准，以控制药品的质量；产品的生产工艺改进，以及中药制剂的质量提高，都需要完善其药品质量标准。

第二节　药品质量标准与分析方法的验证

一、药品质量标准的类别

药品是一种特殊商品，是用于预防、治疗、诊断人的疾病，有目的地调节人的生理机能，并规定有适应证或功能主治、用法和用量的物质。药品质量的优劣，直接影响预防和治疗的效果，直接关系到人民的身体健康和生命安全，因此必须对药品的质量进行全面的控制，以保证人民的用药安全、有效。国家为保证药品的质量，制定了药品质量标准，任何药品的质量必须符合国家药品标准方能上市流通使用。

我国的药品质量标准分为国家药品标准和其他药品标准。

1. 国家药品标准

国家药品标准是国家对药品质量、规格和检验方法所作的技术规定，是药品生产、供应、使用、检验和管理部门共同遵循的法定依据。

（1）《中华人民共和国药典》（以下简称《中国药典》）

《中国药典》是我国用于药品生产和管理的法典，由国家药典委员会编纂，经国务院批准后，由国家食品药品监督管理总局颁布执行。《中国药典》收载的品种为疗效确切、被广泛应用、能批量生产、质量水平较高，并有合理的质量控制手段的药品。

（2）卫健委部颁药品标准（简称《部颁标准》）和国家食品药品监督管理总局颁布的药品标准（简称《局颁标准》）

《部颁标准》是卫健委批准执行的药品标准。自1998年成立国家药品监督管理局后，药品标准由国家药品监督管理局批准执行，简称《局颁标准》。《局颁标准》收载的品种为：①准备过渡到药典的品种；②国内有多个药厂生产，有必要执行统一质量标准的品种。

国家药品标准是全国范围内强制执行的药品标准，是药品管理质量的最低标准。

2. 其他药品标准

（1）临床研究药品质量标准草案

临床研究药品质量标准草案是新药研制单位制订的为保证临床用药的安全和使临床的结论可靠的一个质量标准。该标准仅在临床试验期间有效，仅供研制单位和临床试验单位使用，不属于法定药品质量标准。

（2）企业内控标准

企业内控标准是由药品生产企业自行制订并用于本企业相应药品质量控制的标准。该标准仅对本企业的产品有约束力，不属于法定药品质量标准。企业内控标准通过提高限度要求或增加检验项目来提高本企业产品的质量，其要求高于法定标准的要求。企业内控标准通常对外不公开。

二、药品质量标准的主要内容

药品质量标准主要由名称、性状、鉴别、检查、含量测定、制剂规格及贮藏组成。

1. 名称

包括中文名称、英文或拉丁名、化学名。其中中文名通常按照《中国药品通用名称》收载的名称及其命名原则命名，《中国药典》收载的药品中文名称均为法定名称。英文名主要采用世界卫生组织编订的国际非专利药名（INN）；有机药物的化学名则是根据中国化学会编撰的《有机化学命名原则》命名，母体的选定与国际纯粹与应用化学联合会（IUPAC）的命名系统一致。

2. 性状

药品的性状是药品质量的重要表征之一，其项下记述了药品的外观、臭、味、溶解度和物理常数等。

3. 鉴别

鉴别项下规定的试验方法，系根据反映该药品某些物理、化学或生物学等特性所进行的药物鉴别试验，不完全代表对该药品化学结构的确证。常见的鉴别方法有理化鉴别法、仪器分析鉴别法等。

4. 检查

检查项下包括反映药品的安全性与有效性的试验方法和限度、均一性与纯度等制备工艺要求等内容。其检查内容为药典制剂通则常规检查、一般杂质检查和特殊杂质检查。

5. 含量测定

含量测定是对药品中有效成分的测定，是评价药品质量、保证疗效的重要手段。可用于含量测定的方法有化学分析法、仪器分析法和生物测定法。

6. 制剂规格

制剂的规格系指每一支、片或其他每一个单位制剂中含有主药的重量（或效价）或含量（%）或装量。注射液项下，如为"1mL：10mg"，系指1mL中含有主药10mg；对于列有处方或标有浓度的制剂，也可同时规定装量规格。

7. 贮藏

药品的贮藏条件（温度、湿度、光照等）是药品能否有效应用于临床的重要因素之一。药品的贮藏条件对药物的存在形式有无影响要通过药品稳定性试验来确定。

三、药典

药典是一个国家记载药品质量标准的法典，是国家监督管理药品质量的法定技术标准，具有法律约束力。本节介绍国际上几种重要的药典。

1. 中国药典

（1）《中国药典》沿革及基本结构

《中国药典》全称《中华人民共和国药典》，英文简称为 Chinese Pharmacopeia，缩写 ChP。

新中国成立以来，我国共出版了十一版药典，分别是 1953 年版（第一版）、1963 年版（第二版）、1977 年版（第三版）、1985 年版（第四版）、1990 年版（第五版）、1995 年版（第六版）、2000 年版（第七版）、2005 年版（第八版）、2010 年版（第九版）、2015 年版（第十版）和 2020 年版（第十一版）。目前我国药典每 5 年修订一次，其版次用出版年份表示。

《中国药典》依据《中华人民共和国药品管理法》组织制定和颁布实施，是我国监督管理药品质量的法定技术标准。《中国药典》一经颁布实施，其同品种的上版标准或其原国家标准即同时停止使用。除特别注明版次外，《中国药典》均指现行版《中国药典》。我国现行版药典为 2020 年版，由一部、二部、三部和四部及其增补本组成。一部收载中药，二部收载化学药品，三部收载生物制品及相关通用技术要求，四部收载通用技术要求和药用辅料。

（2）《中国药典》（2020 年版）二部的主要内容

《中国药典》（2020 年版）二部主要由凡例、品名目次、正文和索引四部分组成。

①凡例

凡例是为正确使用《中国药典》，是对品种正文、通用技术要求以及药品质量检验和检定有关的共性问题的统一规定和基本要求。凡例中的有关规定具有法律约束力。

凡例的内容有总则，通用技术要求，品种正文，名称与编排，项目与要求，检验方法和限度，标准品与对照品，计量，精确度，试药、试液、指示剂，动物试验，说明书、包装、标签。现将其主要内容介绍如下：

A. 名称与编排

《中国药典》品种正文收载的药品中文名称通常按照《中国药品通用名称》收载的名称及其命名原则命名，均为法定名称；本部药典收载的原料药英文名除另有规定外，均采用国际非专利药名（International Nonproprietary Names，INN）。

有机药物的化学名称系根据中国化学会编撰的《有机化学命名原则》命名，母体的选定与国际纯粹与应用化学联合会（International Union of Pure and Applied Chemistry，IUPAC）的命名系统一致。

药品化学结构式按照世界卫生组织（World Health Organization，WHO）推荐的"药品化学结构式书写指南"书写。

品种正文按药品中文名称笔画顺序排列；索引按汉语拼音顺序排序的中文索引、英文名和中文名对照索引排列。

B. 项目与要求

a. 性状项下记载药品的外观、臭、味、溶解度以及物理常数等。

a）外观性状是对药品的色泽和外表感观的规定，其中臭与味指药品本身所固有的，可供制剂开发时参考。

b）溶解度是药品的一种物理性质，表示药品在溶剂中的溶解性能。各品种项下选用的部分溶剂及其在该溶剂中的溶解性能，可供精制或制备溶液时参考；对在特定溶剂中的溶解性能需作质量控制时，在该品种检查项下另作具体规定。药品的近似溶解度以术语"极易溶解""易溶""溶解""略溶""微溶""极微溶解""几乎不溶或不溶"来表示：

极易溶解：指溶质 1g（mL）能在溶剂<1mL 中溶解；

易溶：指溶质 1g（mL）能在溶剂 1～<10mL 中溶解；

溶解：指溶质 1g（mL）能在溶剂 10～<30mL 中溶解；

略溶：指溶质 1g（mL）能在溶剂 30～<100mL 中溶解；

微溶：指溶质 1g（mL）能在溶剂 100～<1 000mL 中溶解；

极微溶解：指溶质 1g（mL）能在溶剂 1 000～<10 000mL 中溶解；

几乎不溶或不溶：指溶质 1g（mL）在溶剂 10 000mL 中不能完全溶解。

试验法：除另有规定外，称取研成细粉的供试品或量取液体供试品，于 25℃±2℃ 一定容量的溶剂中，每隔 5 分钟强力振摇 30 秒钟；观察 30 分钟内的溶解情况，如无目视可见的溶质颗粒或液滴时，即视为完全溶解。

c）物理常数包括相对密度、馏程、熔点、凝点、比旋度、折光率、黏度、吸收系数、碘值、皂化值和酸值等。物理常数的测定结果不仅对药品具有鉴别意义，也可以反映药品的纯度，是评价药品质量的主要指标之一。

b. 鉴别项下规定的试验方法，是根据反映该药品某些物理、化学或生物学等特性所进行的药物鉴别试验，不完全代表对该药品化学结构的确证。

c. 检查项下包括反映药品的安全性与有效性的试验方法和限度、均一性与纯度等制备工艺要求等内容。对于规定中的各种杂质检查项目，是指该药品在按既定工艺进行生产和正常贮藏过程中可能含有或产生并需要控制的杂质（如残留溶剂、有关物质等）；改变生产工艺时需另考虑增修订有关项目。

d. 含量测定项下规定的试验方法，用于测定原料及制剂中有效成分的含量，一般可采用化学、仪器或生物测定方法。

e. 制剂的规格，是指每一支、片或其他每一个单位制剂中含有主药的重量（或效价）或含量（%）或装量。注射液项下，如为"1mL：10mg"，是指 1mL 中含有主药 10mg；对于列有处方或标有浓度的制剂，也可同时规定装量规格。

f. 贮藏项下的规定，是为避免污染和降解而对药品贮存与保管的基本要求，以下列名词术语表示：

遮光：指用不透光的容器包装，例如棕色容器或适宜黑色材料包裹的无色透明、半透明容器；

避光：指避免日光直射；

密闭：指将容器密闭，以防止尘土及异物进入；

密封：指将容器密封以防止风化、吸潮、挥发或异物进入；

熔封或严封：指将容器熔封或用适宜的材料严封，以防止空气与水分的侵入并防止污染；

阴凉处：指不超过 20℃；

凉暗处：指避光并不超过 20℃；

冷处：指 2～10℃；

常温：指 10～30℃。

除另有规定外，贮藏项下未规定贮藏温度的一般是指常温。

由于注射剂与眼用制剂等的包装容器均直接接触药品，可视为该制剂的组成部分，因而可写为"密闭保存"。

C. 检验方法和限度

《中国药典》品种正文收载的所有品种，均应按规定的方法进行检验。采用药典规定的方法进行检验时，应对方法的适用性进行确认。如采用其他方法，应进行方法学验证，并与规定的方法比对，根据试验结果选择使用，但应以现行版药典规定的方法为准。

《中国药典》中规定的各种纯度和限度数值以及制剂的重（装）量差异，是包括上限和下限两个数值本身及中间数值。规定的这些数值不论是百分数还是绝对数字，其最后一位数字都是有效位。

试验结果在运算过程中，可比规定的有效数字多保留一位，而后根据有效数字的修约规则进舍至规定的有效位。计算所得的最后数值或测定读数值均可按修约规则进舍至规定的有效位，取此数值与标准中规定的限度数值比较，以判断是否符合规定的限度。

测定和计算所得数值的修约按国家标准 GB30101-93 进行（表1-1）。该修约规则可归纳为如下口诀。

表1-1　国家标准 GB30101-93 数值修约规则

修约规则		修约举例	
		修约前	修约后（设要求保留一位小数）
四要舍		14.243 2	14.2
六应入		26.464 3	26.5
五后有数就进一		11.051 2	11.1
五后为零看左方	左为奇数需进一	1.350 0	1.4
	左为偶数则舍光	1.450 0	1.4
		1.050 0	1.0（0 亦作偶数对待）
无论舍去多少位都应一次修订		1.545 46	1.5（不是 1.545 5→1.546→1.55→1.6）

原料药的含量（%），除另有注明者外，均按重量计。如规定上限为100%以上时，是指用药典规定的分析方法测定时可能达到的数值，它为药典规定的限度或允许偏差，并非真实含有量；如未规定上限时，系指不超过101.0%。

制剂的含量限度范围，是根据主药含量的多少、测定方法误差、生产过程不可避免偏差和贮存期间可能产生降解的可接受程度而制定的，生产中应按标示量100%投料。如已知某一成分在生产或贮存期间含量会降低，生产时可适当增加投料量，以保证有效期内含量能符合规定。

D. 标准品与对照品

标准品与对照品是指用于鉴别、检查或含量测定的标准物质。标准品是指用于生物检定或效价测定的标准物质，其特性量值一般按效价单位（或 μg）计物质。对照品是指采用理化方法进行鉴别、检查或含量测定时所用的标准物质，其特性量值一般按纯度（%）计。

标准品与对照品均应附有使用说明书，一般应标明批号、特性量值、用途、使用方法、贮藏条件和装量等。

标准品与对照品均应按其标签或使用说明书所示的内容使用和贮藏。

E. 计量

试验用的计量仪器均应符合国务院质量技术监督部门的规定。

《中国药典》采用的法定计量单位名称和单位符号如下：

长度：米（m）、分米（dm）、厘米（cm）、毫米（mm）、微米（μm）、纳米（nm）；

体积：升（L）、毫升（mL）、微升（μl）；

质（重）量：千克（kg）、克（g）、毫克（mg）、微克（μg）、纳克（ng）、皮克（pg）；

物质的量：摩尔（mol）、毫摩尔（mmol）；

压力：兆帕（MPa）、千帕（kPa）、帕（Pa）；

温度：摄氏度（℃）；

动力黏度：帕秒（Pa.s）、毫帕秒（mPa.s）；

运动黏度：平方米每秒（m^2/s）、平方毫米每秒（mm^2/s）；

波数：厘米的倒数（cm^{-1}）；

密度：千克每立方米（kg/m^3）、克每立方厘米（g/cm^3）；

放射性活度：吉贝可（GBq）、兆贝可（MBq）、千贝可（kBq）、贝可（Bq）。

《中国药典》使用的滴定液和试液的浓度，以 mol/L（摩尔/升）表示者，其浓度要求精密标定的滴定液用"XXX 滴定液（YYYmol/L）"表示；作其他用途不需精密标定其浓度时，用"YYYmol/L XXX 溶液"表示，以示区别。

有关的温度描述，一般以下列名词术语表示：

水浴温度：除另有规定外，均指 98~100℃；

热水：指 70~80℃；

微温或温水：指 40~50℃；

室温（常温）：指 10~30℃；

冷水：指 2~10℃；

冰浴：指约 0℃；

放冷：指放冷至室温。

百分比用"%"符号表示，系指重量的比例；但溶液的百分比，除另有规定外，系指溶液 100mL 中含有溶质若干克；乙醇的百分比，系指在 20℃时容量的比例。此外，根据需要可采用下列符号：

%（g/g）：表示溶液 100g 中含有溶质若干克；

%（mL/mL）：表示溶液 100mL 中含有溶质若干毫升；

%（mL/g）：表示溶液 100g 中含有溶质若干毫升；

%（g/mL）：表示溶液 100mL 中含有溶质若干克。

缩写"ppm"表示百万分比，系指重量或体积的比例。

缩写"ppb"表示十亿分比，系指重量或体积的比例。

液体的滴，系指在 20℃时，以 1.0mL 水为 20 滴进行换算。

溶液后标示的"（1→10）"等符号，系指固体溶质 1.0g 或液体溶质 1.0mL 加溶剂使成 10mL 的溶液；未指明用何种溶剂时，均系指水溶液；两种或两种以上液体的混合物，名称间用半字线"-"隔开，其后括号内所表示的"∶"符号，系指各液体混合时的体积（重量）比例。

乙醇未指明浓度时，均系指 95%（mL/mL）的乙醇。

计算分子量以及换算因子等使用的原子量均按最新国际原子量表推荐的原子量。

F.精确度

《中国药典》规定取样量的准确度和试验精密度。

试验中供试品与试药等"称重"或"量取"的量，均以阿拉伯数码表示，其精确度可根据数值的有效数位来确定，如称取"0.1g"，系指称取重量可为 0.06~0.14g；称取"2g"，系指称取重量可为 1.5~2.5g；称取"2.0g"，系指称取重量可为 1.95~2.05g；称取"2.00g"，系指称取重量可为 1.995~2.005g。

"精密称定"系指称取重量应准确至所取重量的千分之一；"称定"系指称取重量应准确至所取重量的百分之一；"精密量取"系指量取体积的准确度应符合国家标准中对该体积移液管的精密度要求；"量取"系指可用量筒或按照量取体积的有效数位选用量具。取用量为"约"若干时，系指取用量不得超过规定量的 ±10%。

恒重，除另有规定外，系指供试品连续两次干燥或炽灼后称重的差异在 0.3mg 以下的重量；干燥至恒重的第二次及以后各次称重均应在规定条件下继续干燥 1 小时后进行；炽灼至恒重的第二次称重应在继续炽灼 30 分钟后进行。

试验中规定"按干燥品（或无水物，或无溶剂）计算"时，除另有规定外，应取未经干燥（或未去水，或未去溶剂）的供试品进行试验，并将计算中的取用量按检查项下测得的干燥失重（或水分，或溶剂）扣除。

试验中的"空白试验"，是指在不加供试品或以等量溶剂替代供试液的情况下，按同法操作所得的结果；含量测定中的"并将滴定的结果用空白试验校正"，是指供试品所耗滴定液的量（mL）与空白试验中所耗滴定液的量（mL）之差进行计算。

试验时的温度，未注明者，系指在室温下进行；温度高低对试验结果有显著影响者，除另有规定外，应以 25℃±2℃ 为准。

G. 试药、试液、指示剂

试验用的试药，除另有规定外，均应根据通则试药项下的规定，选用不同等级并符合国家标准或国务院有关行政主管部门规定的试剂标准。试液、缓冲液、指示剂与指示液、滴定液等，均应符合通则的规定或按照通则的规定制备。

试验用水，除另有规定外，均系指纯化水。酸碱度检查所用的水，均系指新沸并放冷至室温的水。

酸碱性试验时，如未指明用何种指示剂，均系指石蕊试纸。

②品名目次

品名目次位于凡例之后，按中文名称笔画顺序排列，前部分为正文品种第一部分目次，后部分为正文品种第二部分，为放射性药品目次。

③正文

正文是药典的主要内容，收载不同药品的质量标准。根据品种和剂型的不同，每一品种项下按顺序可列有：品名（包括中文名、汉语拼音名、英文名），有机药物的结构式，分子式与分子量，来源或有机药物的化学名称，含量或效价规定，处方，制法，性状，鉴别，检查，含量测定或效价测定，类别，规格，贮藏，制剂等。

《中国药典》（2020 年版）二部所载药品质量标准举例：对乙酰氨基酚

对乙酰氨基酚

Duiyixian' anjifen

Paracetamol

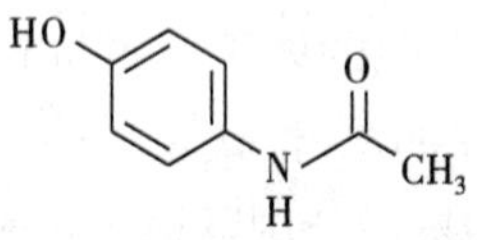

$$C_8H_9NO_2 \quad 151.16$$

本品为 4'-羟基乙酰苯胺。按干燥品计算，含 $C_8H_9NO_2$ 应为 98%~102%。

【性状】 本品为白色结晶或结晶性粉末；无臭。

本品在热水或乙醇中易溶，在丙酮中溶解，在水中略溶。

熔点 本品的熔点（通则 0612）为 168~172℃。

【鉴别】（1）本品的水溶液加三氯化铁试液，即显蓝紫色。

（2）取本品约 0.1g，加稀盐酸 5mL，置水浴中加热 40 分钟，放冷；取 0.5mL，滴加亚硝酸钠试液 5 滴，摇匀，用水 3mL 稀释后，加碱性 β-萘酚试液 2mL，振摇，即显红色。

（3）本品的红外光吸收图谱应与对照的图谱（光谱集 131 图）一致。

【检查】 酸度 取本品 0.1g，加水 10mL 使溶解，依法测定（通则 0631），pH 应为 5.5~6.5。

乙醇溶液的澄清度与颜色 取本品 1g，加乙醇 10mL 溶解后，溶液应澄清无色；如显浑浊，与 1 号浊度标准液（通则 0902 第一法）比较，不得更浓；如显色，与棕红色 2 号或橙红色 2 号标准比色液（通则 0901 第一法）比较，不得更深。

氯化物　取本品 2g，加水 100mL，加热溶解后，冷却，滤过，取滤液 25mL，依法检查（通则 0801），与标准氯化钠溶液 5mL 制成的对照液比较，不得更浓（0.01%）。

硫酸盐　取氯化物项下剩余的滤液 25mL，依法检查（通则 0802），与标准硫酸钾溶液 1mL 制成的对照液比较，不得更浓（0.02%）。

有关物质　照高效液相色谱法（通则 0512）测定。临用新制。

溶剂　甲醇-水（4∶6）。

供试品溶液　取本品适量，精密称定，加溶剂溶解并定量稀释制成每 1mL 中约含 20mg 的溶液。

对照品溶液　取对氨基酚对照品适量，精密称定，加溶剂溶解并定量稀释制成每 1mL 中约含 0.1mg 的溶液。

对照溶液　精密量取对照品溶液与供试品溶液各 1mL，置同一 100mL 量瓶中，用溶剂稀释至刻度，摇匀。

色谱条件　用辛基硅烷键合硅胶为填充剂；以磷酸盐缓冲液（取磷酸氢二钠 8.95g，磷酸二氢钠 3.9g，加水溶解至 1 000mL，加 10%四丁基氢氧化铵溶液 12mL）-甲醇（90∶10）为流动相；检测波长为 245nm；柱温为 40℃；进样体积 20μl。

系统适用性要求　理论板数按对乙酰氨基酚峰计算不低于 2 000。对氨基酚峰与对乙酰氨基酚峰之间的分离度应符合要求。

测定法　精密量取供试品溶液与对照溶液，分别注入液相色谱仪，记录色谱图至主峰保留时间的 4 倍。

限度　供试品溶液色谱图中如有与对氨基酚保留时间一致的色谱峰，按外标法以峰面积计算，含对氨基酚不得过 0.005%，其他单个杂质峰面积不得大于对照溶液中对乙酰氨基酚峰面积的 0.1 倍（0.1%），其他各杂质峰面积的和不得大于对照溶液中对乙酰氨基酚峰面积的 0.5 倍（0.5%）。

对氯苯乙酰胺　照高效液相色谱法（通则 0512）测定。临用新制。

溶剂与供试品溶液，见有关物质项下。

对照品溶液　取对氯苯乙酰胺对照品与对乙酰氨基酚对照品各适量，精密称定，加溶剂溶解并定量稀释制成每 1mL 中约含对氯苯乙酰胺 1μg 与对乙酰氨基酚 20μg 的混合溶液。

色谱条件　用辛基硅烷键合硅胶为填充剂；以磷酸盐缓冲液（取磷酸氢二钠 8.95g，磷酸二氢钠 3.9g，加水溶解至 1 000mL，加 10%四丁基氢氧化铵 12mL）-甲醇（60∶40）为流动相；检测波长为 245nm；柱温为 40℃；进样体积 20μl。

系统适用性要求　理论板数按对乙酰氨基酚峰计算不低于 2000。对氯苯乙酰胺峰与对乙酰氨基酚峰之间的分离度应符合要求。

测定法　精密量取供试品溶液与对照品溶液，分别注入液相色谱仪，记录色谱图。

限度　按外标法以峰面积计算，含对氯苯乙酰胺不得过 0.005%。

干燥失重　取本品，在 105℃干燥至恒重，减失重量不得过 0.5%（通则 0831）。

炽灼残渣　不得过 0.1%（通则 0841）。

重金属　取本品 1.0g，加水 20mL，置水浴中加热使溶解，放冷，滤过，取滤液加醋酸盐缓冲液（pH3.5）2mL 与水适量使成 25mL，依法检查（通则 0821 第一法），含重金属不得过百万分之十。

【含量测定】　照紫外-可见分光光度法（通则 0401）测定。

供试品溶液　取本品约 40mg，精密称定，置 250mL 量瓶中，加 0.4%氢氧化钠溶液 50mL 溶解后，用水稀释至刻度，摇匀，精密量取 5mL，置 100mL 量瓶中，加 0.4%氢氧化钠溶液 10mL，用水稀释至刻度，摇匀。

测定法　取供试品溶液，在 257nm 的波长处测定吸光度，按 C8H9NO2 的吸收系数（$E_{1cm}^{1\%}$）为 715 计算。

【类别】　解热镇痛、非甾体抗炎药。

【贮藏】　密封保存。

【制剂】　（1）对乙酰氨基酚片；（2）对乙酰氨基酚咀嚼片；（3）对乙酰氨基酚泡腾片；（4）对乙酰氨基酚注射液；（5）对乙酰氨基酚栓；（6）对乙酰氨基酚胶囊；（7）对乙酰氨基酚颗粒；（8）对乙酰氨基酚滴剂；（9）对乙酰氨基酚凝胶

④索引

《中国药典》（2020 年版）二部除在正文前收载品名目次外，还在书末分列中文索引和英文索引，以便快速查阅有关内容。中文索引按汉语拼音顺序排序；英文索引按英文名称第一个英文字母顺序排序，以英文名和中文名对照的形式排列。

（3）《中国药典》（2020 年版）四部的内容

《中国药典》（2020 年版）四部主要由凡例、通用技术要求、原子量表、成方制剂中本版药典未收载的药材和饮片、药用辅料、索引组成。其中通用技术要求包括通则和指导原则两部分。

通则主要包括制剂通则、其他通则、检定方法、试剂与标准物质等内容。

制剂通则收载了片剂、注射剂、酊剂、栓剂、胶囊剂、眼用制剂、丸剂、植入剂、糖浆剂、颗粒剂、搽剂、贴剂等 38 个剂型。每一剂型下列有基本要求和常规检查项目。

检定方法收载了一般鉴别试验、光谱法、色谱法、物理常数测定法、其他测定法、限量检查法、特性检查法等 240 个。

指导原则收载了原料药物与制剂稳定性试验指导原则，药物制剂人体生物利用度和生物等效性试验指导原则，分析方法确认指导原则，微粒制剂指导原则等 42 个。

2. 国外药典

目前世界上已有几十个国家编制了国家药典，此外还有区域性药典如《欧洲药典》，以及世界卫生组织（WHO）编订的《国际药典》。其中最常用的国外药典有《美国药典》《英国药典》《日本药局方》和《欧洲药典》。

（1）《美国药典》

《美国药典-国家处方集》（USP-NF）由美国政府所属的美国药典委员会编辑出版，是两个法定药品标准（美国药典（USP）和国家处方集（NF））的合订本，包含关于药物、剂型、原料药、辅料、医疗器械和食物补充剂的标准。美国药典是唯一由美国食品药品监督管理局（FDA）强制执行的法定标准。

（2）《英国药典》

《英国药典》（BP）是英国药品委员会正式出版物的英国官方医学标准集，是英国制药标准的重要来源，也是药品质量控制、药品生产许可证管理的重要依据。英国药典不仅为读者提供了药用和成药配方标准以及公式配药标准，而且也向读者展示了许多明确分类并可参照的欧洲药典专著。对于制药厂和化学工业、政府管理者、医学研究院及学习制药的学生都是一部必不可少的工具书。

（3）《日本药局方》

《日本药局方》（JP）由日本药局方编集委员会编纂，由厚生省颁布执行。《日本药局方》是日本药事法规的法定药品标准，由一部和二部组成，一部收载有凡例、制剂总则（即制剂通则）、一般试验方法、医药品各论（主要为化学药品、抗生素、放射性药品以及制剂）；二部收载通则、生药总则、制剂总则、一般试验方法、医药品各论（主要为生药、生物制品、调剂用附加剂等）、药品红外光谱集、一般信息等。索引置于最后。《日本药局方》的索引有药物的日本名索引、英文名索引和拉丁名索引三种。其中拉丁名索引用于生药品种。

（4）《欧洲药典》

《欧洲药典》（EP），由欧洲药品质量委员会编辑出版，有英文和法文两种法定文本。

《欧洲药典》的基本组成有凡例、通用分析方法（包括一般鉴别试验、一般检查方法、常用物理及化学测定法、常用含量测定方法、生物检查和生物分析、生药学方法）、容器和材料、试剂、正文和索引等。

《欧洲药典》正文品种的内容包括：品名（英文名称、拉丁名）、分子结构式、分子式与分子量、含量限度及化学名称、性状、鉴别、检查、含量测定、贮藏、可能的杂质结构等。

四、分析方法的验证

分析方法验证的目的是证明建立的方法适合于相应检测要求。在建立药品质量标准、变更药品生产工艺或制剂组分、修订原分析方法时，需对分析方法进行验证。

验证的分析项目有：鉴别试验、杂质测定（限度或定量分析）、含量测定（包括特性参数和含量/效价测定，其中特性参数如：药物溶出度、释放度等）。

验证的指标有：专属性、准确度、精密度（包括重复性、中间精密度和重现性）、检测限、定量限、线性、范围和耐用性。在分析方法验证中，须用标准物质进行试验。由于分析方法具有各自的特点，并随分析对象而变化，因此需要视具体情况拟订验证的指标。验证指标可参考"分析方法验证指导原则"（2020 年版《中国药典》四部通则 9101）。

方法验证指标如下：

1. 专属性

专属性系指在其他成分（如杂质、降解产物、辅料等）可能存在下，采用的分析方法能正确测定出被测物的能力。鉴别反应、杂质检查和含量测定方法，均应考察其专属性。如方法专属性不强，应采用一种或多种不同原理的方法予以补充。

（1）鉴别反应

应能区分可能共存的物质或结构相似的化合物。不含被测成分的供试品，以及结构相似或组分中的有关化合物，应均呈阴性反应。

（2）含量测定和杂质测定

采用的色谱法和其他分离方法，应附代表性图谱，以说明方法的专属性，并应标明诸成分在图中的位置，色谱法中的分离度应符合要求。

在杂质对照品可获得的情况下，对于含量测定，试样中可加入杂质或辅料，考察测定结果是否受干扰，并可与未加杂质或辅料的试样比较测定结果。对于杂质检查，也可向试样中加入一定量的杂质，考察杂质之间能否得到分离。

在杂质或降解产物不能获得的情况下，可将含有杂质或降解产物的试样进行测定，与另一个经验证的方法或药典方法比较结果。也可用强光照射、高温、高湿、酸（碱）水解或氧化的方法进行强制破坏，以研究可能的降解产物和降解途径对含量测定和杂质测定的影响。含量测定方法应比对两种方法的结果，杂质检查应比对检出的杂质个数，必要时可采用光电二极管阵列检测和质谱检测，进行峰纯度检查。

2. 准确度

准确度系指所建立方法测定的结果与真实值或参比值接近的程度，一般用回收率（%）表示。准确度应在规定的线性范围内试验。准确度也可由所测定的精密度、线性和专属性推算出来。

在规定范围内，取同一浓度（相当于 100% 浓度水平）的供试品，用至少 6 份样品的测定结果进行评价；或设计至少 3 种不同浓度，每种浓度分别制备至少 3 份供试品溶液进行测定，用至少 9 份样品的测定结果进行评价，且浓度的设定应考虑样品的浓度范围。两种方法的选定应考虑分析的目的和样品的浓度范围。

（1）化学药含量测定方法的准确度

原料药可用已知纯度的对照品或供试品进行测定，或用所测定结果与已知准确度的另一个方法测定的结果进行比较。制剂可在处方量空白辅料中，加入已知量被测物对照品进行测定。如不能得到制剂辅料的全部组分，可向待测制剂中加入已知量的被测物进行测定，或用所建立方法的测定结果与已知准确度的另一个方法测定结果进行比较。

（2）化学药杂质定量测定的准确度

可向原料药或制剂中加入已知量杂质对照品进行测定。如不能得到杂质对照品，可用所建立的方法与另一成熟方法（如药典标准方法或经过验证的方法）的测定结果进行比较。

（3）中药化学成分测定方法的准确度

可用已知纯度的对照品进行加样回收率测定，即向已知被测成分含量的供试品中再精密加入一定量的已知纯度的被测成分对照品，依法测定。用实测值与供试品中含有量之差，除以加入对照品量计算回收率。在加样回收试验中须注意对照品的加入量与供试品中被测成分含有量之和必须在标准曲线线性范围之内；加入的对照品的量要适当，过小则引起较大的相对误差，过大则干扰成分相对减少，真实性差。

（4）数据要求

对于化学药应报告已知加入量的回收率（%），或测定结果平均值与真实值之差及其相对标准偏差或置信区间（置信度一般为 95%）；对于中药应报告供试品取样量、供试品中含有量、对照品加入量、测定结果和回收率（%）计算值，以及回收率（%）的相对标准偏差（RSD%）或置信区间。样品中待测成分含量和回收率限度关系可参考"分析方法验证指导原则"（2020 年版《中国药典》四部通则9101）。在基质复杂、组分含量低于 0.01% 及多成分等分析中，回收率限度可适当放宽。

3. 精密度

精密度系指在规定的测定条件下，同一份均匀供试品，经多次取样测定所得结果之间的接近程度。精密度一般用偏差、标准偏差或相对标准偏差表示。

在相同条件下，由同一个分析人员测定所得结果的精密度称为重复性；在同一实验室内的条件改变，如不同时间、不同分析人员、不同设备等测定结果之间的精密度，称为中间精密度；不同实验室测定结果之间的精密度，称为重现性。

含量测定和杂质的定量测定应考察方法的精密度。

（1）重复性

在规定范围内，取同一浓度（分析方法拟定的样品测定浓度，相当于 100% 浓度水平）的供试品，用至少 6 份的测定结果进行评价；或设计至少 3 种不同浓度，每种浓度分别制备至少 3 份供试品溶液进行测定，用至少 9 份样品的测定结果进行评价。采用至少 9 份测定结果进行评价时，浓度的设定应考虑样品的浓度范围。

（2）中间精密度

考察随机变动因素，如不同日期、不同分析人员、不同仪器对精密度的影响，应进行中间精密度试验。

（3）重现性

国家药品质量标准采用的分析方法，应进行重现性试验，如通过不同实验室协同检验获得重现性结果。协同检验的目的、过程和重现性结果均应记载在起草说明中。应注意重现性试验所用样品质量的一致性及贮存运输中的环境对该一致性的影响，以免影响重现性试验结果。

（4）数据要求

均应报告标准偏差、相对标准偏差或置信区间。样品中待测定成分含量和精密度 RSD 可接受范围可参考"分析方法验证指导原则"（2020 年版《中国药典》四部通则 9101）（可接受范围可在给出数值 0.5~2 倍区间，计算公式，重复性：$RSD_r = C^{-0.15}$；重现性：$RSD_R = 2C^{-0.15}$ 其中 C 为待测定成分含量）。在基质复杂、组分含量低于 0.01% 及多成分等分析中，精密度限度可适当放宽。

4. 检测限

检测限系指试样中被测物能被检测出的最低量。检测限仅作为限度试验指标和定性鉴别的依据，没有定量意义。常用的方法如下。

（1）直观法

用已知浓度的被测物，试验出能被可靠地检测出的最低浓度或量。

（2）信噪比法

用于能显示基线噪声的分析方法，即把已知低浓度试样测出的信号与空白样品测出的信号进行比较，计算出能被可靠地检测出的被测物质最低浓度或量。一般以信噪比为 3∶1 时相应浓度或注入仪器的量确定检测限。

（3）基于响应值标准偏差和标准曲线斜率法

按照 $LOD = 3.3\delta/S$ 公式计算。式中 LOD：检测限；δ：响应值的偏差；S：标准曲线的斜率。

δ 可以通过下列方法测得：①测定空白值的标准偏差；②标准曲线的剩余标准偏差或是截距的标准偏差。

（4）数据要求

上述计算方法获得的检测限数据须用含量相近的样品进行验证。应附测定图谱，说明试验过程和检测限结果。

5. 定量限

定量限系指试样中被测物能被定量测定的最低量，其测定结果应符合准确度和精密度要求。对微量或痕量药物分析、定量测定药物杂质和降解产物时，应确定方法的定量限。常用的方法如下。

（1）直观法

用已知浓度的被测物，试验出能被可靠地定量测定的最低浓度或量。

（2）信噪比法

用于能显示基线噪声的分析方法，即将已知低浓度试样测出的信号与空白样品测出的信号进行比较，计算出能被可靠地定量的被测物质的最低浓度或量。一般以信噪比为 10∶1 时相应浓度或注入仪器的量确定定量限。

（3）基于响应值标准偏差和标准曲线斜率法

按照 $LOQ = 10\delta/S$ 公式计算。式中 LOQ：定量限；δ：响应值的偏差；S：标准曲线的斜率。

δ 可以通过下列方法测得：①测定空白值的标准偏差；②采用标准曲线的剩余标准偏差或是截距的标准偏差。

（4）数据要求

上述计算方法获得的定量限数据须用含量相近的样品进行验证。应附测试图谱，说明测试过程和定量限结果，包括准确度和精密度验证数据。

6. 线性

线性系指在设计的范围内，线性试验结果与试样中被测物浓度直接呈比例关系的能力。

应在设计的范围内测定线性关系。可用同一对照品贮备液经精密稀释，或分别精密称取对照品，制备一系列对照品溶液的方法进行测定，至少制备 5 个不同浓度水平。以测得的响应信号作为被测物浓度的函数作图，观察是否呈线性，再用最小二乘法进行线性回归。必要时，响应信号可经数学转换，再进行线性回归计算，或者可采用描述浓度–响应关系的非线性模型。

数据要求：应列出回归方程、相关系数、残差平方和、线性图（或其他数学模型）。

7. 范围

范围系指分析方法能达到精密度、准确度和线性要求时的高低限浓度或量的区间。

范围应根据分析方法的具体应用及其线性、准确度、精密度结果和要求确定。原料药和制剂含量测定，范围一般为测定浓度的80%~120%；制剂含量均匀度检查，范围一般为测定浓度的70%~130%，特殊剂型，如气雾剂和喷雾剂，范围可适当放宽；溶出度或释放度中的溶出量测定，范围一般为限度的±30%，如规定了限度范围，则应为下限的-20%至上限的+20%；杂质测定，范围应根据初步实际测定数据，拟订为规定限度的±20%。如果一个试验同时进行含量测定和纯度检查，且仅使用100%的对照品，线性范围应覆盖杂质的报告水平至规定含量的120%。

在中药分析中，范围应根据分析方法的具体应用和线性、准确度、精密度结果及要求确定。对于有毒的、具特殊功效或药理作用的成分，其验证范围应大于被限定含量的区间。溶出度或释放度中的溶出量测定，范围一般为限度的±30%。

8. 耐用性

耐用性系指在测定条件有小的变动时，测定结果不受影响的承受程度，为所建立的方法用于常规检验提供依据。开始研究分析方法时，就应考虑其耐用性。如果测试条件要求苛刻，则应在方法中写明，并注明可以接受变动的范围，可以先采用均匀设计确定主要影响因素，再通过单因素分析等确定变动范围。典型的变动因素有被测溶液的稳定性、样品的提取次数、时间等。液相色谱法中典型的变动因素有流动相的组成和pH、不同品牌或不同批号的同类型色谱柱、柱温、流速等。气相色谱法变动因素有不同品牌或批号的色谱柱、不同类型的担体、载气流速、柱温、进样口和检测器温度等。

经试验，测定条件小的变动应能满足系统适用性试验要求，以确保方法的可靠性。

第三节　药品检验工作的基本程序

药品检验以药品质量标准为依据，药品检验工作是药品质量控制中的一个重要环节，其工作程序一般分为取样、检验（性状、鉴别、检查、含量测定）、检验原始记录及出具检验报告书。

一、取样

进行药品检验首先要先取样。取样是从大量的样品中取出能代表样本整体质量的少量样品。取样应遵循均匀、合理的原则，并体现取样的科学性、真实性和代表性。

取样时应根据物料情况制定取样方案，物料按类别分类包括原料、辅料、包装材料、中间产品及成品等。

取样量一般为全检量的2~3倍，特殊情况另行规定。

取样原则一般如下：

1. 对同一整批物料按照包装件数及堆码情况随机抽样。

2. 除另有规定外，取样件数按照物料包装件数基于统计学原理确定，例如固体原料药总件数为N，当$N \leq 3$时，每件取样；当$3 < N \leq 300$时，按$\sqrt{N}+1$随机取样；当$N > 300$时，按$\sqrt{N}/2+1$随机取样。

3. 对包装完整的物料开箱抽样。

4. 取样时应根据确定的取样数量与位置进行（如底部、中间、表层、里面或者外围等）。

5. 对包装或外观有异常的样品单独取样。

6. 取样时应有避免交叉污染的措施。

7. 取样后应做好取样标识与取样记录。

二、检验

1. 性状

根据药品质量标准性状项下记述的内容进行检查，包括药品的外观、臭、味、溶解度以及熔点、沸点、比重、比旋度、吸收系数等物理常数等。物理常数的测定不仅对药品具有鉴别意义，在一定程度上也反映了药品的纯度，是评价药品质量的主要指标之一。药品取样后首先进行的是性状检查，性状检查符合标准规定后，再依次进行鉴别、检查、含量测定等项目的分析。

2. 鉴别

根据药品质量标准鉴别项下的试验方法进行检验。进行药物的鉴别所选用的鉴别方法必须准确、简便、灵敏、快速。药物的某一鉴别试验只能表示药物所具有的某项特征，不能作为判断的唯一依据，必须同时考虑其他项目的试验结果，进行全面综合评价后才能得出结论。鉴别试验结果符合标准规定后，再接着进行检查、含量测定等项目的分析。

3. 检查

根据药典制剂通则各剂型项下的常规项目和药品质量标准检查项下的项目进行检查，包括有效性、均一性、纯度要求和安全性四个方面。纯度要求即药物的杂质检查，亦称纯度检查或限度检查。

4. 含量测定

根据药品质量标准含量测定项下的方法进行测定。含量测定是控制药物中有效成分的含量、保证疗效的重要手段，是在药品经性状观察、鉴别、检查符合药品标准规定的基础上进行的。

综上所述，判断一个药物的质量是否符合要求，必须全面考虑性状、鉴别、检查和含量测定的检验结果，只有四者的检验结果均符合药品标准规定，才能得出该药品"符合规定"的结论。

三、检验原始记录与报告

1. 检验原始记录

检验原始记录要求必须完整、真实、科学。记录的内容包括检验样品的名称、批号、规格、数量、来源、取样日期、检验项目以及检验的过程中所观察到的现象、检验数据、结果计算、结论、处理意见等。记录宜用黑色中性笔书写，字迹清晰，记录错误需要涂改时画上单线或双线，使原数据仍清晰可辨，然后在旁边改正并签名。检验原始记录由检验人、复核人签名。根据 GMP 要求，检验原始记录一般保存三年或保存至该药品有效期后一年。

2. 检验报告

检验报告是将各检验项目的结果与药品质量标准对照，从而对该药品质量进行评价。检验报告书是反映药品技术指标的文件。检验报告由授权签字人签名，并加盖单位检验专用章。

第四节　药品质量控制

为确保药品的质量，国家要求每种药品都必须有法定的质量标准。药品的质量控制涉及药品的研制、生产、供应及检验等诸多环节，要确保药品的质量能够符合药品质量标准的要求，对药物存在的各个环节须加强管理，因此，国家食品药品监督管理部门在药材的种植、产品的研制开发、生产、流通到临床使用领域推行了系列质量管理制度，使药品从源头向使用者传递着质量的接力棒。

一、药品质量管理规范

1.《中药材生产质量管理规范（试行）》（GAP）

中药材的质量受产地、环境气候、栽培和养殖技术、采收、加工等因素影响，进而影响中药饮片和中成药的质量，为规范中药材生产，保证中药材质量，促进中药标准化、现代化，国家制定了 GAP，并在中药材生产的全过程推行。GAP 是中药材生产和质量管理的基本准则。

2.《药物非临床研究质量管理规范》（GLP）

为提高药物非临床研究的质量，保障人民用药安全，确保实验资料的真实性、完整性和可靠性，根据《中华人民共和国药品管理法》，国家制定了 GLP。GLP 适用于为申请药品注册而进行的非临床研究。

3.《药物临床试验质量管理规范》（GCP）

为保证药物临床试验过程规范，结果科学可靠，保护受试者的权益并保障其安全，根据《中华人民共和国药品管理法》《中华人民共和国药品管理法实施条例》，参照国际公认原则，国家制定了 GCP。GCP 是临床试验全过程的标准规定，包括方案设计、组织实施、监察、稽查、记录、分析总结和报告。

4.《药品生产质量管理规范》（GMP）

GMP 是国际通用的药品生产质量管理形式。GMP 要求在药品生产全过程中，用科学、系统和规范化的条件和方法进行控制和管理，以确保药品的优良质量。GMP 是药品生产和质量管理的基本准则，也是新建、改造医药企业的依据，适用于药物制剂生产的全过程和原料药生产的关键工序。GMP 强调从根源上保证药品的质量，将传统的质量把关，转变成过程的质量控制，体现预防为主的管理思想，保证药品使用者能得到质量优良的药品。

5.《药品经营质量管理规范》（GSP）

为加强药品经营质量管理，规范药品经营行为，保障人体用药安全、有效，根据《中华人民共和国药品管理法》《中华人民共和国药品管理法实施条例》，国家制定了 GSP。GSP 是药品经营管理和质量控制的基本准则，要求企业在药品采购、储存、销售、运输等环节采取有效的质量控制措施，确保药品质量，以保护用户、消费者的合法权益和用药安全。

二、药品质量控制文件

药品生产企业的质量控制必须要按照 GMP 的基本准则来实施，要依据批准的质量控制文件来进行质量控制活动，同时做好记录，记录应能如实反映质量控制活动的情况，以利于药品质量的监控、分析和处理。

1. 质量控制（QC）文件的种类

质量控制（QC）文件包括 QC 管理标准、QC 工作标准、QC 技术标准和 QC 记录。QC 管理标准是为规定实验室各项管理工作所制定的各种管理规程；QC 工作标准是用于指导 QC 部门员工进行管理和操作的标准，即标准操作规程，是实施各项管理规范和保证各项实验数据准确与重现的基础；QC 技术标准是对药品质量检测标准化领域中需要协调统一的技术事项所制定的标准，是从事药品质量检测的一种共同遵守的技术依据；QC 记录是质量控制部门所进行的一切质量管理和检测活动的记录。

2. 质量控制文件的使用与管理

质量控制文件一般由使用部门组织编写，各相关职能部门审核，由质量负责人签名批准。

质量控制文件批准后，应在执行前发至有关人员或部门并做好记录，新文件执行前应进行培训。文件需要修改时，应按规定程序办理。

检验记录填写后，应有专人审核，经审核符合要求的应及时归档，建立批检验记录档案。

本章小结

本章详细介绍了药品质量标准的类别和主要内容；《中国药典》的结构及凡例有关规定；药品检验工作的基本程序。

复习思考题

1. 我国国家药品质量标准有哪些？药品质量标准主要由哪些项组成？
2. 常用的国外药典有哪些？
3. 药品质量标准分析方法需验证的项目有哪些？
4. 简述药品检验工作的基本程序。
5. 简述取样的原则。
6. 简述检验原始记录的基本要求。

技能训练

实验 1-1　《中国药典》的使用

一、实验目标

1. 熟悉《中国药典》的基本内容。
2. 掌握《中国药典》的使用方法。
3. 熟悉国家药品标准的主要内容。

二、实验概述

药典是一个国家记载药品质量标准的法典，是国家监督管理药品质量的法定技术标准，《中国药典》（2020 年版）分一部、二部、三部和四部，一部收载中药，二部收载化学药品，三部收载生物制品及相关通用技术要求，四部收载通用技术要求，药用辅料。

三、实验内容

按照下表要求，查阅《中国药典》，并将结果记录。

序　号	查阅项目	药典（第几部，哪部分，页码）	查阅结果
1	水浴温度		
2	恒重		
3	极细粉		
4	纯化水		
5	注射用水		

序　号	查阅项目	药典（第几部，哪部分，页码）	查阅结果
6	糖浆剂		
7	胶囊的装量差异限度		
8	崩解时限检查法		
9	溶出度检查方法种类		
10	维生素 A 的类别		
11	维生素 C 的贮藏要求		
12	维生素 E 的性状		
13	利巴韦林的含量测定方法		

四、结果记录

记录从《中国药典》检索的项目内容。

实验 1-2　检验原始记录与报告的书写

一、实验要求

熟悉药品检验原始记录和报告的书写格式。

二、实验概述

药品检验工作是药品质量控制中的一个重要环节。检验原始记录的内容包括检验样品的名称、批号、规格、数量、来源、取样日期、检验项目以及检验的过程中所观察到的现象、检验数据、结果计算、结论、处理意见等，检验原始记录由检验人、复核人签名。检验报告是将各检验项目的结果与药品质量标准对照，从而对该药品质量进行评价。检验报告由授权签字人签名，并加盖单位检验专用章。

三、实验内容

检验原始记录书写范例。

××××公司

检验原始记录

品　名	注射用奥美拉唑钠		规　格	
抽检日期	年　　月　　日		批号	
检验依据	注射用奥美拉唑钠企业质量标准		共7页	第1页

【性状】本品应为白色或类白色疏松块状物或粉末。

结果：_____。

结论：_____。

检验者：　　　　　　日期：　　　　　　复核者：　　　　　　日期：

【鉴别】

（1）在含量测定项下记录的色谱图中，供试品溶液主峰的保留时间应与对照品溶液主峰的保留时间一致。

结果：供试品溶液主峰的保留时间与对照品溶液的主峰_____。

结论：_____。

检验者：　　　　　　日期：　　　　　　复核者：　　　　　　日期：

（2）取本品适量_____g，加0.1mol/L氢氧化钠溶液溶解并稀释至_____mL，再量取_____mL加0.1mol/L氢氧化钠溶液稀释至_____mL，制成每1mL中约含20μg的溶液，照《紫外-可见分光光度法标准操作规程》测定，在305nm与276nm的波长处有最大吸收，在305nm与276nm处的吸收度比值应为1.6~1.8。

试液名称：_____　试剂批号：_____

结果：

仪器名称	仪器型号	仪器编号	夹　缝	比　值
电子天平			——	
（305nm）波峰吸收波长		（276nm）波峰吸收波长		
最大吸收度		最大吸收度		

结论：_____。

检验者：　　　　　　日期：　　　　　　复核者：　　　　　　日期：

（3）照《一般鉴别试验标准操作规程》测定，本品的水溶液显钠盐鉴别（1）的反应。

结果：取铂丝，用盐酸湿润后，蘸取本品，在无色火焰中燃烧，火焰显_____（标准：淡黄色）。

结论：_____。

检验者：　　　　　　日期：　　　　　　复核者：　　　　　　日期：

××××公司

检验原始记录

品　名	注射用奥美拉唑钠		规　格	
抽检日期	年　月　日		批号	
检验依据	注射用奥美拉唑钠企业质量标准		共 7 页	第 2 页

【检查】

碱度　取本品 3 瓶，分别加断沸过的冷水 15mL 使溶解后，制成每 1mL 中含 4mg 的溶液，照《pH 测定法标准操作规程 SOP》测定 pH，pH 应为 10.1~11.1。

仪器名称	仪器型号	仪器编号	校正 pH 范围	校正斜率%	溶液温度℃
电子天平			——	——	——

缓冲液名称：_____　批号：_____　有效期至：　　年　　月　　日

缓冲液名称：_____　批号：_____　有效期至：　　年　　月　　日

结果：样　pH 1 _____　pH 2 _____　pH 3 _____　pH 4 _____

结论：_____。

检验者：　　　　　日期：　　　　　复核者：　　　　　日期：

溶液的澄清度与颜色

取本品 5 瓶，分别按标示量加新沸过的冷水_____ mL 制成每 1mL 含 4mg 的溶液，溶液应澄清；如显浑浊，与 1 号浊度标准液，依澄清度检查法标准操作规程 SOP 比较，应不得更浓；取溶液。照紫外-可见分光光度法标准操作规程 SOP 测定，在 440nm 的波长处测定，吸收度不得过 0.1。

仪器名称	仪器型号	仪器编号	吸收波长	吸收度	夹　缝
			——	——	——

结果：_____。

结论：_____。

检验者：　　　　　日期：　　　　　复核者：　　　　　日期：

××××公司

检验原始记录

品　名	注射用奥美拉唑钠		规　格	
抽检日期	年　月　日		批号	
检验依据	注射用奥美拉唑钠企业质量标准		共 7 页	第 3 页

不溶性微粒

仪器名称：＿＿＿＿＿＿＿＿＿＿型号：＿＿＿＿＿＿＿＿＿＿编号：＿＿＿＿＿＿＿＿＿＿。

取本品 6 瓶，分别加水＿＿＿＿＿mL 溶解，照《不溶性微粒测定法标准操作规程》（SOP-QC-139-01）测定，结果：

空白：每＿＿＿＿mL 水≥10μm 微粒＿＿＿＿粒，

　　　每＿＿＿＿mL 水≥25μm 微粒＿＿＿＿粒

样品：每瓶中≥10μm 微粒＿＿＿＿粒，

　　　每瓶中≥25μm 微粒＿＿＿＿粒

标准规定：≥10μm 微粒应不得过 3 000 粒（法定标准：应不得过 6 000 粒）

　　　　　≥25μm 微粒应不得过 300 粒（法定标准：应不得过 600 粒）

空白	供试品

结论：＿＿＿＿＿＿＿＿＿＿＿＿＿＿＿＿＿＿。

检验者：　　　　　　日期：　　　　　　复核者：　　　　　　日期：

可见异物

仪器名称：＿＿＿＿＿＿＿＿；型号：＿＿＿＿＿＿＿＿编号：＿＿＿＿＿＿＿＿。

取本品 5 瓶，分别加水使全部溶解，照《可见异物检查法标准操作规程》测定。

结果：

检查项目	1	2	3	4	5
色点					
纤毛					
白点					
白块					
其他					

标准测定：均不得检出可见异物，如检出其他可见异物，每 1 瓶其他可见异物≤4 个。

结论：＿＿＿＿＿＿＿＿＿＿＿＿＿＿＿＿＿＿。

检验者：　　　　　　日期：　　　　　　复核者：　　　　　　日期：

××××公司

检验原始记录

品　名	注射用奥美拉唑钠		规　格	
抽检日期	年　月　日		批号	
检验依据	注射用奥美拉唑钠企业质量标准		共7页	第4页

水分

取本品，照《费休式水分测定法标准操作规程》测定。

仪器名称：_____　仪器型号：_____　仪器编号：_____

仪器名称：_____　仪器型号：_____　仪器编号：_____

溶　媒：_____　温　度℃：_____　湿　度%：_____

（1）标定　用915KF—水分测定仪测定，用水分直接标定 F 值。

计算公式：$F=\dfrac{W_s \times 1\,000}{V}$，其中 W_s 水的重量，V 为消耗的费休试剂的体积

样品	水（g）	滴定体积（mL）	F（mg/mL）	F 平均（mg/mL）
①				
②				

（2）测定　精密称取本品_____g照SOP"水分测定法"测定。

计算公式：含量% $=\dfrac{F \times V}{W_n \times 1\,000} \times 100\%$

其中 W_n 的重量，V 为消耗的费休试剂的体积

样品	样品（g）l	mL	含量	平均含量（%）
①				
②				

标准测定：含水分应不得超过3.0%。（法定标准应不得过7.0%）

结论：_____。

检验者：　　　　　日期：　　　　　复核者：　　　　　日期：

××××公司

检验原始记录

品　名	注射用奥美拉唑钠		规　格	
抽检日期	年　月　日		批号	
检验依据	注射用奥美拉唑钠企业质量标准		共7页	第5页

装量差异

仪器名称：_____　　仪器型号：_____　　仪器编号：_____

取本品5瓶，依《注射剂装量差异检查法标准操作规程》检查。

标准规定：0.05g以上至0.15g装量差异限度为±10%；

0.15g以上至0.50%装量差异限度为±7%；

0.50g以上装量限度为±5%。

编　号	总重（g）	瓶重（g）	样品重（g）
1			
2			
3			
4			
5			
平均装量		g	
装量差异范围		g　～　g	

标准规定：装量差异限度为±_____%。

结论：_____。

检验者：　　　　　　　日期：　　　　　　　复核者：　　　　　　　日期：

××××公司

检验原始记录

品　名	注射用奥美拉唑钠		规　格	
抽检日期	年　　月　　日		批号	
检验依据	注射用奥美拉唑钠企业质量标准		共 7 页	第 6 页

有关物质

照《高效液相色谱法标准操作规程》（SOP-QC-105-02》测定。

系统适用性试验：避光操作。用十八烷基硅烷键合硅胶为填充剂；以硫酸氢四丁基铵溶液-磷酸盐缓冲液（pH7.4）-乙腈（5：69：26）为流动相；检测波长为 280nm。理论塔板数按奥美拉唑峰计算应不得低于 1 500。

杂质对照品溶液：取奥美拉唑碳酰化物〈5-甲氧基-2-〔〔（4-甲氧基-3，5-二甲基-2-吡啶基）-甲基〕-磺酰基〕-1H-苯并咪唑〕对照品约 6mg，精密称定，置 100mL 量瓶中，加乙腈 5mL 使溶解，用溶剂（同含量测定项下）稀释至刻度，摇匀，精密量取适量，用溶剂稀释制成每 1mL 中约含 0.6μg 的溶液，摇匀，即得。

供试品液：取本品适量，加含量项下用的溶剂溶解并定量稀释制成每 1mL 中约含奥美拉唑 0.1mg 的溶液，摇匀，即得。

对照液：精密量取供试品溶液 1mL 置于 100mL 容量瓶中，加溶剂稀释至刻度，摇匀。

分别取以上三种溶液（配出后 15 分钟内进样）各 20μl 注入液相色谱仪。记录色谱图至主成分峰保留时间 3 倍。结果：

仪器名称	仪器型号	仪器编号	色谱柱类型	色谱柱编号	检测波长
电子天平			—	—	—
对照溶液主成分峰面积 A_r					
供试品溶液除溶剂峰外各杂质峰面积总和 A_t					
供试品溶液单个最大杂质峰面积 A_s					
奥美拉唑磺酰化物	$\dfrac{W_n \times A_n \times 样品稀释倍数 \times 对照品含量}{W_n \times A_n \times 对照品稀释倍数} \times 100\%$				
单个最大杂质峰%	$\dfrac{A_s}{A_r \times 100} \times 100\%$				
杂质总量%	$\dfrac{A_t}{A_r \times 100} \times 100\%$				

内控标准：供试品溶液的色谱图中如有杂质峰（包括奥美拉唑磺酰化物），单个杂质峰面积均不得大于对照溶液的主峰面积（1.0%）（企业内控：0.8%）；如奥美拉唑磺酰化物的峰面积大于对照溶液主峰面积 0.3 倍（0.3%），按外标法以峰面积计算，不得过标示量的 0.8%（法定标准：1.0%）；各杂质峰面积的和不得大于对照溶液主峰面积的 1.0 倍（1.0%）（法定标准 1.5%）。

结论：＿＿＿＿＿＿＿＿＿＿＿＿＿＿＿＿。

检验者：　　　　　　　　日期：　　　　　　　　复核者：　　　　　　　　日期：

××××公司

检验原始记录

品　名	注射用奥美拉唑钠		规　格	
抽检日期	年　　月　　日		批号	
检验依据	注射用奥美拉唑钠企业质量标准		共7页	第7页

【含量测定】　照《高效液相色谱法标准操作规程》测定。

用十八烷基硅烷键合硅胶为填充剂；以硫酸氢四丁基铵溶液–磷酸盐缓冲液（pH7.4）–乙腈（5：69：26）为流动相；检测波长为280nm。理论塔板数按奥美拉唑峰计算应不得低于1 500；硫酸氢四丁基铵溶液配制：取硫酸氢四丁基铵6.78g与氢氧化钠0.8g，加磷酸盐缓冲液（pH7.4）解并稀释至1 000mL，摇匀，即得。

磷酸盐缓冲液（pH7.4）：取磷酸二氢钠（$NaH_2PO_4 \cdot H_2O$）0.166g与磷酸氢二钠（$Na_2HPO_4 \cdot 12H_2O$）1.074g，加水溶解并稀释至1 000mL，调节pH至7.4±0.1，即得。

磷酸盐缓冲液（pH11）：取磷酸钠（$Na_3PO_4 \cdot 12H_2O$）0.34g与磷酸氢二钠（$Na_2HPO_4 \cdot 12H_2O$）0.627g，加水溶解并稀释至1 000mL，调节pH至11.0±0.2，即得。

仪器名称	电子天平	仪器型号		仪器编号	
仪器名称		仪器型号		仪器编号	
色谱柱类		色谱柱编号		检测波长	
对照名称		对照品来源		对照品批号	
对照含量		对照品水分		流速	

操作：对照品溶液：精密称取奥美拉唑（奥美拉唑钠）对照品_____mg加溶剂［取乙腈200mL，加磷酸盐缓冲液pH11.0）稀释至1 000mL，即得］溶解并稀释至1 000mL，制成每1mL含0.1mg的溶液，摇匀，即得。

供试品溶液：取本品5瓶，分别加上述溶剂适量使内容物溶解，定量转移至同一100mL量瓶中并稀释至刻度，摇匀，精密量取5mL，用溶剂稀释至100mL制成每1mL中约含奥美拉唑0.1mg的溶液，摇匀，即得。

计算公式：含量% = $\dfrac{W_n \times A_n \times 样品稀释倍数 \times 对照品含量 \times 装量 \times （0.940\ 1）}{W_n \times A_n \times 对照品稀释倍数 \times 规格} \times 100\%$

样品	重量 V（mg）	峰面积（A）	稀释倍数	标示量（%）	平均（%）
W_{n1}					
W_{n2}					
W_{n3}					
W_{n4}					

内控标准：本品含 $C_{17}H\ N_2O_2S$ 应为标示量为95%～107%（法定标准：应为标示量为93.0%～107.0%）。

结论：_____。

检验者：　　　　　　　　日期：　　　　　　　复核者：　　　　　　　日期：

2. 检验报告书写范例

××××公司

成品检验报告书

报告编号：××××××

品　名	注射用奥美拉唑钠		批　号	20150605
包装规格	60mg/瓶×10 瓶/盒×60 盒/箱		生产车间	冻干二车间
数量	124710 瓶		有效期至	2017 年 05 月
抽检日期	2015 年 06 月 09 日		报告日期	2015 年 06 月 25 日
检验依据	中国药典 2010 年版第二增补本		检验项目	全检
检验项目	标准规定			检验结果
【性状】	本品应为白色或类白色疏松块状物或粉末			类白色疏松块状物
【鉴别】				
高效液相色谱	在含量测定项下记录的色谱图中，供试品溶液主峰的保留时间应与对照品溶液主峰的保留时间一致			与对照品溶液主峰的保留时间一致
紫外光谱	在 276nm 与 305nm 的波长处有最大吸收，其吸光度比值应为 1.6~1.8			1.7
化学反应	本品的水溶液应显钠盐鉴别（1）的反应			符合规定
【检查】				
溶液澄清度与颜色	溶液应澄清，如显深浊，与 1 号浊度标准液比较，不得更浓；在 440nm 的波长处测定，吸光度应不得过 0.1			溶液澄清 符合规定
碱度	pH 应为 10.1~11.1			10.5
有关物质	供试品溶液的色谱图中如有杂质峰（包括奥美拉唑磺酰化物），单个杂质峰面积应均不得大于对照溶液的主峰面积（1.0%）			0.03%
	奥美拉唑磺酰化物按外标法以峰面积计算，应不得过标示量的（1.0%）			0.0%
	各杂质峰面积的和应不得大于对照溶液主峰面积的 1.5 倍（1.5%）			0.04%
水分	含水分应不得过 7.0%			1.3%
细菌内毒素	含内毒素的量应小于 2.0EU			符合规定
无菌	应符合规定			符合规定
可见异物	应符合规定			符合规定
装量差异	应符合规定			符合规定
不溶性微粒	$\geq 10\mu m$ 微粒应不得过 6 000 粒			127 粒
	$\geq 25\mu m$ 微粒应不得过 600 粒			28 粒
【含量测定】	含奥美拉唑钠以奥美拉唑（$C_{17}H_{19}N_3O_3S$）计应为标示量的 93.0%~107.0%			101.6%

结论：本品按《中国药典》（2010 年版）第二增补本检验，结果符合规定

授权签字人：　　　　　　　　　　　　　　　　日期：

第二章 药物的性状

 本章要点

药品的性状反映了药品特有的物理性质，药品的性状可因生产条件的不同有所差异。药物分析工作中，药品的性状检查是首项工作，若药品的性状与质量标准中性状项下的描述不相符，则可判断该药品性状不符合规定，不必再进行鉴别、杂质检查和含量测定等项目的检测。药品的性状检查，不仅具有鉴别意义，也在一定程度上反映了药品的纯度和疗效。

药品的性状包括外观性状、溶解度和物理常数。药品质量标准中，每一品种均在性状项下记述该药品的外观、溶解度和物理常数等。

 学习目标

- 掌握药品的外观性状检查方法及进行药品性状检查的意义。
- 熟悉药品性状的内容及测定各种物理常数的意义。

 能力目标

- 掌握常见药品的外观性状检查方法和药品外观性状的描述。
- 掌握药品熔点、旋光度等常用物理常数的原理和测定方法，并能进行相关测定操作和计算。

第一节 概　述

药品的性状反映了药品特有的物理性质，一般包括药品的外观、溶解度以及物理常数等。药品的性状可因生产条件的不同有所差异，差异在质量标准的规定范围内是允许的。药物分析工作中，药品的性状检查是首项工作，若药品的性状与质量标准中性状项下的描述不相符，则可判断该药品性状不符合规定，不必再进行鉴别、杂质检查和含量测定等项目的检测。药品的性状检查，不仅具有鉴别意义，也在一定程度上反映了药品的纯度和疗效。

第二节 药物的性状

药品质量标准中，每一品种均在性状项下记述该药品的外观、溶解度和物理常数等。药品的性状包括以下内容：

一、外观性状

药品的外观性状包括正常的外观性状和不正常的外观性状。药品的正常外观性状在药品标准【性状】项下都有明确规定，是对药品的色泽和外表感观的规定，包括药物的聚集状态、晶型、色泽以及臭、味等性质。在药品质量标准的正文中，有关药品的外观、臭、味和一般稳定情况均作为一个自然段按次序描述，各项之间用分号"；"隔开。如《中国药典》（2020年版）二部中对溴吡斯的明【性状】项下第一自然段的描述为"本品为白色或类白色结晶性粉末；有引湿性。"；对乙酰螺旋霉素片【性状】的描述为"本品为糖衣片或薄膜衣片，除去包衣后，显类白色或微黄色"。

药品的外观性状在一定程度上反映了其内在质量，根据外观性状可对药品质量作出初步的评价。下面分别介绍药品的正常外观性状和不正常外观性状，以及辨别假冒伪劣药品的简易方法。

1. 药品的正常外观性状

每一种药品都有其固有的正常外观性状，在其标签或说明书上均有表述，主要从以下两方面进行判断。

（1）外形与颜色

固体原料药一般多为无色或白色的结晶粉末，有些是结晶性颗粒或无晶型粉末。结晶又有柱状、棱柱状、片状、针状、立方形等。少数药品有其他颜色。例如，布洛芬为白色结晶性粉末；阿莫西林为白色或类白色结晶性粉末；硫酸吗啡为白色针状结晶或结晶性粉末；硫酸锌为无色的棱柱状或细针状结晶或颗粒状的结晶性粉末；氯化钾为无色长棱形、立方形结晶或白色结晶性粉末；克霉唑为白色至微黄色的结晶性粉末；度米芬为白色至微黄色片状结晶；氯霉素为白色至微带黄绿色的针状、长片状结晶或结晶性粉末；硫酸亚铁为淡蓝绿色柱状结晶或颗粒；利福昔明为橙红色至暗红色的结晶性粉末。油类如玉米油、蓖麻油为澄清带微黄色浓稠液体。中药浸膏多为红棕色、深黑棕色。制剂中酊剂多为澄清的有色溶液；芳香水剂多为澄清的无色液体；片剂多呈扁平或上下稍凸起的圆片状，多为白色，有的包有各种颜色的衣层；注射剂水针多为无色澄明液体，少数具有颜色；油针一般为微黄色，与溶剂注射用油同色；粉针外形颜色一般与原料相同。

（2）臭与味

许多药品为无臭，如甘露醇、盐酸小檗碱、黄体酮等。有的则有臭味，如甲硝唑、脯氨酸、维生素 B_2 等有微臭；二硫丙醇、二巯丁二钠、卡托普利等有类似蒜的特臭；十一烯酸、碘、蛋氨酸等有特臭；维生素 B_1 味苦；维生素 C 味酸；葡萄糖味甜等。

2. 药品的不正常外观性状

药品受到内在和外在因素的影响，产生物理和化学变化，如变色、产生异臭或异味、吸潮、风化、挥发、析出结晶、霉变、虫蛀、沉淀等，使正常外观性状变为不正常。因此对药品质量进行感官检查，通过观察药品的外观性状，以此来识别药品是否变质。下面列举一些剂型药品变质的情况。

（1）片剂　药片表面出现斑点、片面变色加深、包衣片出现开裂爆片或粘连变色、药片表面析出结晶、药片因吸潮变得松散变形等，均说明药品已变质不可再使用。如维生素 C 片由白色或略带淡黄色变成黄至深棕色、阿司匹林片和复方阿司匹林片有明显甚至刺鼻的酸味时即表明该药品已变质。

（2）胶囊剂　发霉、胶囊壳碎裂、漏出药粉或胶囊软化等，外观性状已不符合规定。内容物变质后，其降解物质有毒，如四环素胶囊变质后，其分解产物差向四环素可令服用者中毒。

（3）丸剂　发霉、变形、粘连、虫蛀。如维生素 E 胶丸、鱼肝油胶丸、麦迪霉素胶丸等，见有明显软化、破裂、漏油或互相粘连等现象时，即为变质。

（4）颗粒剂　多为包装不好，易吸潮结块，发霉或生虫。如感冒颗粒剂、生脉饮颗粒剂、葡萄糖颗粒剂等，正常者都是能松散流动的干燥颗粒。如见其发黏结块、溶化、有异味等，即为变质。

（5）眼药水　如有结晶、絮状物或毛点、变色、浑浊、沉淀等都表示药品已变质，不能使用。

（6）合剂、糖浆剂　易发酵、有絮状物或沉淀，有的产生酸败难闻气味。

（7）注射剂　如安瓿破裂、封口不严、色泽不均匀、有异物沉淀；注射用粉针剂出现变色，严重结块、粘瓶或潮解都不能使用。如青霉素、红霉素、头孢菌素等，发现瓶内药粉有结块，经摇动不散开，药粉粘瓶壁，或已变色等，即为变质。

（8）散剂　如发黏、结块、发霉，则不能使用。

（9）油膏、眼膏剂　有油败或异臭味，或表面析出水珠样液状物，有的收缩无法挤出来。

3. 辨别假冒伪劣药品

药品的性状具有与众不同的某些特征，而这些特征有的伪劣药品并不具备。我们可通过以下几种方法辨别假劣药品。

（1）看　片剂、丸剂等各种剂型均有其外观特征。如多数名牌中药片剂的断面呈深褐色，伪品多为土黄色；名牌中药丸剂圆整均匀，光泽一致，伪品则大小不一，无光泽；正品软膏质地均匀细腻，呈柔软膏质状，伪品膏剂质地不均匀，挤出后有的呈米汤样稀薄。

（2）闻　主要是闻气味。部分药品有其特殊的气味，可作为其外观鉴别特征。如三九皮炎平软膏有较浓的薄荷脑味、妇科千金片的断面有较浓的当归气味、盐酸林可霉素注射液有大蒜或腌菜臭味、地奥心血康胶囊有浓腥臭味、合成鱼腥草素片具鱼腥草臭味、头孢氨苄胶囊用手捻药粉有皮蛋臭味。

（3）尝　通过品尝药品的味道辨别药品真伪。如海王银得菲味苦，伪品微甜；严迪味苦，伪品有滑石粉或淀粉味；用板蓝根冲剂假冒的三九感冒灵冲剂、胃苏颗粒味较甜，无中药苦味；快克胶囊内容物真品味苦，假品味涩；阿莫西林胶囊真品味微苦，假品有玉米淀粉味；假再林系用糖粉加黄色色素制成，一尝便知真伪。

（4）试　利用药物特有的理化性质辨别，如复方新诺明片易燃烧，假品不燃。

二、溶解度

溶解度是药品的一种物理性质，在一定程度上反映了药品的纯度。药品的溶解度既可供精制或制备溶液时参考，也可根据药品在特定溶剂中的溶解性能作质量控制。

1. 溶解性能的描述

在药典各品种的正文中，溶解度不列小标题，排在外观性状之下，作为【性状】项下的第二个自然段。药典采用"极易溶解、易溶、溶解、略溶、微溶、极微溶解、几乎不溶或不溶"等来描述药品在不同溶剂中的溶解性能。药品质量标准中溶解度的文字叙述顺序为：按药品在不同溶剂中溶解度大小依次排列。"极易溶解"在最前；若药品在不同溶剂中的溶解度相似时，则按溶剂极性大小依次排列（按水、甲醇、乙醇、丙酮、乙酸乙酯、三氯甲烷、乙醚或环己烷等的顺序排列）；热水或热乙醇（不用其他的热溶剂）放在同一溶解度的各溶剂之前；在酸性或碱性溶液中的溶解度放在最后，并在其前用分号"；"使之与前述溶剂中的溶解度相隔开，所用酸性或碱性溶液要注明名称，最好能写明浓度。如《中国药典》（2020 年版）二部中对盐酸昂丹司琼溶解度的描述为"本品在甲醇中易溶，在水中略溶，在丙酮中微溶；在 0.1mol/L 盐酸溶液中略溶。"

2. 溶解度测定的试验方法

《中国药典》（2020 年版）凡例中规定了溶解度测定的试验方法：除另有规定外，称取研成细粉的供试品或量取液体供试品，于 25℃±2℃ 一定容量的溶剂中，每隔 5 分钟强力振摇 30 秒钟；观察 30 分钟内的溶解情况，如无目视可见的溶质颗粒或液滴时，即视为完全溶解。

三、物理常数

物理常数是表示药品物理性质的重要特征常数，在一定条件下是定值，其测定结果不仅对药品具有鉴别意义，也可反映药品的纯度，还可用于某些药物的含量测定，是评价药品质量的主要指标之一。在药品质量标准的正文中，物理常数排列于【性状】项的溶解度之下，并用黑体字列出小标题。《中国药典》（2020 年版）四部通则 0600 收载的物理常数有相对密度、馏程、熔点、凝点、比旋度、折光率、

pH 和黏度等。下面仅简单介绍常用的几种方法。

1. 相对密度

相对密度系指在相同的温度、压力条件下，某物质的密度与水的密度之比。除另有规定外，温度为 20℃。

纯物质的相对密度在特定的条件下为不变的常数。但如物质的纯度不同，则其相对密度的测定值会随着纯度的变化而改变。因此，测定药品的相对密度，可用以检查药品的纯杂程度。

《中国药典》（2020 年版）四部通则 0601 收载的药品相对密度的测定方法有比重瓶法、韦氏比重秤法和振荡型密度计法。液体药品的相对密度一般用比重瓶法测定；易挥发液体药品的相对密度可用韦氏比重秤法。

2. 馏程

馏程系指一种液体按照规定的方法蒸馏，校正到标准大气压 [101.3kPa（760mmHg）] 下，自开始馏出第 5 滴算起，至供试品仅剩 3~4mL 或一定比例的容积馏出时的温度范围。某些液体药品具有一定的馏程，测定馏程可以区别或检查药品的纯杂程度。

3. 熔点

熔点系指一种物质按照规定的方法测定其由固态熔化成液态时的温度，它是多数固体有机药物的重要物理常数。测定药物或其指定衍生物的熔点可区别或检查药品的纯杂程度。

根据被测物质的性质不同，《中国药典》（2020 年版）四部通则 0612 收载的熔点测定法有三种。第一法用于测定易粉碎的固体药品，第二法用于测定不易粉碎的固体药品（如脂肪、脂肪酸、石蜡、羊毛脂等），第三法用于测定凡士林或其他类似物质。在各品种项下一般明确规定应选用的方法，遇有在品种项下未注明时，均系指采用第一法。

4. 凝点

凝点系指一种物质按照规定的方法测定，由液体凝结为固体时，在短时间内停留不变的最高温度。某些药品具有一定的凝点，纯度变更，其凝点亦随之改变。测定凝点可以区别或检查药品的纯杂程度。如某些药品在一般冷却条件下不易凝固，需另用少量供试品在较低温度使凝固后，取少量作为母晶加到供试品中，方能测出其凝点。

5. 比旋度

分子中含有不对称元素（通常为不对称碳原子）的有机化合物具有旋光性。平面偏振光通过含有某些光学活性化合物的液体或溶液时，能引起旋光现象，使偏振光的平面向左或向右旋转，旋转的度数，称为旋光度。在一定波长与温度下，偏振光透过每 1mL 含有 1g 旋光性物质的溶液且光路为长 1dm 时，测得的旋光度称为比旋度。

除另有规定外，测定时采用钠光谱的 D 线（589.3nm）测定旋光度，测定管长度为 1dm，测定温度为 20℃。使用读数至 0.01°并经过检定的旋光计。

比旋度（或旋光度）是反映手性药物特性及其纯度的主要指标，除了可用于鉴别或检查光学活性药品的纯杂程度外，还可用于光学活性药品的含量测定。手性物质的旋光性与它的生物活性密切相关。有许多药物，其左旋体和右旋体的生物活性是不同的。所以，为保证药品质量，药典规定具有旋光性的药品要作旋光度测定。通常在规定条件下（温度、波长、溶剂、浓度等）测出供试品的旋光度，再计算出供试品的比旋度，与规定的比旋度比较是否一致，以判断是否符合规定。

6. 折光率

光线自一种透明介质进入另一透明介质时，由于光线在两种介质中的传播速度不同，使光线在两种介质的平滑界面上发生折射。常用的折光率系指光线在空气中进行的速度与在供试品中进行速度的比值。

物质的折光率因温度或入射光波长的不同而改变，透光物质的温度升高，折光率变小；入射光的波长越短，折光率越大。因此，测定药品的折光率时应标明温度和波长。

折光率以 n_D^t 表示，D 为钠光谱的 D 线，t 为测定时的温度。测定折光率可以区别不同的油类或检查某些药品的纯杂程度。《中国药典》明确规定用钠光谱的 D 线（589.3nm）（如用阿培折光计，可用白光光源）测定供试品相对于空气的折光率，除另有规定外，供试品温度为 20℃。

7. pH

pH 是水溶液中氢离子活度的方便表示方法。溶液的 pH 使用酸度计测定。水溶液的 pH 通常以玻璃电极为指示电极、饱和甘汞电极或银-氯化银电极为参比电极进行测定。酸度计应定期进行计量检定，并符合国家有关规定。测定前，采用《中国药典》规定标准缓冲液校正仪器，或用国家标准物质管理部门发放的标示 pH 准确至 0.01pH 单位的各种标准缓冲液校正仪器。

8. 黏度

黏度系指流体对流动产生阻抗能力的性质。测定供试品黏度可用于药品的纯度检查。《中国药典》（2020 年版）四部通则 0633 黏度测定法采用动力黏度、运动黏度或特性黏数表示。

第三节　常见药品的性状示例

《中国药典》在性状项下记载药品的外观、臭味、溶解度和物理常数，下面以原料药和药物制剂为例分别进行介绍。

一、原料药

原料药的质量要求比制剂高，在进行外观性状检查时，应严格按照《中国药典》的要求进行，应充分考虑不同厂家在生产工艺上存在的差异，认真检查，详细记录。

1. 阿司匹林

【性状】本品为白色结晶或结晶性粉末；无臭或微带醋酸臭；遇湿气即缓缓水解。

本品在乙醇中易溶，在三氯甲烷或乙醚中溶解，在水或无水乙醚中微溶；在氢氧化钠溶液中或碳酸钠溶液中溶解，但同时分解。[《中国药典》（2020 年版）]

2. 苯甲醇

【性状】本品为无色液体；具有微弱香气；遇空气逐渐氧化生成苯甲醛和苯甲酸。

本品在水中溶解，与乙醇、三氯甲烷或乙醚能任意混合。

相对密度　本品的相对密度（通则 0601）为 1.043~1.050。

馏程　取本品，照馏程测定法（通则 0611）测定，在 203~206℃馏出的数量不得少于 95%（mL/mL）。

折光率　本品的折光率（通则 0622）为 1.538~1.541。

酸值　本品的酸值（通则 0631）不大于 0.3。

过氧化值　本品的过氧化值（通则 0713）不大于 5。[《中国药典》（2020 年版）]

3. 乙琥胺

【性状】本品为白色至微黄色蜡状固体；几乎无臭；有引湿性。

本品在乙醇或三氯甲烷中极易溶解，在水中易溶。

熔点　本品的熔点（通则 0612 第三法）为 43~47℃（以液状石蜡为传温液）。[《中国药典》（2020 年版）]

4. 十一烯酸

【性状】本品为淡黄色至黄色的液体，遇冷则成乳白色的结晶性团块；有特臭。

本品能与乙醇、三氯甲烷、乙醚、脂肪油或挥发油任意混溶，在水中几乎不溶。

相对密度 本品的相对密度（通则0601）在25℃时为0.910~0.913。

凝点 本品的凝点（通则0613）不低于21℃。

折光率 本品的折光率（通则0622）在25℃时为1.448~1.450。

碘值 本品的碘值（通则0713）为131~140。[《中国药典》（2020年版）]

5. 二甲基硅油

【性状】本品为无色澄清的油状液体；无臭或几乎无臭。

本品在三氯甲烷、乙醚、甲苯或二甲苯中能任意混合，在水或乙醇中不溶。

相对密度 本品的相对密度（通则0601）为0.970~0.980。

折光率 本品的折光率（通则0622）为1.400~1.410。

黏度 本品的运动黏度（通则0633第一法，毛细管内径2mm）在25℃时为500~1 000mm²/s。[《中国药典》（2020年版）]

6. 维生素E

【性状】本品为微黄色至黄色或黄绿色澄清的黏稠液体；几乎无臭；遇光色渐变深。天然型放置会固化，25℃左右熔化。

本品在无水乙醇、丙酮、乙醚或植物油中易溶，在水中不溶。

比旋度 避光操作。取本品约0.4g，精密称定，置150mL具塞圆底烧瓶中，加无水乙醇25mL使溶解，加硫酸乙醇溶液（1→7）20mL，置水浴上回流3小时，放冷，用硫酸乙醇溶液（1→72）定量转移至200mL量瓶中并稀释至刻度，摇匀。精密量取100mL，置分液漏斗中，加水200mL，用乙醚提取2次（75mL，25mL），合并乙醚液，加铁氰化钾氢氧化钠溶液[取铁氰化钾50g，加氢氧化钠溶液（1→125）溶解并稀释至500mL]50mL，振摇3分钟；取乙醚层，用水洗涤4次，每次50mL，弃去洗涤液，乙醚液经无水硫酸钠脱水后，置水浴上减压或在氮气流下蒸干至7~8mL时，停止加热，继续挥干乙醚，残渣立即加异辛烷溶解并定量转移至25mL量瓶中，用异辛烷稀释至刻度，摇匀，依法测定（通则0621），比旋度（按d-α-生育酚计，即测得结果除以换算系数0.911）不得低于+24°（天然型）。

折光率 本品的折光率（通则0622）为1.494~1.499。

吸收系数 取本品，精密称定，加无水乙醇溶解并定量稀释制成每1mL中约含0.1mg的溶液，照紫外-可见分光光度法（通则0401），在284nm的波长处测定吸光度，吸收系数（$E_{1cm}^{1\%}$）为41.0~45.0。[《中国药典》（2020年版）]

二、药物制剂

药物制剂可分为多种剂型，不同剂型各具特点。药物制剂的性状分析在一定程度上可以从多方面体现药品的质量，是药物制剂质量控制不可缺少的组成部分。在药品的使用环节，药物制剂的性状分析具有非常重要的意义。以下列举几种常用剂型的性状。

1. 片剂

片剂系指原料药物或与适宜的辅料制成的圆形或异形的片状固体制剂。片剂以口服普通片为主，另有含片、舌下片、口腔贴片、咀嚼片、分散片、可溶片、泡腾片、阴道片、阴道泡腾片、缓释片、控释片、肠溶片与口崩片等。

（1）阿司匹林片

【性状】本品为白色片。[《中国药典》（2020年版）]

（2）利巴韦林含片

【性状】 本品为淡黄色片；气香；味甜。［《中国药典》（2020 年版）］

（3）对乙酰氨基酚咀嚼片

【性状】 本品为着色片。［《中国药典》（2020 年版）］

（4）阿司匹林泡腾片

【性状】 本品为白色或淡黄色片，片面有散在的小黄点。［《中国药典》（2020 年版）］

（5）硫酸亚铁缓释片

【性状】 本品为薄膜包衣片，除去包衣后显类白色至淡蓝绿色。［《中国药典》（2020 年版）］

（6）阿司匹林肠溶片

【性状】 本品为肠溶包衣片，除去包衣后显白色。［《中国药典》（2020 年版）］

（7）阿立哌唑口崩片

【性状】 本品为白色或类白色片。［《中国药典》（2020 年版）］

2. 注射剂

注射剂系指原料药物或与适宜的辅料制成的供注入体内的无菌制剂。注射剂可分为注射液、注射用无菌粉末与注射用浓溶液等。

（1）利巴韦林注射液

【性状】 本品为无色的澄明液体。［《中国药典》（2020 年版）］

（2）注射用利巴韦林

【性状】 本品为白色或类白色的疏松块状物。［《中国药典》（2020 年版）］

3. 胶囊剂

胶囊剂系指原料药物或与适宜辅料充填于空心胶囊或密封于软质囊材中制成的固体制剂，可分为硬胶囊、软胶囊（胶丸）、缓释胶囊、控释胶囊和肠溶胶囊，主要供口服用。

（1）利巴韦林胶囊

【性状】 本品内容物为白色或类白色的颗粒或粉末。［《中国药典》（2020 年版）］

（2）阿司匹林肠溶胶囊

【性状】 本品内容物为白色颗粒或肠溶衣小丸，除去包衣后显白色。［《中国药典》（2020 年版）］

（3）维生素 E 软胶囊

【性状】 本品内容物为淡黄色至黄色的油状液体。［《中国药典》（2020 年版）］

4. 颗粒剂

颗粒剂系指原料药物与适宜的辅料混合制成具有一定粒度的干燥颗粒状制剂。分为可溶颗粒（通称为颗粒）、混悬颗粒、泡腾颗粒、肠溶颗粒、缓释颗粒和控释颗粒等。

（1）维生素 C 颗粒

【性状】 本品为黄色颗粒，味酸甜。［《中国药典》（2020 年版）］

（2）头孢克肟颗粒

【性状】 本品为混悬颗粒。［《中国药典》（2020 年版）］

（3）维生素 C 泡腾颗粒

【性状】 本品为淡黄色颗粒；气芳香，味酸甜。［《中国药典》（2020 年版）］

本章小结

本章详细介绍了药品的性状内容以及常见药品的性状示例。通过理论讲授与技能训练相结合的方法，使学生掌握药品的性状检查方法，了解药品性状检查的意义。

复习思考题

1. 药品的性状有哪些内容？为何要进行药品性状的检查？
2. 测定药品的物理常数有何意义？
3. 现行版《中国药典》收载的相对密度的测定方法有哪些？分别适用于何种性质的药品？
4. 现行版《中国药典》收载的熔点的测定方法有哪些？分别适用于何种性质的药品？
5. 何谓旋光度？何谓比旋度？影响旋光度测定的因素有哪些？
6. 葡萄糖旋光度的测定，为何要在溶液中加入少量的氨试液，并放置 10 分钟后才测定？

技能训练

实验 2-1　药品的性状检查

一、实验目标

1. 掌握原料药和制剂的一般感观性状检查方法和药品外观性状检查结果的描述。
2. 熟知药品外观性状检查的注意事项。

二、实验概述

药品的性状反映了药品特有的物理性质，一般包括药品的外观、溶解度以及物理常数等。药品的性状可因生产条件的不同有所差异，差异在质量标准的规定范围内是允许的。药物分析工作中，药品的性状检查是首项工作，若药品的性状与质量标准中性状项下的描述不相符，则可判断该药品性状不符合规定，不必再进行鉴别、杂质检查和含量测定等项目的检测。药品的性状检查，不仅具有鉴别意义，也在一定程度上反映了药品的纯度和疗效。

三、实验内容

1. 药品

葡萄糖、维生素 C、维生素 C 片、阿司匹林肠溶片、阿司匹林肠溶胶囊、维生素 AD 软胶囊、利巴韦林颗粒、牛磺酸散、氯化钠注射液、注射用利巴韦林。

2. 操作方法

分别取以上药品适量，进行性状检查。各药品的性状应符合该药品质量标准【性状】项下的要求。

（1）葡萄糖

【性状】本品为无色结晶或白色结晶性或颗粒性粉末；无臭，味甜。

本品在水中易溶，在乙醇中微溶。

（2）维生素 C

【性状】本品为白色结晶或结晶性粉末；无臭，味酸；久置色渐变微黄；水溶液显酸性反应。

本品在水中易溶，在乙醇中略溶，在三氯甲烷或乙醚中不溶。

（3）维生素 C 片

【性状】本品为白色至略带淡黄色片。

（4）阿司匹林肠溶片

【性状】本品为肠溶包衣片，除去包衣后显白色。

（5）阿司匹林肠溶胶囊

【性状】本品内容物为白色颗粒或肠溶衣小丸，除去包衣后显白色。

（6）维生素 AD 软胶囊

【性状】本品内容物为黄色至深黄色油状液。

（7）利巴韦林颗粒

【性状】本品为白色或类白色可溶颗粒。

（8）牛磺酸散

【性状】本品为白色或类白色结晶或结晶性粉末。

（9）氯化钠注射液

【性状】本品为无色的澄明液体。

（10）注射用利巴韦林

【性状】本品为白色或类白色的疏松块状物。

3. 注意事项

（1）嗅闻药品应注意距离，操作时由远到近逐渐靠近药品，嗅闻到气味即可。具挥发性的药品，嗅闻药品时采用飘闻法，即用手把药品上方的空气扇向鼻子嗅闻。

（2）观察药品燃烧，应在无易燃易爆物品、空旷且有消防设施的地方进行。

四、结果记录

记录检验结果并判断检验结果是否符合标准规定。

实验 2-2 药品熔点的测定

一、实验要求

1. 掌握药品熔点的一般测定方法。

2. 掌握熔点测定的操作技术和判断药品纯度的方法。

二、实验概述

熔点系指一种物质按照规定的方法测定其由固态熔化成液态时的温度，它是多数固体有机药物的重要物理常数。测定药物或其指定衍生物的熔点可区别或检查药品的纯杂程度。

根据被测物质的性质不同，《中国药典》（2020 年版）四部通则 0612 熔点测定法收载的测定法有三种，第一法用于测定易粉碎的固体药品，第二法用于测定不易粉碎的固体药品（如脂肪、脂肪酸、石蜡、羊毛脂等），第三法用于测定凡士林或其他类似物质。在各品种项下一般明确规定应选用的方法，遇有在品种项下未注明时，均系指采用第一法。

三、实验内容

1. 药品与仪器

布洛芬，熔点管、200℃温度计、毛细管、铁架台、表面皿、锉刀、橡皮圈、硬质高型玻璃烧杯、可控温电磁搅拌器或酒精喷灯、环型搅拌棒。

2. 操作方法

布洛芬熔点的测定按照《中国药典》（2020 年版）四部通则 0612 第一法测定，应为 74.5~77.5℃。取供试品 1g，研成细粉，置于五氧化二磷减压干燥器中干燥至恒重。分别取供试品适量，置熔点测定用毛细管中（由中性硬质玻璃管制成，长 9cm 以上，内径 0.9～1.1mm，壁厚 0.10～0.15mm，分割成长 10cm 以上；最好将两端熔封，临用时再割开其一端，以保证毛细管内洁净干燥。当所用温度计浸入传温液在 6cm 以上时，管长应适当增加，使露出液面 3cm 以上），轻击管壁或借助长短适宜的洁净玻璃管，垂直放在表面皿或其他适宜的硬质物体上，将毛细管自上口放入使自由落下，反复数次，使粉末紧密集结在毛细管的熔封端。装入供试品的高度为 3mm。另将温度计（分浸型，具有 0.5℃ 刻度，经熔点测定用对照品校正）放入盛装传温液（熔点在 80℃ 以下，用水；熔点在 80℃ 以上的，用硅油或液体石蜡）的容器中，使温度计汞球部的底端与容器的底部距离 2.5cm 以上（用内加热的容器，温度计汞球与加热器上表面距离 2.5cm 以上）；加入传温液以使传温液受热后的液面适在温度计的分浸线处。将传温液加热，待温度上升至较规定的熔点低限约低 10℃ 时，将装有供试品的毛细管浸入传温液，贴附在温度计上（可用橡皮圈或毛细管夹固定），位置需使毛细管的内容物部分适在温度计汞球中部；继续加热，调节升温速率为每分钟上升 1～1.5℃，加热时需不断搅拌使传温液温度保持均匀，记录供试品在初溶至全熔时的温度，重复测定 3 次，取其平均值，即得。

3. 注意事项

（1）将测定熔点用毛细管两端熔封，临用时再割开其一端，以保证毛细管内部洁净干燥。否则会影响结果的准确性。

（2）毛细管底部熔封要严，否则会产生漏管，导致加热时溶液从缝隙进入，致使结晶很快熔化，使测得熔点偏低。

（3）样品应研细，均匀、紧密装填于毛细管中，否则易产生空隙，不易传热，使测得熔点数据偏高，熔程变大。

（4）样品干燥不完全或含有杂质，会使测得熔点偏低，熔程变大。

（5）样品量太少不便观察，且熔点偏低；太多则会造成熔程变大，熔点偏高。

（6）升温速度应慢，让热传导有充分的时间，以使固体熔化。

（7）毛细管壁太厚，热传导时间长，会产生熔点偏高。

（8）毛细管内径过大，全熔温度会偏高，因此毛细管的内径必须符合药典规定。

（9）温度计必须经过校正，最好绘制校正曲线，否则会影响测定结果的准确性。

（10）应用不同传温液测定药品的熔点时，对某些供试品所得的结果可能不一致。因此必须按药典规定选择传温液。

（11）熔点读数时，应注意正确判断"初熔""全熔"及熔融同时分解时的温度。

四、结果记录

记录检验结果并判断检验结果是否符合标准规定。

实验 2-3 药品旋光度的测定

一、实验要求

1. 掌握葡萄糖旋光度的测定和比旋度的计算方法。

2. 熟悉旋光计的使用。

二、实验概述

分子中含有不对称元素（通常为不对称碳原子）的有机化合物具有旋光性。平面偏振光通过含有某些光学活性化合物的液体或溶液时，能引起旋光现象，使偏振光的平面向左或向右旋转，旋转的度数，称为旋光度。在一定波长与温度下，偏振光透过每 1mL 含有 1g 旋光性物质的溶液且光路为长 1dm 时，测得的旋光度称为比旋度。比旋度（或旋光度）是反映手性药物特性及其纯度的主要指标，除了可用于鉴别或检查光学活性药品的纯杂程度外，还可用于光学活性药品的含量测定。手性物质的旋光性与它的生物活性密切相关，为保证药品质量，药典规定具有旋光性的药品要作旋光度测定。通常在规定条件下（温度、波长、溶剂、浓度等）测出供试品的旋光度，再计算出供试品的比旋度，与规定的比旋度比较是否一致，以判断是否符合规定。

三、实验内容

1. 药品、仪器与试液

葡萄糖，旋光计，氨试液。

2. 实验方法与操作

葡萄糖旋光度的测定按照《中国药典》（2020 年版）四部通则 0621 测定，比旋度应为 +52.6° 至 +53.2°。

取本品约 10g，精密称定，置 100mL 量瓶中，加水适量与氨试液 0.2mL，溶解后，用水稀释至刻度，摇匀，放置 10 分钟，在 25℃ 时，依法测定［《中国药典》（2020 年版）四部通则 0621］。先将装有空白溶剂的 1dm 旋光管放于旋光计中调节零点，然后用 25℃ 的供试品溶液淋洗旋光管 2~3 次。将该溶液注入旋光管，盖好并旋紧管盖，将管外部擦干，放于旋光计中，读数。按下复测键，反复按放 2 次，测出停点，取 3 次平均值即为供试品的旋光度。

3. 注意事项

（1）每次测定前应以溶剂作空白校正，测定后，再校正一次，以确定在测定时零点有无变动。如第 2 次校正时发现旋光度差值超过 ±0.01 时表明零点有变动，则应重新测定旋光度。

（2）配制溶液及测定时，均应调节温度至 20℃±0.5℃（或各品种项下规定的温度）。

（3）供试的液体或固体物质的溶液应充分溶解，供试液应澄清。

（4）物质的旋光度与测定光源、测定波长、溶剂、浓度和温度等因素有关。因此，表示物质的旋光度时应注明测定条件。

四、结果记录

记录检验结果并判断检验结果是否符合标准规定。

附：按下式计算葡萄糖的比旋度：

$$[\alpha]_D^t = \frac{100\alpha}{l_c}$$

式中：$[\alpha]$ 为比旋度；D 为钠光谱的 D 线；t 为测定时的温度；l 为测定管长度，dm；α 为测得的旋光度；c 为每 100mL 溶液中含有被测物质的重量（按干燥品或无水物计算），g。

第三章　药物的鉴别

本章要点

　　药物的鉴别是根据药物的组成、结构与性质，采用化学、物理化学或生物学、仪器分析等方法来判断药物真伪的方法。在药物分析中只有证实被分析的药物是真的，才有必要接着进行检查、含量测定。

　　常用的药物鉴别方法有化学鉴别法、光谱法、色谱法、显微鉴别法和生物学鉴别法等。

　　鉴别试验是在规定条件下完成的，否则将会影响鉴别试验结果的判断。影响鉴别反应的因素主要包括溶液的浓度、溶液的温度、溶液的酸碱度、反应时间、干扰成分的存在及反应介质等。

　　鉴别方法要求专属性强、灵敏度高、重现性好、操作简便、快速等。

　　一般鉴别试验是依据某一类药物的化学结构或理化性质的特征，通过化学反应来鉴别药物的真伪。对无机药物是根据其组成有阴离子和阳离子的特殊反应；对有机药物则大都采用典型的官能团反应。

学习目标

- 掌握药物鉴别的常用方法。
- 熟悉一般鉴别试验的内容和方法。
- 了解药物鉴别试验的条件。

能力目标

- 掌握药物一般鉴别试验常用的方法和相应药物的结构与鉴别反应的关系。

第一节　概　述

　　依据药典进行的药物分析主要有性状、鉴别、检查和含量测定四大项。药物的鉴别是根据药物的组成、结构与性质，采用化学、物理化学或生物学、仪器分析等方法来判断药物真伪的方法。只有证实被分析的药物是真的，才有必要接着进行检查、含量测定。药典收载的各药品鉴别项下的试验方法，仅适用于已知药物的真伪鉴别，不能用于鉴别未知物。

　　药物的鉴别具有如下特点：

　　1. 是已知药物的确证试验。根据现行药典、局颁（部颁）收载的药品鉴别项下的方法鉴别药物时，供试品都是已知物，鉴别的目的是确证供试品的真伪，而不是鉴定未知物的组成和结构。

　　2. 鉴别试验是个别分析，而不是系统试验。鉴别一般采用灵敏度高、专属性强的方法进行，其试验项目较少，一般在四五个项目以内，有的只做两项试验就可得出明确结论。

　　3. 通常选用药物的物理常数、化学鉴别反应、光谱特征、色谱行为、生物活性或放射特性等不同方法鉴别同一个供试品，综合分析实验结果并做出判断。

　　4. 鉴别制剂时，要注意消除辅料的干扰；鉴别复方制剂中的不同成分时，要注意消除各成分之间的干扰。

第二节　药物鉴别试验常用方法

药物的鉴别方法要求专属性强、再现性好、灵敏度高,以及操作简单、快速等。常用的药物鉴别方法有化学鉴别法、光谱法、色谱法、显微鉴别法和生物学鉴别法等。

一、化学鉴别法

化学鉴别法是药物分析中最常用的鉴别方法,是根据药物与化学试剂在一定条件下发生反应产生不同颜色,或生成不同沉淀,或呈现不同荧光,或放出不同气体,从而做出定性分析结论。它具有反应迅速、现象明显的特点,至于反应是否完全则不是主要的。供试品按照质量标准鉴别项下的方法进行试验,如反应现象相同,则可认定是同一种药物。

1. 呈色反应

呈色反应是指在供试品溶液中加入适当的试剂,在一定条件下进行反应,生成易于观测的有色产物。在药物鉴别试验中常用的反应类型有以下几种:

(1)三氯化铁呈色反应:具有此反应的药物,一般都含有酚羟基或水解后产生酚羟基。

(2)异羟肟酸铁反应:具有此反应的药物,一般多为芳酸及其酯类、酰胺类。

(3)茚三酮呈色反应:具有此反应的药物,一般化学结构中含有脂肪氨基。

(4)重氮化-偶合呈色反应:具有此反应的药物,一般都有芳伯氨基或能产生芳伯氨基。

(5)氧化还原呈色反应和其他颜色反应。

2. 沉淀生成反应

沉淀生成反应是指在供试品溶液中加入适当的试剂,在一定条件下进行反应,生成不同颜色或具有特殊形状的沉淀,据此将药物进行鉴别。常见的反应类型有:

(1)与重金属离子的沉淀反应:在一定条件下,药物和重金属离子反应,生成不同形式的沉淀。如巴比妥类药物和芳酰胺类药物与重金属离子的反应。

(2)与硫氰化铬铵(镭氏盐)的沉淀反应:这类药物多为生物碱及其盐、具有芳香环的有机碱及其盐。

(3)其他沉淀反应。

3. 荧光反应

某些物质受紫外光或可见光照射激发后,能发射出比激发光波长较长的荧光。物质的激发光谱和荧光发射光谱,可以用作该物质的定性鉴别。常用的荧光发射形式有以下类型:

(1)药物本身能够在可见光下发射荧光。

(2)药物溶液加入硫酸使其呈酸性后,在可见光下发射荧光。

(3)药物与溴反应后,在可见光下发射荧光。

(4)药物与间苯二酚反应或经其他反应后,发射出荧光。

4. 气体生成反应

供试品溶液中加入适当试剂,在一定条件下发生化学反应,生成气体。常见的反应类型有:

(1)生成氨气:大多数的胺(铵)类药物、酰脲类药物、酰胺类药物,经强碱处理后,加热,可生成氨气,可使湿润的石蕊试纸变蓝。

(2)生成硫化氢气体:化学结构中含硫的药物,经强酸处理后,加热,可生成硫化氢气体,具有特殊气味。

(3)生成紫色碘蒸气:含碘有机药物,经直火加热,可生成紫色碘蒸气。

（4）水解产物酯化：含醋酸酯和乙酰胺类药物，经硫酸水解后，加乙醇可产生醋酸乙酯的香味。

5. 焰色反应

焰色反应是指某些金属元素在无色火焰中燃烧时，使火焰呈现特征颜色的反应。主要用于鉴别金属盐类药物。如钾离子的焰色呈紫色，钠离子的焰色呈鲜黄色，钙离子的焰色呈砖红色，钡离子的焰色呈黄绿色，锂离子的焰色呈胭脂红色等。据此可用于钾盐、钠盐、钙盐、钡盐、锂盐等的鉴别。

6. 制备衍生物测定熔点

某些药物与试剂发生反应，生成难溶性的、有固定熔点的衍生物，经滤过、洗涤、干燥后，测定衍生物的熔点，以此进行鉴别。如某些巴比妥类、芳胺类、甾体激素类药物等，均可采用此法进行鉴别。但该法操作烦琐、费时，应用较少。

二、光谱法

分光光度法是光谱法的重要组成部分，是通过测定被测物质在特定波长处或一定波长范围内的吸光度或发光强度，对该物质进行定性和定量分析的方法。常用于定性分析的有紫外-可见分光光度法、红外分光光度法和荧光分光光度法。

1. 紫外-可见分光光度法

有机化合物分子结构中如含有共轭双键、芳香环等发色基团，均可在紫外或可见光区有特征吸收。紫外-可见分光光度法是在 190~800nm 波长范围内测定物质的吸光度，用于鉴别、检查和含量测定的方法。当光穿过被测物质溶液时，物质对光的吸收程度随光的波长不同而变化。因此，通过测定物质在不同波长处的吸光度，并绘制其吸光度与波长的关系图即得被测物质的吸收光谱。从吸收光谱中，可以确定最大吸收波长 λ_{max} 和最小吸收波长 λ_{min}。物质的吸收光谱具有与其结构相关的特征性。因此，可以通过特定波长范围内样品的光谱与对照光谱或对照品光谱的比较，或通过确定最大吸收波长，或通过测量两个特定波长处的吸收比值而鉴别物质。

2. 红外分光光度法

有机药物在红外光区有特征吸收，药物分子的组成、结构、官能团不同时，其红外光谱也不同。红外分光光度法是在 4 000~400cm^{-1} 波速范围内测定物质的吸收光谱，用于化合物的鉴别、检查或含量测定的方法。药物的红外光谱能反映其分子的结构特点，具有专属性强、准确度高以及应用较广（固体、液体、气体样品均适用）的特点，主要用于组分单一、结构明确的原料药物，特别适合用其他方法不易区分的同类药物的鉴别。除部分光学异构体及长链烷烃同系物外，几乎没有两个化合物具有相同的红外光谱，据此可以对化合物进行定性和结构分析。

用红外分光光度法鉴别药物时，《中国药典》要求按指定条件绘制供试品的红外光吸收图谱，与国家药典委员会编订的《药品红外光谱集》中的相应标准图谱对照，如果峰位、峰形、相对强度都一致，则为同一药物。

3. 荧光分光光度法

某些物质受紫外光或可见光照射激发后能发射出比激发光波长较长的荧光。物质的激发光谱和荧光发射光谱，可用于该物质的定性分析。荧光分光光度法的灵敏度一般较紫外-可见分光光度法高，但浓度太高的溶液会发生"自熄灭"现象，而且在液面附近溶液会吸收激发光，使发射光强度下降，导致发射光强度与浓度不成正比，故荧光分光光度法应在低浓度溶液中进行。

三、色谱法

色谱法是利用不同药物在不同色谱条件下，产生各自的特征行为（R_f 值或保留时间）进行鉴别试验。采用与对照品（或经确证的已知药品）在相同的条件下进行色谱分离，并进行比较，根据两者保留行为和检测结果是否一致来验证药品的真伪。

色谱法根据其分离原理可分为吸附色谱法、分配色谱法、离子交换色谱法和排阻色谱法等。吸附色谱法是利用被分离物质在吸附剂上吸附能力的不同，用溶剂或气体洗脱使组分分离。分配色谱法是利用被分离物质在两相中分配系数的不同使组分分离，其中一相被涂布或键合在固定载体上，称为固定相，另一相为液体或气体，称为流动相。离子交换色谱法是利用被分离物质在离子交换树脂上交换能力的不同使组分分离。分子排阻色谱法又称凝胶色谱法，是利用被分离物质分子大小的不同导致在填料上渗透程度不同使组分分离，根据固定相和供试品的性质选用水或有机溶剂作为流动相。

色谱法又可根据分离方法分为纸色谱法、薄层色谱法、柱色谱法、气相色谱法、高效液相色谱法等。所用溶剂与供试品不起化学反应，纯度要求较高。分离时的温度，除气相色谱法或另有规定外，系指在室温操作。分离后各成分的检测，应采用各品种项下所规定的方法。采用纸色谱法、薄层色谱法或柱色谱法分离有色物质时，可根据其色带进行区分；分离无色物质时，可在短波（254nm）或长波（365nm）紫外光灯下检视，其中纸色谱或薄层色谱也可喷以显色剂使之显色，或在薄层色谱中用加有荧光物质的薄层硅胶，采用荧光猝灭法检视。柱色谱法、气相色谱法和高效液相色谱法可用接于色谱柱出口处的各种检测器检测。柱色谱法还可分部收集流出液后用适宜方法测定。

1. 纸色谱法

纸色谱法系以纸为载体，以纸上所含水分或其他物质为固定相，用展开剂进行展开的分配色谱法。供试品经展开后，可用比移值（R_f）表示其各组成成分的位置（比移值=原点中心至斑点中心的距离/原点中心至展开剂前沿的距离）。由于影响比移值的因素较多，因而一般采用在相同实验条件下与对照标准物质对比以确定其异同。用作药品鉴别时，供试品在色谱图中所显主斑点的位置和颜色（或荧光），应与对照标准物质在色谱图中所显主斑点相同。

2. 薄层色谱法

薄层色谱法系将供试品溶液点于薄层板上，在展开容器内用展开剂展开，使供试品所含成分分离，所得色谱图与适宜的标准物质按同法所得的色谱图对比，亦可用薄层色谱扫描仪进行扫描，用于鉴别、检查或含量测定。

3. 柱色谱法

柱色谱法是将固定相装在柱内，使样品随流动相沿一个方向移动而达到分离的方法。《中国药典》（2020 年版）四部通则收载的柱色谱法包括吸附柱色谱法和分配柱色谱法。吸附柱色谱法是利用色谱柱内吸附剂对于样品中各组分的吸附能力的差异以达到分离目的的方法。分配柱色谱法是根据加到色谱柱上的待测物质在两种不相混溶（或部分混溶）的溶剂（固定相、流动相）之间的分配系数不同来分离各组分的方法。

4. 气相色谱法

气相色谱法系采用气体为流动相（载气）流经装有填充剂的色谱柱进行分离测定的色谱方法。该法具有分离能力好、灵敏度高、分析速度快、操作方便等优点，是药物定性鉴别与定量分析的一种重要方法。但是受技术条件的限制，沸点太高的物质或热稳定性差的物质都难于应用气相色谱法进行分析。

5. 高效液相色谱法

高效液相色谱法系采用高压输液泵将规定的流动相泵入装有填充剂的色谱柱，对供试品进行分离测定的色谱方法。该法只要求试样能制成溶液，不需要气化，不受试样挥发性的限制，70%以上的有机化合物（特别是高沸点、大分子、强极性、热稳定性差的化合物）可用高效液相色谱法进行分离、分析。高效液相色谱法适用范围广、分离效率高、分析速度快、检测灵敏度高，是药物定性鉴别与定量分析最常用的方法。

四、显微鉴别法

显微鉴别法系指用显微镜对药材（饮片）切片、粉末、解离组织或表面制片及含饮片粉末的制剂中饮片的组织、细胞或内含物等特征进行鉴别的一种方法。鉴别时选择具有代表性的供试品，根据各品种鉴别项的规定制片。制剂根据不同剂型适当处理后制片。显微鉴别法操作简便、耗费少、准确可靠，是鉴别中药制剂的常用方法。

五、生物学鉴别法

生物学鉴别法是根据某些具有特殊生物效应的药物的特殊生理性，利用微生物或实验动物观察药理作用进行药物鉴别的方法，主要用于抗生素及生化药物的鉴别。

一般来说，根据药典中鉴别项下的试验方法即可确证供试品的真伪，不必再做其他检验。

第三节　药物鉴别试验的条件

鉴别试验是根据所采用的化学反应或物理特性产生的明显的易于觉察的特征变化作为依据进行判断药物的真伪。鉴别试验必须在规定的条件下完成，否则将会影响鉴别试验结果的判断。影响鉴别反应的因素是多方面的，主要包括溶液的浓度、溶液的温度、溶液的酸碱度、反应时间、干扰成分的存在及反应介质等。

一、溶液的浓度

溶液的浓度主要是指被鉴别的药物的浓度，但在鉴别试验时也不能忽视所用各种试剂的浓度。鉴别试验多采用观测颜色、沉淀或测定各种光学参数（λ_{max}、λ_{min}、A、$E_{1cm}^{1\%}$ 等）的变化来判定结果。药物和有关试剂的浓度直接影响鉴别反应的变化，因此必须严格规定。例如沉淀的生成，只有溶液中反应离子浓度的相乘积超过反应生成物的溶度积时才能产生。就离子的颜色反应而言，若被测离子的浓度太低，而与试剂作用所产生的颜色太浅，则鉴别必然困难。反应生成物的多少与被检物质的浓度有关，浓度越大，反应越易进行。因此，只有被检物质的溶液具有足够浓度时，才会出现预期的效果。在药物分析工作中，为了提高供试液的浓度，达到预期的效果，常采用将供试液浓缩、蒸干。如鉴别盐酸依米丁注射液时，是取其一定量蒸干后，再进行鉴别试验。

二、溶液的温度

溶液的温度影响化学反应的速度，一般情况下，温度每升高10℃，可使化学反应速度增加2~4倍。在鉴别试验中，有些反应必须在热的情况下才能进行，温度过低时反应速率太慢，或根本不能进行，如用茚三酮鉴别氨甲环酸，就必须加热才会产生预期的蓝紫色；在鉴别有机药物时，常需加热才能产生有机反应，如尼可刹米与氢氧化钠试液反应，加热，即发生乙二胺的臭气。相反，有些沉淀反应必须在室温甚至冷却的情况下才能完成，因固体药物的溶解度一般都随温度的升高而增加，因此在热水中易溶解的沉淀，则不可在加热的情况下进行沉淀反应，否则将不易析出沉淀。在有机反应中还有些试剂或反应生成物，在热的情况下易被分解或发生新的变化。因此，在鉴别试验中，温度在化学反应中所起的作用，必须给予足够的重视，很好地掌握利用它。

三、溶液的酸碱度

许多鉴别反应都需要在一定的酸碱度的条件下才能进行，溶液酸碱度的作用，在于能使各反应物有足够的浓度处于反应活化状态，使反应生成物处于稳定和易于观测的状态。对沉淀反应而言，一般说来，从酸性溶液中不可能析出溶于酸的沉淀；同样在碱性溶液中不可能析出可溶于碱的沉淀；如果生成的反应物既可溶于酸又可溶于碱，则只能在中性介质中进行沉淀。因此，在鉴别试验时应根据反应的性质，调节至所需的酸度，创造有利于生成反应物的条件。例如用三氯化铁试液鉴别苯甲酸盐，只有在中性溶液中进行，才能生成赭色沉淀。

四、反应时间

有机化合物所产生的化学反应与无机化合物不同，许多无机反应进行速度很快，其反应为离子反应，它是依靠离子间的静电引力，故结合较迅速。而有机化合物的反应，一般来说，反应速度较慢，达到预期试验结果需要较长的时间。这是因为有机化合物是以共价键相结合，化学反应能否进行，依赖于共价键的断裂和新价键形成的难易，这些价键的更替需要一定的反应时间和条件。同时在化学反应过程中，有时存在着许多中间阶段，甚至需加入催化剂才能反应。因此，要完成鉴别反应，需要一定的时间。如枸橼酸哌嗪的鉴别：取本品约 0.1g，加水 5mL 溶解后，加碳酸氢钠 0.5g、铁氰化钾试液 0.5mL 与汞 1 滴，强力振摇 1 分钟，在 20℃以上放置约 20 分钟，即缓缓显红色。

五、干扰成分的存在

在鉴别试验中，药物结构中的其他部分或药物制剂中的其他组分（如辅料）或复方制剂中的其他药物组分，也可能参与反应，而干扰鉴别试验，使难以作出正确的结果判断。此时，可采取掩蔽、提取分离或选择专属性更高的鉴别方法排除干扰后再进行试验。如生物碱盐类、杂环类药物多能与重金属产生沉淀，故用硝酸银试液鉴别生物碱盐酸盐的氯化物时，需先加氨试液使溶液呈碱性，将析出的生物碱滤过除去后再作试验，否则生物碱也会产生沉淀，干扰试验结果。

六、反应介质

大多数药物的鉴别反应是以水为溶剂的，但一些药物的鉴别可在乙醇或其他溶媒中进行。反应介质不同，得到的试验结果也不同，因此在鉴别试验中应注意控制。

由上述可以看出，鉴别试验受多种因素的影响。因此，在建立鉴别试验方法时，应考察试验条件对试验结果的影响，选择出最佳的鉴别试验条件。在按照药品质量标准的方法进行鉴别时，应严格按照规定的条件进行试验。

第四节　鉴别试验的灵敏度与专属性

鉴别试验，除了必须具有显著的外观变化外，还必须具有一定的灵敏性和专属性。

一、鉴别试验的灵敏度

反应的灵敏度是指在一定的条件下，在尽可能稀的溶液中观测尽可能少的被检物质。应用于鉴别的反应要有足够的灵敏度，反应越灵敏，被检物质所需的量就越少。

鉴别反应的灵敏度以两个相互关联的量，即最低检出量（又称检出限量）和最低检出浓度（又称界限浓度）来表示。最低检出量（以 m 表示），是指在一定条件下，某一反应能够观测出试验现象的被检物质的最小量，其单位通常用微克（μg）来表示。最低检出量（m）越小，反应越灵敏。如钠离子的焰色反应，最低检出量为 0.1ng，即表示少于这个量就不能被检出。同样量的药物溶解在不同量的溶剂中，试验的结果是不同的。最低检出量没有说明溶液的浓度，还不能充分表示出反应的灵敏度，因此，表示某一反应的灵敏度时还需考虑被检物质的浓度，即最低检出浓度。最低检出浓度是应用某一反应在一定条件下，能够观测出被检物质的最低浓度，通常以 $1:G$（或 $1:V$）表示，其中 G（V）表示含有 1g 被检物质时溶剂的重量或体积，G（V）越大，反应越灵敏。

1. 提高反应的灵敏度

反应的灵敏度主要取决于所采用的化学反应，但也受其他因素的影响，在药物分析工作中，为了提高反应的灵敏度，可针对一些特殊情况采取一些适当的措施：

（1）进行沉淀反应时，可加入适量某种与水互不混溶的有机溶剂，以降低沉淀的溶解度。

（2）显色反应的反应产物若量很少，则颜色极浅，难以观察，可以加入少量与水互不混溶的适当的有机溶剂，将有色产物大部分萃取于有机层中，使颜色易于识别。如盐酸麻黄碱的鉴别：取本品约 10mg，加水 1mL 溶解后，加硫酸铜试液 2 滴与 20% 氢氧化钠溶液 1mL，即显蓝紫色；加乙醚 1mL，振摇后，放置，乙醚层即显紫红色，水层变成蓝色。

（3）改进观测方法。例如，将目视观测溶液的颜色，改为可见分光光度法；将观测生成的沉淀改为比浊法。

2. 必要时进行空白试验和对照试验

在使用灵敏度很高的反应时，应注意由于试剂或仪器因素可能导致的假阳性反应，因此，必须保证试剂的纯度和器皿的洁净，才能保证鉴别试验结果的可靠性。为了消除试剂和器皿可能带来的影响，应同时进行空白试验，以资对照。空白试验，就是在与供试品鉴别试验操作完全相同的条件下，除不加供试品外，其他试剂均同样加入而进行的试验。另外，还可以用对照试验来证明试验条件是否正常。对照试验是指用已知样品溶液代替供试品溶液，按同法操作所得的结果。若对照试验呈正反应，说明试验条件是正常的。空白试验和对照试验对正确判断鉴别结果有着重要的意义。

二、鉴别试验的专属性

鉴别试验的专属性是指在其他成分存在的情况下，采用的鉴别方法能否正确地鉴别出被检物质的特性。

鉴别试验的专属性是相对的。在药物鉴别中所遇到的供试品常常是复杂的，都是在有许多其他离子共存的条件下，来作某种离子的检出。如果被检出的离子有专属反应，则非常方便，可不做任何分离处理直接进行鉴别。实际上专属反应几乎是没有的，但人们可以采用一些方法排除干扰离子，创造特定的条件，提高鉴别反应的选择性，使之成为专属反应。

第五节 一般鉴别试验的内容和方法

一般鉴别试验是根据某一类药物化学结构的特征及其理化性质，通过化学反应来鉴别其真伪的方法。对无机药物则是根据其组成的阴离子和阳离子的特殊反应，并以中国药典通则中药物的一般鉴别反应的各种试验为依据；对有机药物则大多采用典型的官能团反应。因此，一般鉴别试验属于药物类别的鉴别试验，它只能证实是某一类药物，而不能证实是哪一种药物；并且仅供确认药物中单一的化学药物，当所鉴别的药物为数种化学药物的混合物或有干扰物质存在时，除非另有规定，否则也是不适宜的。

《中国药典》（2020 年版）四部通则 0301 收载的一般鉴别试验所包括的项目有丙二酰脲类、托烷生物碱类、芳香第一胺类、有机氟化物、无机金属盐类（钠盐、钾盐、锂盐、钙盐、钡盐、铵盐、铁盐、铝盐、锌盐、铜盐、银盐、汞盐、铋盐、锑盐、镁盐、亚锡盐）、有机酸盐（水杨酸盐、枸橼酸盐、乳酸盐、苯甲酸盐、酒石酸盐）、无机酸盐（亚硫酸盐或亚硫酸氢盐、硫酸盐、硝酸盐、硼酸盐、碳酸盐与碳酸氢盐、醋酸盐、磷酸盐、氯化物、溴化物、碘化物）。

由一般鉴别试验项目的内容也可以看出，通过一般鉴别试验只能证实是某一类药物，而不能确证是哪一种类药物。例如，经一般鉴别反应的钠盐试验，只能证实某一药物为钠盐，但不能辨认是溴化钠还是碘化钠或者是其他一种钠盐药物。要想最后确证被鉴别的药物究竟为何种药物，必须在一般鉴别试验的基础上，再进行专属鉴别试验，方可确认。

一、丙二酰脲类鉴别反应

1. 与银盐的反应

反应原理：丙二酰脲类在碳酸钠试液中生成钠盐而溶解，再与硝酸银试液反应，先生成可溶性的一银盐，继续滴加过量的硝酸银试液，则生成难溶性的二银盐白色沉淀。

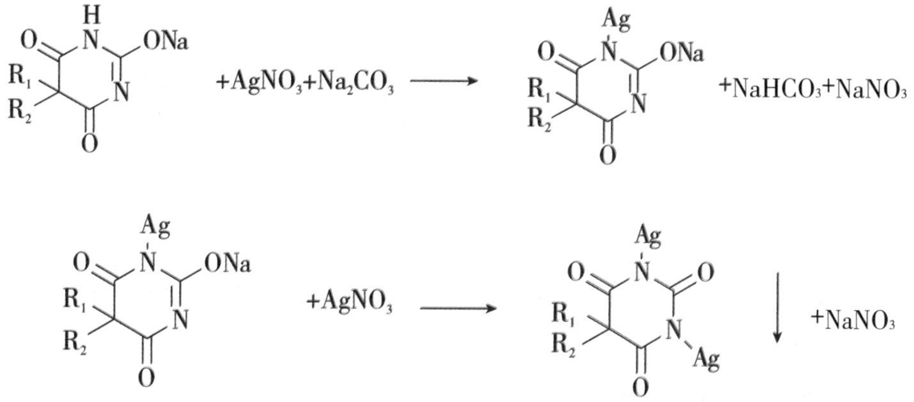

鉴别方法：取供试品约 0.1g，加碳酸钠试液 1mL 与水 10mL，振摇 2 分钟，滤过，滤液中逐滴加入硝酸银试液，即生成白色沉淀，振摇，沉淀即溶解；继续滴加过量的硝酸银试液，沉淀不再溶解。

2. 与铜盐的反应

反应原理：丙二酰脲分子中具有 -CONHCONHCO- 的结构，与铜盐反应，产生类似双缩脲的显色反应，与吡啶和硫酸铜作用，显紫色。

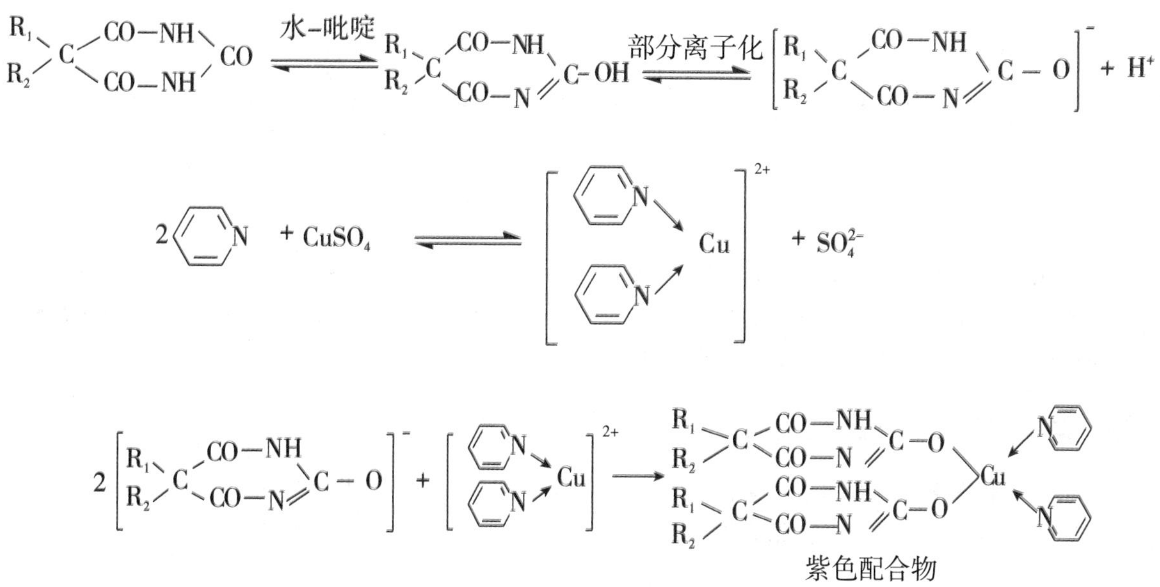

紫色配合物

鉴别方法：取供试品约 50mg，加吡啶溶液（1→10）5mL，溶解后，加铜吡啶试液 1mL，即显紫色或生成紫色沉淀。

《中国药典》（2020 年版）用丙二酰脲类鉴别反应鉴别司可巴比妥钠、异戊巴比妥、异戊巴比妥钠、苯巴比妥和苯巴比妥钠等原料药及其制剂。

二、托烷生物碱类鉴别反应

反应原理：托烷类生物碱类与发烟硝酸共热，生成黄色的三硝基（或二硝基）衍生物，冷却后，加醇制氢氧化钾少许，生成醌型化合物，显深紫色。

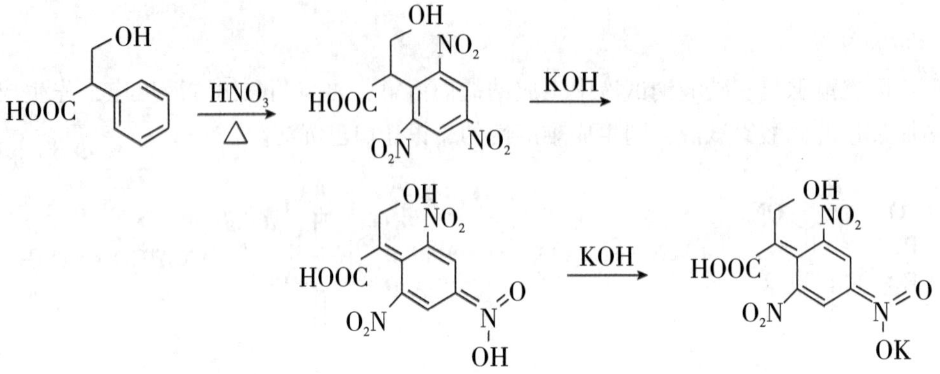

深紫色

鉴别方法：取供试品约 10mg，加发烟硝酸 5 滴，置水浴上蒸干，得黄色的残渣，放冷，加乙醇 2~3 滴湿润，加固体氢氧化钾一小粒，即显深紫色。

三、芳香第一胺类鉴别反应（重氮化-偶合反应）

反应原理：分子结构中具有芳伯氨基或潜在芳伯氨基的药物，均可在酸性条件下与亚硝酸钠试液作用，发生重氮化反应，生成的重氮盐再与碱性 β-萘酚偶合生成粉红至猩红色的偶氮化合物沉淀。

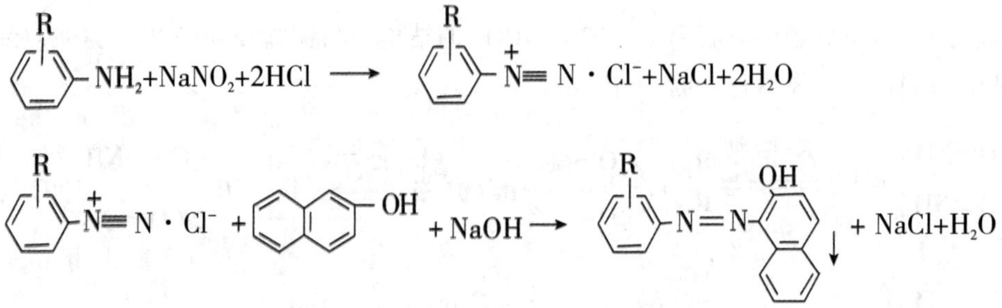

粉红至猩红色

鉴别方法：取供试品约 50mg，加稀盐酸 1mL，必要时缓缓煮沸使溶解，放冷，加 0.1mol/L 亚硝酸钠溶液数滴，加与 0.1mol/L 亚硝酸钠溶液等体积的 1mol/L 脲溶液，振摇 1 分钟，滴加碱性 β-萘酚试液数滴，视供试品不同，生成由粉红到猩红色沉淀。

四、有机氟化物鉴别反应

反应原理：有机氟化物经氧瓶燃烧法破坏，为碱性溶液吸收成为无机氟化物后，在 pH4.3 时，与茜素氟蓝、硝酸亚铈结合成蓝紫色的络合物。

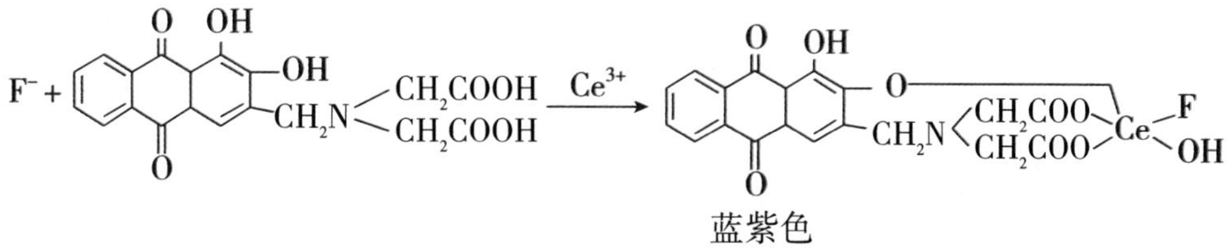

蓝紫色

　　鉴别方法：取供试品约 7mg，照氧瓶燃烧法（通则 0703）进行有机破坏，用水 20mL 与 0.01mol/L 氢氧化钠溶液 6.5mL 为吸收液，俟燃烧完毕后，充分振摇；取吸收液 2mL，加茜素氟蓝试液 0.5mL，再加 12% 醋酸钠的稀醋酸溶液 0.2mL，用水稀释至 4mL，加硝酸亚铈试液 0.5mL，即显蓝紫色；同时做空白对照试验。

五、水杨酸盐的鉴别反应

1. 呈色反应

　　反应原理：水杨酸盐在中性或弱酸条件下，与三氯化铁试液反应生成配位化合物，在中性时呈红色，弱酸性时呈紫色。

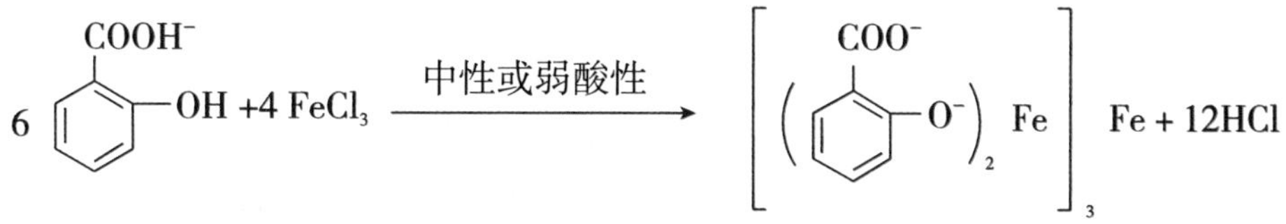

　　鉴别方法：取供试品的中性或弱酸性稀溶液，加三氯化铁试液 1 滴，即显紫色。

2. 沉淀反应

　　反应原理：水杨酸盐加稀盐酸酸化后，析出白色水杨酸沉淀，沉淀在醋酸铵试液中溶解。

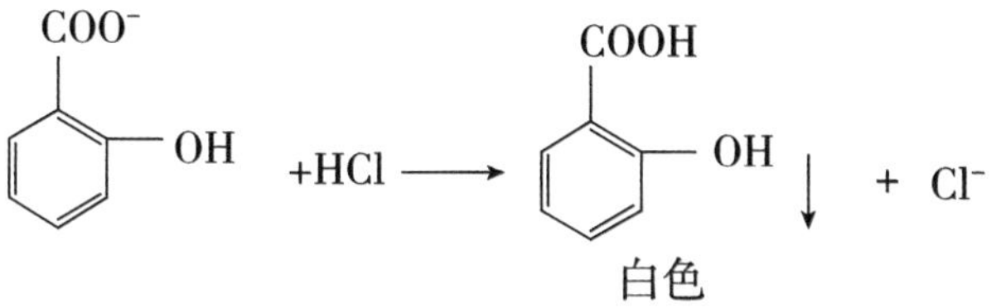

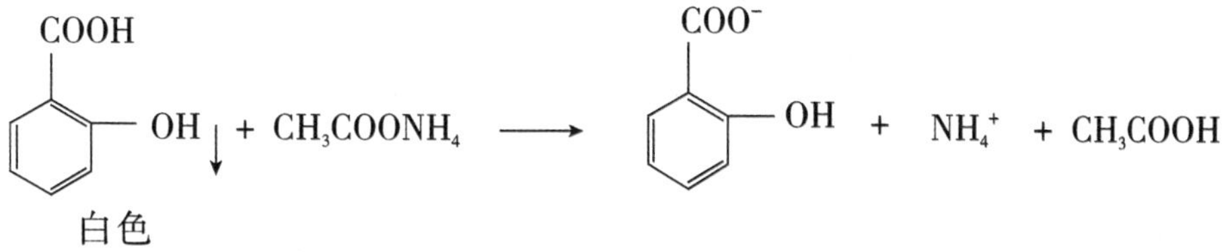

　　鉴别方法：取供试品溶液，加稀盐酸，即析出白色水杨酸沉淀；分离，沉淀在醋酸铵试液中溶解。

本章小结

　　本章介绍了药物鉴别试验的常用方法、药物鉴别试验的条件、鉴别试验的灵敏度与专属性、一般鉴别试验的内容和方法。通过理论讲授与技能训练相结合的方法，使学生了解药物鉴别的意义，掌握药物鉴别常用的方法。

复习思考题

1. 简述药物鉴别的目的和特点。
2. 影响鉴别试验的因素主要有哪些？
3. 药物一般鉴别试验常用的方法有哪些？
4. 现行版《中国药典》收载的一般鉴别试验常用的方法有哪些？

技能训练

实验 3-1 药物的一般鉴别试验

一、实验要求

掌握水杨酸盐、丙二酰脲、有机氟化物、托烷生物碱类、芳香第一胺类鉴别原理和方法，并掌握相应药物的结构与鉴别反应的关系。

二、实验概述

一般鉴别试验是根据某一类药物化学结构的特征及其理化性质，通过化学反应来鉴别其真伪的方法。对无机药物则是根据其组成的阴离子和阳离子的特殊反应，并以药典通则中药物的一般鉴别反应的各种试验为依据；对有机药物则大多采用典型的官能团反应。

三、实验内容

1. 药品与试剂

水杨酸镁片、苯巴比妥片、醋酸地塞米松片、硫酸阿托品片、磺胺嘧啶片，三氯化铁试液、稀盐酸、醋酸铵试液、碳酸钠试液、硝酸银试液、吡啶、铜吡啶试液、氢氧化钠、茜素氟蓝试液、醋酸钠、稀醋酸、硝酸亚铈试液、发烟硝酸、乙醇、氢氧化钾、亚硝酸钠、脲（尿素）、碱性β-萘酚试液。

2. 操作方法

（1）水杨酸盐的鉴别

①取水杨酸镁片1片，研细，加水使水杨酸镁溶解，滤过，滤液加三氯化铁试液1滴，即显紫色。

②取水杨酸镁片1片，研细，加水使水杨酸镁溶解，滤过，滤液加稀盐酸，即析出白色水杨酸沉淀；分离，弃去上清液，逐滴加入醋酸铵试液，用玻璃棒搅拌，沉淀即溶解。

（2）丙二酰脲类的鉴别

①取苯巴比妥片研细，取细粉适量（约相当于苯巴比妥0.1g），加碳酸钠试液1mL与水10mL，振摇2分钟，滤过，滤液中逐滴加入硝酸银试液，即生成白色沉淀，振摇，沉淀即溶解；继续滴加过量的硝酸银试液，沉淀不再溶解。

②取苯巴比妥片研细，取细粉适量（约相当于苯巴比妥50mg），加吡啶溶液（1→10）5mL，溶解后，加铜吡啶试液1mL，即显紫色或生成紫色沉淀。

（3）有机氟化物的鉴别

取醋酸地塞米松片研细，取细粉适量（约相当于醋酸地塞米松7mg），加乙醇25mL，浸渍15分钟，时时振摇，滤过，滤液置水浴上蒸干，取残渣，照氧瓶燃烧法进行有机破坏，用水20mL与氢氧化钠溶液（0.01mol/L）6.5mL为吸收液，待燃烧完毕后，充分振摇。取吸收液2mL，加茜素氟蓝试液0.5mL，再加12%醋酸钠的稀醋酸溶液0.2mL，用水稀释至4mL，加硝酸亚铈试液0.5mL，即显蓝紫色；同时做空白对照。

（4）托烷生物碱类的鉴别

取硫酸阿托品片研细，取细粉适量（约相当于硫酸阿托品 1mg），置分液漏斗中，加氨试液约 5mL，混匀，用乙醚 10mL 振摇提取后，分取乙醚层，置白瓷皿中，挥尽乙醚后，加发烟硝酸 5 滴，置水浴上蒸干，得黄色的残渣，放冷，加乙醇 2~3 滴湿润，加固体氢氧化钾一小粒，即显深紫色。

（5）芳香第一胺的鉴别

取磺胺嘧啶片研细，取细粉适量（约相当于磺胺嘧啶 0.1g），加稀盐酸 5mL，振摇使磺胺嘧啶溶解，滤过，滤液加 0.1mol/L 亚硝酸钠溶液数滴，加与 0.1mol/L 亚硝酸钠溶液等体积的 1mol/L 脲溶液，振摇 1 分钟，滴加碱性 β-萘酚试液数滴，生成橙黄至猩红色沉淀。

3. 试液配制

（1）三氯化铁试液：取三氯化铁 9g，加水使溶解成 100mL，即得。

（2）稀盐酸：取盐酸 234mL，加水稀释至 1 000mL，即得。本液含 HCl 应为 9.5%~10.5%。

（3）醋酸铵试液：取醋酸铵 10g，加水溶解使成 100mL，即得。

（4）碳酸钠试液：取一水合碳酸钠 12.5g 或无水碳酸钠 10.5g，加水使溶解成 100mL，即得。

（5）硝酸银试液：可取用硝酸银滴定液（0.1mol/L）。

（6）铜吡啶试液：取硫酸铜 4g，加水 90mL 溶解后，加吡啶 30mL，即得。本液应临用新制。

（7）茜素氟蓝试液：取茜素氟蓝 0.19g，加氢氧化钠溶液（1.2→100）12.5mL，加水 800mL 与醋酸钠结晶 0.25g，用稀盐酸调节 pH 约为 5.4，用水稀释至 1 000mL，摇匀，即得。

（8）稀醋酸：取冰醋酸 60mL，加水稀释至 1 000mL，即得。

（9）硝酸亚铈试液：取硝酸亚铈 0.22g，加水 50mL 使溶解，加硝酸 0.1mL 与盐酸羟胺 50mg，加水稀释至 1 000mL，摇匀，即得。

（10）碱性 β-萘酚试液：取 β-萘酚 0.25g，加氢氧化钠溶液（1→10）10mL 使溶解，即得。本液应临用新制。

（11）氨试液：取浓氨溶液 400mL，加水使成 1 000mL，即得。

四、结果记录

记录检验结果并判断检验结果是否符合标准规定。

第四章　药物的杂质检查

 本章要点

药物的杂质是指药物中存在的无治疗作用，或影响药物的稳定性和疗效，甚至对人体健康有害的物质。杂质的存在不仅影响药物的质量，而且还反映出生产贮藏中存在的问题。

药物的杂质检查又称为纯度检查。药物的纯度指的是药物的纯净程度，是反映药品质量的一项重要指标。药物纯度的高低直接影响用药的安全、有效，因此，进行药物的杂质检查是确保用药安全、有效的一种手段。药物的杂质检查是药品质量标准中重要的一项内容，是在进行药物鉴别证实药物是真实的情况下进行的一项药物分析工作。

本章主要讨论药物杂质的限量检查及杂质限量的计算、药物的一般杂质与特殊杂质检查的各种方法。

 学习目标

- 掌握药物杂质限量的定义与计算方法；掌握氯化物、重金属、砷盐检查的原理、方法和注意事项。
- 熟悉药物杂质的来源与分类，熟悉特殊杂质的检查方法。
- 了解药物中其他一般杂质检查的方法；了解杂质限量检查的意义。

 能力目标

- 掌握比色法、比浊法在杂质检查中的应用及注意事项。
- 掌握色谱法在药物杂质检查中的应用。

第一节　药物杂质的来源与限量检查

一、药物杂质的来源

药物的杂质是指药物中存在的无治疗作用或者影响药物的稳定性、疗效，甚至对人体健康有害的物质。药物杂质的来源主要有以下两个。

1. 生产过程中引入的杂质

在化学合成药物的生产过程中，所用的原料不纯，或合成中产生的中间产物或副产物或反应不完全剩余的原料在精制时不能完全除去，生产过程中加入的其他化学试剂的残留，以及生产中接触的金属器皿和工具等，都有可能使产品中带入杂质。例如，以水杨酸为原料合成阿司匹林时，由于乙酰化反应不完全而引入了水杨酸、乙酰水杨酸酐等杂质；以工业氯化钠生产注射用氯化钠时可能引入钾盐、铁盐、钙盐、镁盐、硫酸盐、溴化物、碘化物等杂质。从植物原料中提取分离药物时，由于植物中常含有与药物结构、性质相近的物质，很难完全分离除去，可能引入产品中。例如，阿片提取吗啡，有可能引入罂粟碱及阿片中其他生物碱。在制剂的生产过程中，也可能产生杂质。如盐酸普鲁卡因注射剂在高温灭菌过程中，可能水解为对氨基苯甲酸和二乙氨基乙醇。此外，生产中接触的金属器皿和工具等可能引入重金属及砷盐。

2. 贮藏过程中产生的杂质

药物由于贮藏不当或外界条件如温度、湿度、日光、空气等发生变化，药物发生水解、氧化、分解、潮解、发霉、聚合和晶型转变等物理或化学上的变化而产生杂质。产生的杂质可使药物的外观性状发生改变、降低药物的稳定性、使药物失效甚至危害人体。如阿司匹林受潮水解为水杨酸和醋酸；维生素 C 在空气中氧化成去氢维生素 C；甲苯达唑贮藏时间长了发生晶型转变，无效 A 晶型增多。

因此，严格按照 GMP 要求监控药品的生产过程，按照药品的贮藏条件进行贮藏，是降低药品杂质含量、提高药品质量的有效措施。

二、药物杂质的种类

药物中的杂质按来源可分为一般杂质和特殊杂质。一般杂质是指在自然界中分布广泛，在多数药物的生产和贮藏过程中容易引入的杂质，如酸、碱、水分、氯化物、硫酸盐、砷盐、重金属等。特殊杂质是指某些药物在生产和贮藏过程中引入的某些特殊杂质，如阿司匹林中的游离水杨酸，肾上腺素中的酮体等。

杂质按结构可分为无机杂质和有机杂质。无机杂质有氯化物、硫酸盐、氟化物、氰化物、砷盐、重金属等。有机杂质如有机药物中引入的原料、中间体、副产物、分解产物、异构体和残留溶剂等。

杂质按性质可分为信号杂质和有害杂质。信号杂质如氯化物、硫酸盐等对人体健康一般不造成危害，但其含量多少可反映出药物的纯度，信号杂质的含量高则表明药物的纯度差。有害杂质如砷盐、重金属、氰化物等，应严格控制其限量。

三、药物的纯度与化学试剂的纯度

药物的纯度与化学试剂的纯度在要求上是不同的。药物的纯度主要是从药物的稳定性和用药的安全性、有效性等方面提出，要求考虑被检测药物及其所含成分对生物体造成的生理作用及不良反应，检测标准只有合格与不合格之分。而化学试剂的纯度是根据试剂的使用范围以及试剂中存在的杂质可能引起的化学变化对使用所产生的影响来规定的，并不考虑杂质对生物体的生理作用及不良反应，按杂质含量的高低分为基准试剂、优级纯、分析纯和化学纯四个等级。

四、药物杂质的限量检查

1. 杂质的限量

药物中杂质的含量越少越好，但是，要把药物中的杂质完全去除，势必造成生产操作处理困难，使产品成本增加，加重病人的经济负担。因此，在不影响疗效和不发生毒副作用的前提下，对于药物中可能存在的杂质，允许有一定的量。药物中所含杂质的最大允许量称为杂质限量。药物中杂质的检查，一般不要求测定其准确含量，而只需检查杂质的量是否超过限量要求，这种杂质检查的方法称为杂质的限量检查。进行杂质限量检查时，主要采用对照法、灵敏度法和比较法。

2. 杂质限量的计算

杂质的限量通常用百分之几或百万分之几来表示。根据杂质限量的定义，可按照下式来计算：

$$杂质限量（\%）= \frac{杂质最大允许量}{供试品量} \times 100\%$$

（1）对照法

对照法是指取限度量的待检杂质的对照品配成对照液，另取一定量供试品配成供试品溶液，在相同条件下处理，比较反应结果（比色或比浊）。各国药典主要采用本法检查药物的杂质。

采用对照法进行杂质的限量检查时，可取一定量的被检杂质标准溶液和一定量供试品溶液，在相同条件下处理，比较反应结果，以确定杂质含量是否超过限量。由于供试品（S）中所含杂质的最大允许量可以通过杂质标准溶液的浓度（C）和体积（V）的乘积获得，所以，杂质限量（L）的计算公式可表示为：

$$杂质限量(\%) = \frac{标准溶液的浓度 \times 标准溶液的体积}{供试品量} \times 100\%$$

即：

$$L(\%) = \frac{C \times V}{S} \times 100\%$$

例1 葡萄糖中硫酸盐的检查：取本品 2.0g，依法检查，与标准硫酸钾溶液 2.0mL（每 1mL 相当于 100μg 的 SO_4^{2-}）制成的对照液比较，不得更深。求硫酸盐的限量是多少？

$$L(\%) = \frac{C \times V}{S} \times 100\% = \frac{100 \times 10^{-6} \times 2.0}{2.0} \times 100\% = 0.01\%$$

例2 对乙酰氨基酚中重金属的检查：取本品 1.0g，加水 20mL，置水浴中加热使溶解放冷，滤过，取滤液加醋酸盐缓冲液（pH3.5）2mL 与水适量使成 25mL，依法检查，与标准铅溶液（每 1mL 相当于 10μg 的 Pb^{2+}）所呈颜色相比较，不得更深，重金属不得超过百万分之十。应取标准铅溶液多少毫升？

$$V = \frac{L \times S}{C} = \frac{10 \times 10^{-6} \times 1.0}{1.0 \times 10^{-6}} = 1.0(mL)$$

例3 葡萄糖酸钙中的砷盐的检查：取本品 1.0g，加盐酸 5mL 与水 23mL 溶解后，依法检查，与标准砷溶液 2.0mL 所呈颜色相比较，不得更深，砷盐的限量为百万分之二。求标准砷溶液的浓度。

$$C = \frac{L \times S}{V} = \frac{2 \times 10^{-6} \times 1.0 \times 10^6}{2.0} = 1(μg/mL)$$

（2）灵敏度法

灵敏度法是指在供试品溶液中加入特定试剂后，只在一定条件下观察有无反应，要求不得有正反应出现，以此来判断供试品中所含杂质是否符合限量规定。灵敏度法的特点是不需杂质对照品。如《中国药典》（2020年版）中乙酰嘧啶酸碱度的检查：取本品 0.30g，加水 15mL，煮沸后，放冷，滤过，滤液中加甲基红指示液 2 滴，不得显红色；再加盐酸滴定液（0.05mol/L）0.1mL，应显红色。

（3）比较法

比较法是指取供试品一定量依法检查，测得待检杂质的吸收度、pH 等与规定的限量值比较，不得更大。比较法的特点是需要准确测定杂质的值，但是不需对照品。如《中国药典》（2020年版）中甲氧苄啶碱度的检查：取本品 0.50g，加水 50mL，振摇，滤过。取滤液，依法测定（通则0631），pH 应为 7.5~8.5。

第二节 一般杂质检查

一般杂质广泛存在于药物中，主要包括酸、碱、水分、氯化物、硫酸盐、铁盐、砷盐、重金属、炽灼残渣、易炭化物、残留溶剂等，《中国药典》将它们的检查方法收载于通则中。

一、酸碱度检查法

酸碱度检查法是检查药物中的酸碱性杂质。纯净原料药水溶液的 pH 应是较为恒定的，但在工艺中经酸或碱处理的药物，如果控制不当，就会在产品中引入酸碱性杂质。酸碱性杂质的存在，可能影响药物的疗效或稳定性，因此，对在工艺中使用过酸或碱处理的药物，或对酸碱不稳定的药物，如酯类、酰胺类等，一般需进行酸碱度的检查。

酸碱度检查规定，pH 小于 7 的称为酸度，pH 大于 7 的称为碱度，pH 在 7 左右两侧的称为酸碱度。《中国药典》规定，酸碱度检查所用的水应是新沸并放冷至室温的水。酸碱度检查的方法有以下三种：

1. 酸碱滴定法

酸碱滴定法是在一定指示液的条件下，用规定浓度的酸或碱滴定液滴定样品中的碱性或酸性杂质，以消耗酸或碱滴定液的体积来测定样品中酸碱杂质的量。如氯化钠的酸碱度检查：取本品 5g，加水 50mL 溶解后，加溴麝香草酚蓝指示液 2 滴，如显黄色，加氢氧化钠滴定液（0.02mol/L）0.1mL，应变为蓝色；如显蓝色或绿色，加盐酸滴定液（0.02mol/L）0.2mL，应变为黄色。

2. 指示液法

指示液法是利用酸碱指示液在不同 pH 条件下颜色的改变来检查酸碱性杂质的方法。如纯化水的酸碱度检查：取本品 10mL，加甲基红指示液 2 滴，不得显红色；另取 10mL，加溴麝香草酚蓝指示液 5 滴，不得显蓝色。

3. pH 测定法

pH 测定法是用酸度计测定一定浓度的供试品溶液的 pH，来衡量供试品溶液中酸碱性杂质是否符合限量规定的方法。该法准确度高，常用于对酸碱度要求较严的注射剂、供制备注射剂用的原料药以及酸碱度大小能明显影响其稳定性的药物中酸碱性杂质的测量。如阿魏酸钠的酸碱度检查：取本品，加水制成每 1mL 中约含 50mg 的溶液，依法检查，pH 应为 6~7.5。

二、氯化物检查法

药物的生产过程中，常常要用到盐酸，因此，氯化物极易被引入到药物中。氯化物对人体虽然无害，但它的量可以反映出药物的纯净程度及生产过程是否正常。因此作为信号杂质，氯化物在很多药物中需要检查。

1. 原理

利用氯化物在硝酸酸性溶液中与硝酸银试液作用，生成氯化银白色浑浊液，与一定量标准氯化钠溶液在相同条件下生成的氯化银浑浊液比较，以判断药物中氯化物是否符合限量规定。

$$Cl^- + Ag^+ \longrightarrow AgCl \downarrow （白）$$

2. 检查方法

除另有规定外，取各药品项下规定量的供试品，加水溶解使成 25mL（溶液如显碱性，可滴加硝酸使成中性），再加稀硝酸 10mL；溶液如不澄清，应滤过；置 50mL 纳氏比色管中，加水使成约 40mL，摇匀，即得供试溶液。另取各药品项下规定量的标准氯化钠溶液，置 50mL 纳氏比色管中，加稀硝酸 10mL，加水使成 40mL，摇匀，即得对照溶液。于供试溶液与对照溶液中，分别加入硝酸银试液 1.0ml，用水稀释至 50mL，摇匀，在暗处放置 5 分钟，同置黑色背景上，从比色管上方向下观察，比较。

3. 注意事项

（1）以上检查方法中使用的标准氯化钠溶液为每 1mL 相当于 10μg 的 Cl⁻。在测定条件下，氯化物浓度以 50mL 中含 50~80μg 的 Cl⁻ 所显浑浊梯度明显，便于比较。

（2）为了避免光线使单质银析出，在观察前应在暗处放置 5 分钟。由于氯化银为白色沉淀，比较时应将比色管置黑色背景上，从上向下观察，比较。

（3）供试品溶液如不澄清，可用含硝酸的水洗净滤纸中的氯化物后滤过，取滤液进行检查。

（4）供试品溶液如带颜色，可取两份供试品溶液，于其中一份中先加入硝酸银试液1mL，摇匀，放置10分钟，如显浑浊，可反复滤过，至滤液澄清，即得无氯化物杂质又具有相同颜色的澄清溶液，再在其中加入规定量的标准氯化钠溶液与水适量使成50mL，作为对照溶液；另一份中加入硝酸银试液1mL与水适量使成50mL，作为供试品溶液，将两溶液在暗处放置5分钟后比较，即可消除颜色的干扰。某些有颜色的药物也可根据其化学性质，设计其他的排除干扰的方法。如高锰酸钾中的氯化物检查，可先加乙醇适量使高锰酸钾还原褪色后，再依法检查。

三、硫酸盐检查法

1. 原理

利用硫酸盐在盐酸酸性溶液中与氯化钡生成硫酸钡的白色浑浊液，与一定量标准硫酸钾溶液在相同条件下生成的浑浊液比较，以判断药物中的硫酸盐是否符合限量规定。

$$SO_4^{2-} + Ba^{2+} \longrightarrow BaSO_4 \downarrow （白）$$

2. 检查方法

除另有规定外，取各药品项下规定量的供试品，加水溶解使成约40mL（溶液如显碱性可滴加盐酸使成中性）；溶液如不澄清，应滤过；置50mL纳氏比色管中，加稀盐酸2ml，摇匀，制得供试溶液。另取各药品项下规定量的标准硫酸钾溶液，置50mL纳氏比色管中，加水使成约40mL，加稀盐酸2mL，摇匀，制得对照溶液。于供试溶液与对照溶液中，分别加入25%氯化钡溶液5mL，用水稀释至50mL，充分摇匀，放置10分钟，同置黑色背景上，从比色管上方向下观察，比较。

3. 注意事项

（1）所用标准硫酸钾溶液每1mL相当于0.1mg的SO_4^{2-}。本法适宜比浊的浓度范围为每50mL溶液中含0.1~0.5mg的SO_4^{2-}所显浑浊梯度明显，便于比较。

（2）供试品溶液如需滤过，应先用盐酸使成酸性的水洗净滤纸中硫酸盐，再滤过，取滤液进行检查。

（3）供试品溶液如有颜色，处理同氯化物检查法。

四、铁盐检查法

微量的铁盐可能加速药物的氧化和降解，因此需要控制铁盐的限量。《中国药典》（2020年版）采用硫氰酸盐法进行铁盐的检查。

1. 原理

利用铁盐在盐酸酸性溶液中与硫氰酸盐生成红色可溶性硫氰酸铁配位离子，与一定量标准铁溶液用同法处理后所呈的颜色比较，以判断药物中的铁盐是否符合限量规定。

$$Fe^{3+} + 6 SCN^- \xrightarrow{H^+} \left[Fe(SCN)_6 \right]^{3-}$$

2. 检查方法

除另有规定外，取各药品项下规定量的供试品，加水溶解使成25mL，移置于50mL纳氏比色管，加稀盐酸4mL与过硫酸铵50mg，加水稀释至约35mL后，加30%硫氰酸铵溶液3mL，再加水适量使成50mL，如显色，立即与标准铁溶液一定量按相同方法制成的对照溶液比较。

3. 注意事项

（1）本法用硫酸铁铵 $\left[FeNH_4(SO_4)_2 \cdot 12H_2O \right]$ 配制标准铁溶液，并加入硫酸防止铁盐水解，使易于保存。标准铁溶液每1mL相当于10μg的Fe^{3+}。当50mL溶液中含Fe^{3+}为5~90μg时，溶液的吸光度与浓度呈良好线性关系。目视比色时以50mL溶液中含10~50μg Fe^{3+}为宜。在此范围内，溶液的色泽梯度明显，易于区别。

（2）加入氧化剂过硫酸铵既可氧化供试品中 Fe^{2+} 成 Fe^{3+}，同时可防止由于光线使硫氰酸铁还原或分解褪色。

（3）若供试液管与对照液管色调不一致，或所呈硫氰酸铁的颜色较浅不便比较时，可分别移入分液漏斗中，各加正丁醇或异戊醇提取，分取醇层比色。

五、重金属检查法

重金属系指在实验条件下能与硫代乙酰胺或硫化钠作用显色的金属杂质，如银、铅、汞、铜、锡、镉等。在药品生产过程中遇到铅的机会较多，铅在体内又易积蓄中毒，故检查时以铅为代表。《中国药典》（2020 年版）重金属的检查一共收载有三种方法。

第一法　硫代乙酰胺法，适用于溶于水、稀酸和乙醇的药物。

1. 原理

硫代乙酰胺在弱酸性（pH3.5 醋酸盐缓冲液）条件下水解，产生的硫化氢与微量重金属离子作用生成黄色到棕黑色的硫化物，与一定量标准铅溶液经处理后产生的颜色进行比较，以判断药物中的重金属是否符合限量规定。

$$CH_3CSNH_2+H_2O \longrightarrow CH_3CONH_2+H_2S$$
$$Pb^{2+}+H_2S \xrightarrow{\ pH3.5\ } PbS\downarrow+2H^+$$

2. 检查方法

除另有规定外，取 25mL 纳氏比色管三支，甲管中加标准铅溶液一定量与醋酸盐缓冲液（pH3.5）2mL 后，加水或各品种项下规定的溶剂稀释成 25mL，乙管中加入按各品种项下规定的方法制成的供试液 25mL，丙管中加入与甲管相同量的标准铅溶液后，再加入与乙管相同量的按各品种项下规定的方法制成的供试液，加水或各品种项下规定的溶剂使成 25mL；再在甲乙丙三管中分别加硫代乙酰胺试液各 2mL，摇匀，放置 2 分钟，同置白纸上，自上向下透视，当丙管中显出的颜色不浅于甲管时，乙管中显出的颜色与甲管比较，不得更深。

3. 注意事项

（1）本法标准铅溶液为每 1mL 相当于 $10\mu g$ 的 Pb^{2+}。适宜目视比色的浓度范围为每 27mL 溶液中含 $10\sim20\mu g$ 的 Pb^{2+}，相当于标准铅溶液 $1\sim2mL$。

（2）溶液的 pH 对于金属离子与硫化氢呈色影响较大。当 pH3.0~3.5 时，硫化铅沉淀较完全。

（3）若供试液带颜色，可在加硫代乙酰胺试液前在甲管中滴加少量的稀焦糖溶液或其他无干扰的有色溶液，使之均与乙管及丙管一致。

（4）供试品中若有微量高铁盐存在，在弱酸性溶液中将氧化硫化氢析出硫，产生浑浊、影响比色。可先加抗坏血酸使高铁离子还原为亚铁离子，再依法检查。为保证分析的平行性，应在对照液中加入相同量的抗坏血酸。

（5）若药物本身也能生成不溶性硫化物、干扰重金属的检查，应作特殊处理。如葡萄糖酸锑钠中铅盐检查。当供试品加水和酒石酸溶解后，可先加 10%氢氧化钠试液和氰化钾试液，使锑形成稳定的配位化合物，再加硫化钠试液，这时锑不能生成有色硫化锑，因而不干扰铅的检出。

（6）如丙管中显出的颜色浅于甲管，应取样按第二法重新检查。

第二法　炽灼后硫代乙酰胺法，适用于含芳环、杂环以及不溶于水、稀酸、乙醇及碱的有机药物。

1. 原理

将供试品炽灼破坏后，加硝酸加热处理，使有机物分解、破坏完全后，再按第一法进行检查。

2. 检查方法

取各品种项下规定量的供试品，按炽灼残渣检查法进行炽灼处理，然后取遗留的残渣，如供试品为溶液，则取各品种项下规定量的溶液，蒸发至干，再按上述方法处理后取遗留的残渣，加硝酸 0.5mL，蒸干，至氧化氮蒸气除尽后（取供试品一定量，缓缓炽灼至完全炭化，放冷，加硫酸 0.5~1.0mL，使恰湿润，用低温加热至硫酸除尽后，加硫酸 0.5mL，蒸干，至氧化氮蒸气除尽后，放冷，在 500~600℃ 炽灼使完全灰化），放冷，加盐酸 2mL，置水浴上蒸干后加水 15mL，滴加氨试液至对酚酞指示液显微粉红色，再加醋酸盐缓冲液（pH3.5）2mL，微热溶液后，移置纳氏比色管中，加水稀释成 25mL；另取配置供试品溶液的试剂，置瓷皿中蒸干后，加醋酸盐缓冲液（pH3.5）2mL 与水 15mL，微热溶液后，移置纳氏比色管中，加标准铅溶液一定量，再用水稀释成 25mL；照上述第一法检查。

3. 注意事项

（1）炽灼温度对重金属检查影响较大，温度越高，重金属损失越多，炽灼温度应控制在 500~600℃。

（2）炽灼残渣加硝酸加热处理后，必须蒸干、除尽氧化氮，否则亚硝酸可氧化硫化氢析出硫，影响比色。

（3）含钠盐或氟的有机药物在炽灼时能腐蚀瓷坩埚而引入重金属，应改用铂坩埚或硬质玻璃蒸发皿。

第三法　硫化钠法，适用于溶于碱而不溶于稀酸或在稀酸中生成沉淀的药物。

1. 原理

将供试品在碱性条件下，以硫化钠为显色剂，Pb^{2+} 和 S^{2-} 作用生成 PbS 微粒的混悬液，与一定量标准铅溶液经同法处理后的颜色进行比较，以判断药物中的重金属是否符合限量规定。

$$Pb^{2+} + S^{2-} \longrightarrow PbS \downarrow$$

2. 检查方法

除另有规定外，取供试品适量，加氢氧化钠试液 5mL 与水 20mL 溶解后，置纳氏比色管中，加硫化钠试液 5 滴，摇匀，与一定量的标准铅溶液同样处理后的颜色比较，不得更深。

3. 注意事项

硫化钠试液对玻璃有一定的腐蚀性，且久置后会产生絮状物，应临用新制。

六、砷盐检查法

砷盐是有毒的物质，多由药物生产过程所使用的无机试剂引入。和重金属一样，在多种药物中要求检查砷盐。《中国药典》（2020 年版）砷盐的检查一共收载有两种方法。

第一法　古蔡氏法

1. 原理

金属锌与酸作用产生新生态的氢，与药物中微量砷反应，生成具有挥发性的砷化氢，遇溴化汞试纸，产生黄色至棕色的砷斑，与相同条件下一定量标准砷溶液所生成的砷斑比较，以判断药物中砷盐是否符合限量规定。

$$As^{3+} + 3Zn + 3H^+ \longrightarrow 3Zn^{2+} + AsH_3 \uparrow$$

$$AsO_3^{3-} + 3Zn + 9H^+ \longrightarrow 3Zn^{2+} + 3H_2O + AsH_3 \uparrow$$

$$AsH_3 + 3HgBr_2 \longrightarrow 3HBr + As(HgBr)_3（黄色）$$

$$AsH_3 + 2As(HgBr)_3 \longrightarrow 3AsH(HgBr)_2（棕色）$$

$$AsH_3 + As(HgBr)_3 \longrightarrow 3HBr + AsHg_3（黑色）$$

2. 检查方法

检砷装置如图 4-1、图 4-2 所示，于导气管 C 中装入醋酸铅棉花 60mg（装管一高度约 60~80mm），再于旋塞 D 的顶端平面上放一片溴化汞试纸，盖上旋塞 E 并旋紧。精密量取标准砷溶液 2mL，置 A 瓶中，加盐酸 5mL 与水 21mL，再加碘化钾试液 5mL 与酸性氯化亚锡试液 5 滴，在室温放置 10 分钟后，加锌粒 2g，立即将装妥的导气管 C 密塞于 A 瓶上，并将 A 瓶置 25~40℃水浴中，反应 45 分钟，取出溴化汞试纸，即得。另取规定量的供试品，加盐酸 5mL 与水 23mL 溶解后，照标准砷斑制备，自"再加碘化钾试液 5mL"起，依法操作。将生成的砷斑与标准砷斑比较，不得更深。

3. 注意事项

（1）本法用三氧化二砷配制贮备液，于临用前取贮备液新鲜配制标准砷溶液。每 1mL 标准砷溶液相当于 1μg 的 As^{3+}。制备标准砷斑采用 2mL 标准砷溶液（相当 2μg As^{3+}）时，所得砷斑清晰。

（2）酸性氯化亚锡及碘化钾的作用是将五价砷还原为三价砷，加快反应速度。碘化钾被氧化成的碘又可被氯化亚锡还原为碘离子，有利于生成砷化氢的反应不断进行。氯化亚锡又可与锌作用，在锌粒表面形成锌锡齐，使氢气均匀而连续地发生。还可抑制 100μg 以下锑盐的干扰。

（3）醋酸铅棉花的作用是消除锌粒及供试品中少量硫化物的干扰，醋酸铅棉花 60mg 装管高度为 60~80mm。

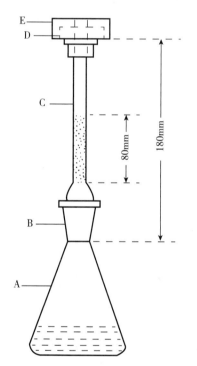

图 4-1　古蔡氏法检砷装置
A. 标准磨口锥形瓶　B. 中空标准磨口塞　C. 导气管
D. 具孔有机玻璃旋塞　E. 有机玻璃旋塞盖

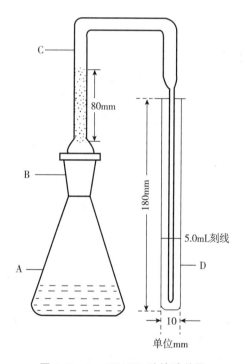

图 4-2　Ag（DDC）法检砷装置
A. 标准磨口锥形瓶　B. 中空标准磨口塞
C. 导气管　D. 平底玻璃管

第二法　二乙基二硫代氨基甲酸银法［Ag-DDC 法］

1. 原理

金属锌与酸作用产生新生态的氢，与药物中微量砷反应，生成具有挥发性的砷化氢，砷化氢把二乙基二硫代氨基甲酸银还原为红色胶态银。与相同条件下一定量标准砷溶液所产生的红色比较，以判断药物中砷盐是否符合限量规定。

$$AsH_3 + 6Ag（DDC）\longrightarrow As（DDC）_3 + 6Ag + 3HDDC$$

2. 检查方法

检砷装置如图 4-2 所示，取照各品种项下规定方法制成的供试品溶液（或标准砷溶液）置 A 瓶中，加盐酸 5mL 与水 21mL，再加碘化钾试液 5mL 与酸性氯化亚锡试液 5 滴，在室温放置 10 分钟后，加锌粒 2g，立即将装妥的导气管 C 密塞于 A 瓶上，使生成的砷化氢导入装有 Ag（DDC）溶液 5mL 的 D 管中，将 A 瓶置 25～40℃水浴中，反应 45 分钟后，取出 D 管，添加三氯甲烷至 5.0mL，混匀。将供试溶液 D 管和对照溶液 D 管同置白色背景上，自管上方向下观察比色。必要时，可将吸收液分别移入 1cm 吸收池中，以 Ag（DDC）溶液为空白，于 510nm 波长处，测定吸光度，供试溶液的吸光度不得大于标准砷对照液的吸光度。

3. 注意事项

当 As 浓度为 1～10μg/40mL 范围内时，线性关系良好，显色在 2 小时内稳定，重现性好，并可测得砷盐含量。

七、干燥失重测定法

干燥失重系指药品在规定的条件下，经干燥后所减失的量，以百分率表示。干燥失重的量应恒重。《中国药典》（2020 年版）收载了干燥至恒重的第二次及以后各次称重均应在规定的条件下继续干燥 1 小时后进行。干燥失重主要是检查药物中的水分及其他挥发性物质，如残留的挥发性有机溶剂等。测定方法主要有下列三种。

1. 常压恒温干燥法

（1）适用范围　适用于受热较稳定的药物。

（2）测定方法　将供试品置于相同条件下已干燥至恒重的扁形称量瓶中，在烘箱内于规定温度下干燥至恒重，由减失的重量和取样量即可计算供试品的干燥失重。

（3）注意事项

①除另有规定外，干燥温度一般为 105℃。干燥时间，一般在达到指定温度±2℃干燥至恒重为止。

②为了使水分及挥发性物质易于挥散，供试品应平铺于扁形称量瓶中，其厚度不超过 5mm。如为疏松物质，厚度不超过 10mm。大颗粒结晶药物，应先研细至粒度约 2mm。放入烘箱进行干燥时，应将瓶盖取下，置称量瓶旁，或将瓶盖半开进行干燥。取出时，须先将瓶盖盖好，置干燥器中放冷至室温，然后称定重量。

③有的药物含有较多结晶水，在 105℃不易除去，可提高干燥温度。如磷酸氯喹在 105℃下干燥时，失重缓慢，不易恒重，改用 120℃干燥，数小时即恒重。

④某些药物中含有较大量的水分，熔点又较低，如直接在 105℃干燥，供试品易融化，表面结成一层薄膜，使水分不易继续挥发。例如硫代硫酸钠含 5 分子结晶水，理论含水量达 36.3%，但其在 48.2℃以上出现熔化现象，不便于直接高温加热。试验时先于 40～50℃加热，使结晶水缓缓释去；然后逐渐升高温度，再于 105℃干燥至恒重。

⑤供试品为膏状物，应先取一含洗净粗砂粒及一小玻棒的称量瓶于规定条件下干燥至恒重，然后称入一定量的供试品，用玻棒搅匀、干燥，并在干燥过程中搅拌数次，促使水分挥发，直至恒重。

2. 干燥剂干燥法

（1）适用范围　适用于受热分解，或易于挥发的供试品。

（2）测定方法　将供试品置干燥器中，利用干燥器内的干燥剂吸收水分，干燥至恒重。

（3）注意事项　药典中常用的干燥剂有硅胶、无水氯化钙和五氧化二磷。五氧化二磷的吸水效率、吸水容量和吸水速度均较好。使用时需将干燥剂铺于培养皿中，置于干燥器内。若发现干燥剂表层结块、出现液滴，应将表层刮去，另加新的五氧化二磷再使用；弃去的五氧化二磷不可倒入下水道，应埋入土中。五氧化二磷价格较贵，且不能反复使用。硅胶的吸水效率仅次于五氧化二磷。试验用硅胶为变色硅胶，其中加有氯化钴。无水氯化钴呈蓝色，吸水后含两分子结晶水时转变为淡红色，于105℃下干燥后又可恢复为无水物。因此，变色硅胶具有使用方便、价廉、无腐蚀性且可重复使用的特点，为最常用的干燥剂。

3. 减压干燥法

（1）适用范围　适用于熔点低、受热不稳定或难赶除水分的药物。

（2）测定方法　在一定温度下，采用减压干燥器或恒温减压干燥箱干燥，压力应控制在 2.67kPa（20mmHg）以下。

（3）注意事项　减压干燥器初次使用时，应用厚布包好再进行减压，以防炸裂伤人；开盖时，因器外压力大于内压，必须先将活塞缓缓旋开，使空气缓缓进入，勿使气流进入太快，将称量瓶中的供试品吹散；在供试品取出后应立即关闭活塞。

八、水分测定法

药物中的水分包括残留水和结晶水的总和，不包括其他挥发性物质。《中国药典》（2020 年版）收载了费休氏法、烘干法、减压干燥法、甲苯法、气相色谱法。费休氏法是测定物质水分的各类化学方法中，对水最为专一、最为准确的方法。

1. 原理

利用碘氧化二氧化硫时，需要一定量的水参加反应，根据消耗碘的量，计算水分的含量。

$$I_2 + SO_2 + 2H_2O \rightleftharpoons 2HI + H_2SO_4$$

2. 测定方法

精密称取供试品适量，置干燥的具塞玻瓶中，加溶剂适量，在不断振摇（或搅拌）下用费休氏试液滴定至溶液由浅黄色变为红棕色，另作空白试验，按下式计算：

$$供试品中水分含量（\%）= \frac{(A-B) \times F}{W} \times 100\%$$

式中：A 为供试品所消耗费休氏试液的容积，mL；B 为空白所消耗费休氏试液的容积，mL；F 为每 1mL 费休氏试液相当于水的重量，mg；W 为供试品的重量，mg。

3. 注意事项

（1）上述反应是可逆的。当硫酸浓度达到 0.05% 以上时，即能发生逆反应。为了使反应向正方向进行，需要加入适当的碱性物质以中和反应过程中生成的硫酸。因此，在制备费休氏试液时加入一定量的无水吡啶，定量地吸收反应产物，形成氢碘酸吡啶和硫酸酐吡啶。

（2）硫酸酐吡啶不稳定，因此，试剂必须加进甲醇或另一种含活泼羟基的溶剂，使硫酸酐吡啶转变成稳定的甲基硫酸氢吡啶。

（3）使用仪器必须干燥，测定应在干燥处进行，空气湿度大或阴雨天时不宜操作。

九、硫化物检查法

1. 原理

硫化物检查法是利用硫化物与盐酸作用生成硫化氢气体，遇醋酸铅试纸生成棕色的硫化铅"硫斑"，与一定量标准硫化钠溶液在相同条件下生成的硫斑比较，以判定供试品中硫化物是否符合限量规定。

2. 检查方法

照砷盐检查法项下第一法的仪器装置，于旋塞 D 的顶端平面上放一片醋酸铅试纸，盖上旋塞 E 并旋紧。精密量取标准硫化钠溶液 1mL，置 A 瓶中，加水 10mL 与稀盐酸 10mL，立即将装妥的导气管 C 密塞于 A 瓶上，摇匀，并将 A 瓶置 80~90℃水浴中加热 10 分钟，取出醋酸铅试纸，即得标准硫斑。另取各规定量的供试品，置 A 瓶中，加水（如供试品为油状液，改用乙醇）10mL 与稀盐酸 10mL，照标准硫斑制备，自"立即将装妥的导气管 C 密塞于 A 瓶上"起，依法操作。将生成的硫斑与标准硫斑比较，不得更深。

3. 注意事项

（1）本法用硫化钠配制浓度约为 5mg/mL 的贮备液，用间接碘量法标定，根据标定结果，量取剩余的原溶液适量，用水精密稀释成每 1mL 中含 5μg 的 S^{2-}，制备标准硫斑采用 1mL 标准硫化钠溶液（相当 5μg S^{2-}）时，所得硫斑清晰。

（2）在测试时，导气管 C 中不装入醋酸铅棉花。

十、炽灼残渣检查法

炽灼残渣系指有机药物经炭化或挥发性无机药物加热分解后，高温炽灼，所产生的非挥发性无机杂质的硫酸盐。炽灼残渣的量应恒重。《中国药典》（2020 年版）规定炽灼至恒重的第二次称重应在规定条件下继续炽灼 30 分钟后进行。

1. 检查方法

取供试品 1.0~2.0g 或各药品项下规定的重量，置已炽灼至恒重的坩埚中，精密称定，缓缓炽灼至完全炭化，放冷至室温；除另有规定外，加硫酸 0.5~1mL 使湿润，低温加热至硫酸蒸气除尽后，在700~800℃炽灼使完全灰化，移置干燥器内，放冷至室温，精密称定后，再在 700~800℃炽灼至恒重，即得。

2. 注意事项

（1）供试品的取用量应根据炽灼残渣限量和称量误差决定。样品量过多，炭化和灰化时间太长；样品量过少，称量误差增大。

（2）为了避免供试品炭化时骤然膨胀而逸出，可采用将坩埚斜置方式，缓缓加热，直至完全灰化（不产生烟雾）。

（3）含氟的药品对瓷坩埚有腐蚀，应采用铂坩埚。一些重金属（如铅）于高温下易挥发，故若需将炽灼残渣留作重金属检查时，炽灼温度必须控制在 500~600℃。

十一、澄清度检查法

澄清度检查是检查药品溶液中是否有不溶性杂质，是控制注射用原料药纯度的重要指标。检查方法分为第一法（目视法）和第二法（浊度仪法），除另有规定外，应采用第一法进行检测。

1. 检查方法

在室温条件下，将用水稀释至一定浓度的供试品溶液与等量的浊度标准液分别置于配对的比浊用玻璃管（内径 15~16mm，平底，具塞，以无色、透明、中性硬质玻璃制成）中，在浊度标准液制备后 5 分钟，在暗室内垂直同置于伞棚灯下，照度为 1 000lx，从水平方向观察、比较，以检查溶液的澄清度或其浑浊程度。除另有规定外，供试品溶解后应立即检视。

2. 注意事项

（1）多数药物的澄清度检查以水为溶剂，但也有或同时用酸、碱或有机溶剂（如乙醇、甲醇、丙酮）作溶剂的。

（2）有机酸的碱金属盐类药物强调用"新沸过的冷水"，因为水中若溶有二氧化碳，将影响溶液的澄清度。

第一法无法准确判定两者的澄清度差异时，改用第二法进行测定并以其测定结果进行判定。

十二、残留溶剂检查

药物中的残留溶剂系指在原料药或辅料的生产中，以及在制剂制备过程中使用的，但在工艺过程中未能完全去除的有机溶剂。不少有机溶剂对人体有害，为了保证药品的安全性，《中国药典》于1995年版起正式收载"有机溶剂残留量测定法"，用以检查药物在生产过程中残留的有害有机溶剂。药品中常见的残留溶剂及限度见表4-1。

表 4-1　药品中常见的残留溶剂及限度

溶剂名称	限度（%）	溶剂名称	限度（%）
第一类溶剂（应该避免使用）		第三类溶剂（药品 GMP 或其他质量要求限制使用）	
苯	0.0002	醋酸	0.5
四氯化碳	0.0004	丙酮	0.5
1，2-二氯乙烷	0.0005	甲氧基苯	0.5
1，1-二氯乙烯	0.0008	正丁醇	0.5
1，1，1-三氯乙烷	0.15	仲丁醇	0.5
第二类溶剂（应该限制使用）		醋酸丁酯	0.5
乙腈	0.041	叔丁基甲基醚	0.5
氯苯	0.036	异丙基苯	0.5
氯仿	0.006	二甲亚砜	0.5
环己烷	0.388	乙醇	0.5
1，2-二氯乙烯	0.187	醋酸乙酯	0.5
二氯甲烷	0.06	乙醚	0.5
1，2-二甲氧基乙烷	0.01	甲酸乙酯	0.5
N，N-二甲基乙酰胺	0.109	甲酸	0.5
N，N-二甲基甲酰胺	0.088	正庚烷	0.5
1，4-二氧六环	0.038	醋酸异丁酯	0.5
2-乙氧基乙醇	0.016	醋酸异丙酯	0.5
乙二醇	0.062	醋酸甲酯	0.5
甲酰胺	0.022	3-甲基-1-丁醇	0.5
正己烷	0.029	丁酮	0.5
甲醇	0.3	异丁醇	0.5
2-甲氧基乙醇	0.005	正戊烷	0.5
甲基丁基酮	0.005	正戊醇	0.5
甲基环己烷	0.118	正丙醇	0.5
N-甲基吡咯烷酮	0.053	异丙醇	0.5
硝基甲烷	0.005	醋酸丙酯	0.5
吡啶	0.02	三乙胺	0.5
四氢噻吩	0.016		
四氢化萘	0.01		
四氢呋喃	0.072		
甲苯	0.089		
1，1，2-三氯乙烯	0.008		
二甲苯	0.217		
异丙基苯			
甲基异丁基酮	0.5		

《中国药典》采用气相色谱法检查残留有机溶剂。在测定残留溶剂前应作色谱系统适用性试验，确

定色谱系统应符合：

1）用待测物的色谱峰计算，毛细管色谱柱的理论板数一般不低于 5 000；填充柱法的理论板数一般不低于 1 000。

2）色谱图中，待测物色谱峰与其相邻色谱峰的分离度应大于 1.5。

3）以内标法测定时，对照品溶液连续进样 5 次，所得待测物与内标物峰面积之比的相对标准偏差（RSD）应不大于 5%；若以外标法测定，所得待测物峰面积的 RSD 应不大于 10%。

《中国药典》（2020 年版）通则收载的残留溶剂测定法有三种。

第一法　毛细管柱顶空进样等温法

此法适用于需要检查的有机溶剂的数量不多，并极性差异较小时残留溶剂的检查。

色谱条件柱温一般为 40~100℃；常以氮气为载气，流速为每分钟 1.0~2.0mL；以水为溶剂时顶空瓶平衡温度为 70~85℃顶空瓶平衡时间为 30~60 分钟；进样口温度为 200℃；如采用火焰离子化检测器（FID），温度为 250℃。

测定法取对照品溶液和供试品溶液，分别连续进样不少于 2 次，测定待测峰的峰面积。

第二法　毛细管柱顶空进样系统程序升温法

此法适用于需要检查的有机溶剂数量较多，且极性差异较大时残留溶剂的检查。

色谱条件柱温一般先在 40℃维持 8 分钟，再以 8/分的速度升至 120℃，维持 10 分钟；以氮气为载气，流速为每分钟 2mL；以水为溶剂时顶空瓶温度平衡温度为 70~85℃，顶空瓶平衡时间 30~60 分钟；进样口温度为 200℃；如采用 FID 检测器，温度为 250℃。

测定法取对照品溶液和供试品溶液，分别连续进样不少于 2 次，测定待测峰的峰面积。

第三法　溶液直接进样法

此法可采用填充柱，亦可采用适宜极性的毛细管柱。

测定法　取对照品溶液和供试品溶液，分别连续进样 2~3 次，测定待测峰的峰面积。

计算法：

1. 限度检查：除另有规定外，按品种项下规定的供试品溶液浓度测定。以内标法测定时，供试品溶液所得被测溶剂峰面积与内标峰面积之比不得大于对照品溶液的相应比值。以外标法测定时，供试品溶液所得被测溶剂峰面积不得大于对照品溶液的相应峰面积。

2. 定量测定：按内标法或外标法计算各残留溶剂的量。

第三节　特殊杂质检查

特殊杂质是指在药物的生产和贮藏过程中可能引入的某些特有杂质，如聚合物、有关物质等。

由于药物的性质、生产工艺等的不同，不同药物中所引入的特殊杂质也不相同，因而检查方法也不尽相同。特殊杂质的检查主要是利用药物和杂质在物理或化学性质上的差异来选择适当的方法进行检查。

一、利用药物与杂质在物理性质上的差异进行检查

利用药物与杂质的臭味、挥发性、颜色、溶解性、光学活性、光谱特征的差异，对杂质进行检查。

《中国药典》（2020 年版）磺胺嘧啶中碱性溶液的澄清度与颜色进行检查，控制该有色杂质的量。检查方法：取本品 2.0g，加氢氧化钠试液 10mL 溶解后，加水至 25mL，溶液应澄清无色；如显色，与黄

色 3 号标准比色液（通则 0901 第一法）比较，不得更深。

《中国药典》（2020 年版）葡萄糖中乙醇溶液的澄清度检查：取本品 1.0g，加乙醇 20mL，置水浴上加热回流约 40 分钟，溶液应澄清。

《中国药典》（2020 年版）硫酸阿托品中莨菪碱的检查：取本品，按干燥品计算，加水溶解并制成每 1mL 含有 50mg 的溶液，依法测定（通则 0621），旋光度不得过-0.4°。

《中国药典》（2020 年版）肾上腺素中酮体的检查：取本品，加盐酸溶液（9→2 000）制成每 1mL 中含 2.0mg 的溶液，照紫外-可见分光光度法（通则 0401），在 310nm 的波长处测定，吸光度不得过 0.05。

二、利用药物与杂质在化学性质上的差异进行检查

利用药物与杂质酸碱性的差异、氧化还原性质的差异、杂质与一定试剂产生气体、颜色、沉淀等，对杂质进行检查。

《中国药典》（2020 年版）苯巴比妥的酸度检查：取本品 0.20g，加水 10mL，煮沸搅拌 1 分钟，放冷，滤过，取滤液 5mL，加甲基橙指示液 1 滴，不得显红色。

《中国药典》（2020 年版）乳酸中还原糖的检查：取本品 0.5g，加水 10mL 混匀，用 20% 氢氧化钠溶液调至中性，加碱性酒石酸铜试液 6mL，加热煮沸 2 分钟，不得生成红色沉淀。

《中国药典》（2020 年版）盐酸吗啡中铵盐的检查：取本品 0.20g，加氢氧化钠试液 5mL，加热 1 分钟，发生的蒸气不得使湿润的红色石蕊试纸即时变蓝色。

《中国药典》（2020 年版）盐酸吗啡中阿扑吗啡的检查：取本品 50mg，加水 4mL 溶解后，加碳酸氢钠 0.10g 与 0.1mol/L 碘溶液 1 滴，加乙醚 5mL，振摇提取，静置分层后，乙醚层不得显红色，水层不得显绿色。

三、薄层色谱法

薄层色谱法操作简便、灵敏、快速，不需要特殊设备，是药物杂质检查最常用的方法之一。用于杂质检查通常采用限量检查法，操作方法为将供试品溶液点样于薄层板上，经展开、检视后所得的色谱图，与适宜的对照物按同法所得的色谱图作对比。《中国药典》（2020 年版）介绍的方法有以下三种。

1. 杂质对照品法

根据杂质限量要求，取一定浓度的供试品溶液与相应的杂质对照品溶液或系列浓度杂质对照品溶液，分别点于同一薄层板上，展开，检视。要求供试品溶液除主斑点外的其他斑点与相应的杂质对照品溶液或系列浓度杂质对照品溶液的相应主斑点比较，不得更深。《中国药典》（2020 年版）二盐酸奎宁中其他金鸡纳碱的检查：取本品，加甲醇制成每 1mL 含 10mg 的溶液，作为供试品溶液；另取辛可尼丁对照品，加甲醇制成每 1mL 含 0.25mg 的溶液，作为对照品溶液。照薄层色谱法试验，吸取上述两种溶液各 5μl，分别点于同一硅胶 G 薄层板上，以甲苯-乙醚-二乙胺（20∶12∶5）为展开剂，展开，晾干，重复展开二次，晾干，在 105℃干燥 30 分钟，放冷，喷以碘铂酸钾试液使显色。供试品溶液如显杂质斑点，与对照品溶液的主斑点比较，不得更深（2.5%）。

2. 供试品溶液的自身稀释对照法

当杂质结构不能确定或无杂质对照品时，可采用此法。取一定浓度的供试品溶液与供试品溶液的自身稀释对照溶液或系列浓度自身稀释对照溶液，分别点于同一薄层板上，展开，检视。要求供试品溶液除主斑点外的其他斑点与供试品溶液的自身稀释对照溶液或系列浓度自身稀释对照溶液的相应主斑点比较，不得更深。《中国药典》（2020 年版）苯佐卡因中有关物质的检查：取本品，加无水乙醇制成每 1mL 中含 10mg 的溶液，作为供试品溶液；精密量取适量，加无水乙醇稀释制成每 1mL 中含 0.01mg、

0.025mg、0.05mg 和 0.1mg 的溶液，作为对照溶液。照薄层色谱法试验，吸取上述 5 种溶液各 20μl，分别点于同一硅胶 GF$_{254}$ 薄层板上，以无水乙醇–三氯甲烷（0.75：99.25）为展开剂，展开后，晾干，在紫外光灯（254nm）下检视。供试品溶液如显杂质斑点（如原点观察到杂质斑点，应以杂质斑点计算），与对照溶液的主斑点比较，杂质总量不得过 1.0%。

3. 杂质对照品法与供试品溶液的自身稀释对照法并用

供试品中存在多个杂质，其中，有对照品的已知杂质可采用对照品法检查，无对照品的已知杂质及未知杂质可采用供试品溶液的自身稀释对照法检查，将两种方法并用。

四、高效液相色谱法

高效液相色谱法检测灵敏度高、专属性强、分离效能高，是药物杂质检查和含量测定最常用的方法。在杂质检查中常用的方法有以下四种。

1. 不加校正因子的主成分自身对照法

此法适用于缺少杂质对照品的情况。有可能导致定量有一定的误差，但校正因子在 0.9~1.1 范围内是可行的。以供试品溶液的稀释溶液为对照溶液，分别进样供试品溶液和对照溶液，供试品溶液中各杂质的峰面积与对照溶液主成分的峰面积比较，判断杂质是否符合限量的要求。

《中国药典》（2020 年版）氨鲁米特中有关物质的检查：取本品，加醋酸盐缓冲液（pH5）（取 0.1mol/L 醋酸溶液 120mL 与 0.1mol/L 氢氧化钾溶液 100mL，加水稀释至 250mL，用稀醋酸或 0.1mol/L 氢氧化钾溶液调节 pH 至 5 后，加水稀释至 1 000mL，摇匀）–甲醇（50：50）溶解并定量稀释制成每 1mL 中约含 2mg 的溶液，作为供试品溶液；精密量取 1mL，置 50mL 量瓶中，加上述溶液稀释至刻度，摇匀，作为对照溶液。照高效液相色谱法，用十八烷基硅烷键合硅胶为填充剂，以甲醇–醋酸盐缓冲液（pH5.0）（27：73）为流动相，检测波长为 240nm。精密量取供试品溶液与对照溶液各 10μl，分别注入液相色谱仪，记录色谱图至主成分峰保留时间的 4 倍。供试品溶液色谱图中如有杂质峰，各杂质峰面积的和不得大于对照溶液主峰面积（2.0%）。

2. 加校正因子的主成分自身对照法

此法适用于测定时不用杂质对照品的情况。在建立方法时，采用杂质对照品和药物对照品配制一定浓度的溶液，进行色谱分离、分析后，按内标法求出杂质相对于药物的校正因子。

$$校正因子(f) = \frac{A_S/C_S}{A_R/C_R}$$

式中：A_S 为药物对照品的峰面积；A_R 为杂质对照品的峰面积；C_S 为药物对照品的浓度；C_R 为杂质对照品的浓度。

测定杂质含量时，将供试品溶液稀释成与杂质限量相当的溶液作为对照溶液。然后，分别进样供试品溶液和对照溶液，供试品溶液中各杂质的峰面积分别乘以相应的校正因子后，与对照溶液中主成分的峰面积比较，判断杂质是否符合限量的要求。

《中国药典》（2020 年版）红霉素中有关物质的检查：取本品约 40mg，置 10mL 量瓶中，加甲醇 4mL 使溶解，用 pH8 磷酸盐溶液（取磷酸氢二钾 11.5g，加水 900mL 使溶解，用 10% 磷酸溶液调节 pH 至 8，用水稀释成 1 000mL）稀释至刻度，作为供试品溶液；精密量取 1mL，置 100mL 量瓶中，用上述 pH8 磷酸盐溶液–甲醇（3：2）稀释至刻度，摇匀，作为对照溶液；精密量取对照溶液适量，用 pH8 磷酸盐溶液–甲醇（3：2）定量稀释制成每 1mL 中含 4μg 的溶液，作为灵敏度溶液。取灵敏度溶液 100μl 注入液相色谱仪，记录色谱图，主成分色谱峰高的信噪比应大于 10。精密量取供试品溶液与对照溶液各 100μl，分别注入液相色谱仪，记录色谱图。供试品溶液色谱图中如显杂质峰，杂质 C 峰面积不得大于对照溶液主峰面积的 3 倍（3%），杂质 E 和杂质 F 校正后的峰面积（乘以校正因子 0.08）均不得大于对照溶液主峰面积的 2 倍（2%），杂质 D 校正后的峰面积（乘以校正因子 2）均不得大于对照溶液主峰面积的 2 倍（2%），杂质 A、杂质 B 和其他单个杂质峰面积均不得大于对照溶液主峰面积的 2 倍（2%）；各杂质校正后的峰面积之和不得大于对照溶液主峰面积的 7 倍（7%），供试品溶液色谱图中小于灵敏度溶液主峰面积的峰忽略不计。

3. 外标法

此法适用于测定时有杂质对照品的情况。测定杂质含量时，按各品种项下的规定，配制杂质对照品溶液和供试品溶液，分别取一定量注入色谱仪，测定对照品和供试品中杂质的峰面积，按外标法计算杂质的浓度。

$$C_X = \frac{A_X \times C_R}{A_R}$$

式中：C_X 为供试品溶液中杂质的浓度；A_X 为供试品溶液中杂质的峰面积；A_R 为杂质对照品的峰面积；C_R 为杂质对照品溶液的浓度。

《中国药典》（2020 年版）卡托普利中卡托普利二硫化物的检查：避光操作。取本品，精密称定，加流动相溶解并定量稀释制成每 1mL 中约含 0.5mg 的溶液，作为供试品溶液（临用新制）；另取卡托普利二硫化物对照品，精密称定，加甲醇适量溶解，再用流动相定量稀释制成每 1mL 中约含 5μg 的溶液，作为对照品溶液；再取卡托普利与卡托普利二硫化物对照品，加甲醇适量溶解，用流动相稀释制成每 1mL 中各约含 0.1mg 与 15μg 的混合溶液，作为系统适用性试验溶液。照高效液相色谱法试验，以十八烷基硅烷键合硅胶为填充剂；0.01mol/L 磷酸二氢钠溶液–甲醇–乙腈（70：25：5）（用磷酸调节 pH 至 3）为流动相；检测波长为 215nm；柱温 40℃。取系统适用性试验溶液 50μl，注入液相色谱仪，卡托普利峰与卡托普利二硫化物峰之间的分离度应大于 4.0。取对照品溶液 50μl，注入液相色谱仪，调节检测灵敏度，使卡托普利二硫化物色谱峰的峰高约为满量程的 50%；再精密量取供试品溶液与对照品溶液各 50μl，分别注入液相色谱仪，记录色谱图；供试品溶液的色谱图中如有与卡托普利二硫化物保留时间一致的色谱峰，按外标法以峰面积计算，不得过 1%。

4. 面积归一化法

此法适用于粗略考察供试品中的杂质。按各品种项下的规定，配制供试品溶液，取一定量注入仪器，记录色谱图。测量各峰的面积和色谱图上除溶剂峰以外的总色谱峰面积，计算各峰面积占总峰面积的百分率。由于峰面积归一化法测定误差大，除另有规定外，一般不宜用于微量杂质的检查。

本章小结

本章详细介绍了药物杂质的来源与分类、杂质的限量检查及杂质限量的计算、药物的一般杂质与特殊杂质检查的各种方法。通过理论的讲授与技能的训练相结合的方法，使学生掌握比色法、比浊法及色谱法在杂质检查中的应用，熟悉杂质限量检查的基本操作方法，了解杂质限量检查的意义。

复习思考题

一、简答题

1. 药物杂质的来源有哪些？

2. 简述特殊杂质与一般杂质的定义。

3. 简述氯化物检查法的原理及注意事项。

4. 简述硫酸盐检查法的原理及注意事项。

5. 简述重金属检查法的原理及注意事项。

6. 简述砷盐检查法的原理及注意事项。

7. 什么是恒重？

8. 简述色谱法在特殊杂质中的应用。

二、计算题

1. 葡萄糖酸钙中砷盐的检查：取本品适量，加盐酸 5mL 与水 23mL 溶解后，依法检查依法检查。取标准砷溶液 2mL 制备标准砷斑，含砷量不得过百万分之二。应取供试品多少克？（每 1mL 标准砷溶液相当于 $1\mu gAs^{3+}$）。（1g）

2. 磷酸可待因中吗啡的检查：取磷酸可待因 0.1g，加盐酸溶液（9→1 000）使溶解成 5mL，加亚硝酸钠试液 2mL，放置 15 分钟，加氨试液 3mL，所显颜色与吗啡溶液［取无水吗啡 2mg，加盐酸溶液（9→1 000）使溶解成 100mL］5.0mL 用同一方法制成的对照液比较，不得更深。问限量为多少？（0.1%）

3. 维生素 B_1 中重金属的检查：取本品 1.0g，加水溶解后，依法检查，含重金属不得过百万分之十。问应取多少毫升标准铅溶液？（每 1mL 标准铅溶液相当于 $10\mu g$ 的 Pb^{2+}）。（1.0mL）

4. 肾上腺素中酮体的检查方法：取肾上腺素适量，加盐酸溶液配成浓度为 2.0mg/mL 的溶液，于 310nm 波长处测得吸光度不得大于 0.05，酮体在 310nm 的吸收系数（$E_{1cm}^{1\%}$）为 435，计算酮体的限量。（0.06%）

技能训练

实验 4-1　葡萄糖的氯化物、硫酸盐、重金属和砷盐等一般杂质的检查

一、实验要求

1. 掌握氯化物、硫酸盐、重金属、砷盐检查的原理及限量计算。

2. 掌握比色法、比浊法在杂质检查中的应用及注意事项。

3. 熟悉氯化物、硫酸盐、重金属、砷盐检查的操作方法。

4. 了解一般杂质的来源。

二、实验概述

1. 氯化物

利用氯化物在硝酸酸性溶液中与硝酸银试液作用，生成氯化银白色浑浊液，与一定量标准氯化钠溶液在相同条件下生成的氯化银浑浊液比较，以判断药物中氯化物是否符合限量规定。

$$Cl^- + Ag^+ \longrightarrow AgCl\downarrow 白$$

2. 硫酸盐

利用硫酸盐在盐酸酸性溶液中与氯化钡生成硫酸钡的白色浑浊液，与一定量标准硫酸钾溶液在相同条件下生成的浑浊液比较，以判断药物中的硫酸盐是否符合限量规定。

$$SO_4^{2-} + Ba^{2+} \longrightarrow BaSO_4\downarrow 白$$

3. 重金属

利用硫代乙酰胺在弱酸性（pH3.5 醋酸盐缓冲液）条件下水解，产生的硫化氢与微量重金属离子作用生成黄色到棕黑色的硫化物，与一定量标准铅溶液经处理后产生的颜色进行比较，以判断药物中的重

金属是否符合限量规定。

$$CH_3CSNH_2+H_2O \longrightarrow CH_3CONH_2+H_2S$$

$$Pb^{2+}+H_2S \xrightarrow{\quad pH3.5 \quad} PbS\downarrow+2H^+$$

4. 砷盐

利用金属锌与酸作用产生新生态的氢，与药物中微量砷反应，生成具有挥发性的砷化氢，遇溴化汞试纸，产生黄色至棕色的砷斑，与相同条件下一定量标准砷溶液所生成的砷斑比较，以判断药物中砷盐是否符合限量规定。

$$As^{3+}+3Zn+3H^+ \longrightarrow 3Zn^{2+}+AsH_3\uparrow$$

$$AsO_3^{3-}+3Zn+9H^+ \longrightarrow 3Zn^{2+}+3H_2O+AsH_3\uparrow$$

$$AsH_3+3HgBr_2 \longrightarrow 3HBr+As（HgBr）_3（黄色）$$

$$AsH_3+2As（HgBr）_3 \longrightarrow 3AsH（HgBr）_2（棕色）$$

$$AsH_3+As（HgBr）_3 \longrightarrow 3HBr+AsHg_3（黑色）$$

三、实验内容

1. 仪器与试剂

纳氏比色管（50mL、25mL）、量筒（50mL、10mL、5mL）、刻度吸管（10mL、2mL）、漏斗，燃烧瓶、检砷瓶、棉花、滤纸、恒温水浴锅、葡萄糖、硝酸、硝酸银、氯化钠、盐酸、醋酸铅、醋酸、醋酸铵、硫代乙酰胺、氧气、硫酸、溴化钾、溴、碘化钾、氯化亚锡、锌粒、醋酸铅、溴化汞、三氧化二砷、氢氧化钠。

2. 操作方法

（1）氯化物

取本品 0.60g，加水溶解使成 25mL（如显碱性，可滴加硝酸使遇 pH 试纸显中性），再加稀硝酸 10mL，溶液如不澄清，滤过。置 50mL 纳氏比色管中，加水适量使成约 40mL，加硝酸银液 1mL，用水稀释使成 50mL，摇匀，在暗处放置 5 分钟，如发生浑浊，与标准氯化钠溶液一定量制成的对照液〔取标准氯化钠溶液（10 μgCl⁻/mL）6.0mL 置 50mL 纳氏比色管中，加稀硝酸 10mL，用水稀释使约 40mL后，加硝酸银试液 1mL，再加水适量使成 50mL，摇匀，在暗处放置 5 分钟〕比较，不得更浓（0.01%）。

标准氯化钠溶液的制备　称取氯化钠 0.165g，置 1 000mL 量瓶中，加水适量使溶解并稀释至刻度，摇匀，作为贮备液。临用前，精密量取贮备液 10mL，置 100mL 量瓶中，加水稀释至刻度，摇匀，即得（每 1mL 相当于 10μg 的 Cl⁻）。

（2）硫酸盐

取本品 2.0g，加水溶解使成 40mL（如显碱性，可滴加盐酸使遇 pH 试纸显中性）。溶液如不澄清，滤过，置 50mL 纳氏比色管中，加稀盐酸 2mL，加 25%氯化钡溶液 5mL，加水稀释使成 50mL，摇匀，放置 10 分钟，如发生浑浊，与对照标准液〔取标准硫酸钾（100 μgSO₄²⁻/mL）溶液 2.0mL，置 50mL 纳氏比色管中，加水稀释使成 40mL，加稀盐酸 2mL，加 25%氯化钡溶液 5mL，加水稀释使成 50mL，摇匀，放置 10 分钟〕比较，不得更浓。

标准硫酸钾溶液的制备　称取硫酸钾 0.181g，置 1 000mL 量瓶中，加水适量使溶解并稀释至刻度，摇匀，即得（每 1mL 相当于 100μg 的 SO₄²⁻）。

（3）重金属

取 25mL 纳氏比色管三支，甲管中加标准铅溶液（10 μgPb^{2+}/mL）2.0mL 与醋酸盐缓冲液（pH3.5）2mL，乙管取本品 4g，加水 20mL 溶解，加醋酸盐缓冲液（pH3.5）2mL，丙管中加入标准铅溶液（10 μgPb^{2+}/mL）2.0mL，再加入本品 4.0g，加水 18mL 溶解，加醋酸盐缓冲液（pH3.5）2mL，各管分别加水稀释成 25mL；再在甲乙丙三管中分别加硫代乙酰胺试液各 2mL，摇匀，放置 2 分钟，同置白纸上，自上向下透视，当丙管中显出的颜色不浅于甲管时，乙管中显出的颜色与甲管比较，不得更深。

硫代乙酰胺试液的制备　取硫代乙酰胺 4g，加水使溶解成 100mL，置冰箱中保存。临用前取混合液（由 1mol/L 氢氧化钠溶液 15mL、水 5.0mL 及甘油 20mL 组成）5.0mL，加上述硫代乙酰胺溶液 1mL，置水浴上加热 20 秒，冷却，立即使用。

标准铅溶液的制备　称取硝酸铅 0.159 9g，置 1 000mL 量瓶中，加硝酸 5mL 与水 50mL 溶解后，用水稀释至刻度，摇匀，作为贮备液。精密量取贮备液 10mL，置 100mL 量瓶中，加水稀释至刻度，摇匀，即得（每 1mL 相当于 10μg 的 Pb^{2+}）。本液仅供当日使用。

（4）砷盐

取本品 2.0g，置 A 瓶中（装置见图 4-1），加水 5mL 溶解后，加稀硫酸 5mL 与溴化钾溴试液 0.5mL，置水浴上加热约 20 分钟，使保持稍过量的溴存在，必要时，再补加溴化钾溴试液适量，并随时补充蒸发的水分，放冷，加盐酸 5mL 与水适量使成 28mL，加碘化钾试液 5mL 及酸性氯化亚锡试液 5 滴，在室温放置 10 分钟后，加锌粒 2g，迅速将瓶塞塞紧（瓶塞上已安放好装有醋酸铅棉及溴化汞试纸的检砷管 C），保持反应温度在 25~40℃（视反应快慢而定，但不应超过 40℃）。45 分钟后，取出溴化汞试纸，将生成的砷斑与标准砷溶液（1 μgAs^{3+}/mL）一定量制成的标准砷斑比较，颜色不得更深（0.0001%）。

标准砷斑的制备精密量取标准砷溶液 2mL，置 A 瓶中，加盐酸 5mL 与水 21mL，再加碘化钾试液 5mL 与酸性氯化亚锡试液 5 滴，在室温放置 10 分钟后，加锌粒 2g，立即将照上法装妥的导气管 C 密塞于 A 瓶上，并将 A 瓶置 25~40℃水浴中，反应 45 分钟，取出溴化汞纸试，即得。

标准砷溶液的制备　称取三氧化二砷 0.132g，置 1 000mL 量瓶中，加 20%氢氧化钠溶液 5mL 溶解后，用适量的稀硫酸中和，再加稀硫酸 10mL，用水稀释至刻度，摇匀，作为贮备液。临用前，精密量取贮备液 10mL，置 1 000mL 量瓶中，加稀硫酸 10mL，用水稀释至刻度，摇匀，即得（每 1mL 相当于 1 μg 的 As^{3+}）。

3. 注意事项

（1）氯化物检查宜在硝酸酸性溶液中进行，因加入硝酸可避免弱酸银盐如碳酸银、磷酸银以及氧化银沉淀的形成而干扰检查，同时还可加速氯化银沉淀的生成并产生较好的乳浊。

（2）氯化物检查中，为了避免光线使单质银析出，在观察前应在暗处放置 5 分钟。由于氯化银为白色沉淀，比较时应将比色管置黑色背景上，从上向下观察，比较。

（3）氯化物检查中，供试品溶液如不澄清，可用含硝酸的水洗净滤纸中的氯化物后滤过，取滤液进行检查。

（4）硫酸盐检查中，供试品溶液加盐酸成酸性，可防止碳酸钡或磷酸钡等沉淀的生成。溶液的酸度也能影响硫酸钡的溶解度，以 50mL 中含稀盐酸 2mL，溶液的 pH 约为 1 为宜。酸度增加，灵敏度下降，应注意控制。

（5）硫酸盐检查中，供试品溶液如需滤过，应先用盐酸使成酸性的水洗净滤纸中硫酸盐，再滤过，取滤液进行检查。

（6）重金属检查中，如丙管中显出的颜色浅于甲管，应取样按第二法重新检查。

（7）砷盐检查中，所呈砷斑不够稳定，在反应中应保持干燥及避光，并立即与标准砷斑比较。

四、结果记录

记录检验结果并判断检验结果是否符合标准规定。

附：按下式计算杂质限量：

$$L(\%) = \frac{C \times V}{S} \times 100\%$$

式中，L 为杂质限量；C 为杂质标准溶液的浓度；V 为杂质标准溶液的体积；S 为被测溶液中供试品的量。注意统一单位。

实验 4-2　布洛芬中有关物质的检查

一、实验要求

1. 掌握薄层色谱法的供试品溶液的自身稀释对照法用于特殊杂质检查的结果判断方法及杂质限量的计算。

2. 熟悉薄层色谱法的供试品溶液的自身稀释对照法检查特殊杂质时的一般操作。

3. 了解布洛芬中有关物质的来源。

二、实验概述

在布洛芬的生产过程中，存在未反应的原料、反应的中间体、副产物等有关物质，可利用吸附薄层色谱检查，根据各成分对同一吸附剂吸附能力不同，使在移动相（溶剂）流过固定相（吸附剂）的过程中，连续的产生吸附、解吸附、再吸附、再解吸附，从而使各成分互相分离。利用供试品溶液的自身稀释对照法判断杂质是否符合限量规定。

三、实验内容

1. 仪器与试剂

恒温干燥箱、分析天平、层析缸、量瓶、刻度吸管、5 μL 微量进样器、硅胶 G 薄层板、三角薄层喷瓶、紫外光灯，布洛芬、正乙烷、乙酸乙酯、冰醋酸、三氯甲烷、高锰酸钾、硫酸。

2. 操作方法

取本品，加三氯甲烷制成每 1mL 中含 100mg 的溶液，作为供试品溶液；精密量取适量，用三氯甲烷定量稀释制成每 1mL 中含 1mg 的溶液，作为对照溶液。照薄层色谱法试验，吸取上述两种溶液各 5μl，分别点于同一硅胶 G 薄层板上，以正乙烷-乙酸乙酯-冰醋酸（15：5：1）为展开剂，展开，晾干，喷以 1% 高锰酸钾的稀硫酸溶液，在 120℃ 加热 20 分钟，置紫外光灯（365nm）下检视。供试品溶液如显杂质斑点，与对照溶液的主斑点比较，不得更深。

3. 注意事项

（1）点样采用微量注射器进行，注意排除气泡，点样距底边 1.5cm 以上，斑点间距不影响检出，点样应少量多次点于同一原点处，原点面积应尽量小。

（2）展开剂点样前可倒入层析缸中饱和，采用倾斜上行法展开，展开剂应浸入薄层板底边约 1cm深度。

（3）显色后，应立即检视斑点，并用针头定位，以便记录图谱。

四、结果记录

记录检验结果并判断检验结果是否符合标准规定。

实验 4-3　丙磺舒中有关物质的检查

一、实验要求

1. 掌握高效液相色谱法的不加校正因子的主成分自身对照法用于特殊杂质检查的结果判断方法及杂

质限量的计算。

2. 熟悉高效液相色谱法的不加校正因子的主成分自身对照法检查特殊杂质时的一般操作。

3. 了解丙磺舒中有关物质的来源。

二、实验概述

在丙磺舒的生产过程中，存在未反应的原料、反应的中间体、副产物等有关物质，可利用高效液相色谱法检查，采用高压输液泵将具有不同极性的单一溶剂或不同比例的混合溶剂、缓冲液等流动相泵入装有固定相的色谱柱，经进样阀注入供试品，由流动相带入柱内，在柱内各成分被分离后，依次进入检测器，色谱信号由色谱工作站记录。利用不加校正因子的主成分自身对照法判断杂质是否符合限量规定。

三、实验内容

1. 仪器与试剂

高效液相色谱仪、C$_{18}$色谱柱、分析天平、丙磺舒对照品、量瓶、丙舒、移液管、磷酸二氢钠、冰醋酸、磷酸、乙腈、高纯水等。

2. 操作方法

取本品适量，精密称定，加流动相溶解并稀释制成每1mL中含60μg的溶液，作为供试品溶液；精密量取供试品溶液1mL置100mL量瓶中，用流动相稀释至刻度，摇匀，作为对照溶液。用十八烷基硅烷键合硅胶为填充剂；以0.05mol/L磷酸二氢钠［含1%冰醋酸（用磷酸调节pH为3.0）］－乙腈（50：50）为流动相；流速为每分钟约1mL，检测波长为245nm。精密量取供试品溶液与对照溶液各20μl，分别注入液相色谱仪，记录色谱图至主成分峰保留时间的5倍。供试品溶液的色谱图中如有杂质峰，各单个杂质峰面积均不得大于对照溶液的主峰面积的0.5倍（0.5%），各杂质峰面积的和不得大于对照溶液的主峰面积的2倍（2.0%）。

3. 注意事项

（1）流动相须用色谱级的试剂配制，使用前过滤除去其中的颗粒性杂质和其他物质（使用0.45um或更细的膜过滤）。滤膜分为有机相和无机相，有机相滤膜一般用于过滤有机溶剂，过滤水溶液时流速低或滤不动。水相滤膜只能用于过滤水溶液，严禁用于有机溶剂，否则滤膜会被溶解。对于混合流动相，可在混合前分别滤过，如需混合后滤过，首选有机相滤膜。

（2）流动相过滤后要用超声波脱气，脱气后应该恢复到室温后使用。

（3）使用缓冲溶液时，做完样品后应立即用去离子水冲洗管路及柱子1小时，然后用甲醇（或甲醇水溶液）冲洗40分钟以上，以充分洗去离子。

（4）长时间不用仪器，应该将柱子取下用堵头封好保存，注意不能用纯水保存柱子，而应该用有机相（如甲醇等），因为纯水易长霉，且柱子长时间接触纯水会造成柱效下降，最终可导致柱子报废。

（5）气泡会致使压力不稳，重现性差，所以在使用过程中要尽量避免产生气泡。

（6）更换无互溶性的流动相时要用异丙醇过渡。

四、结果记录

记录检验结果并判断检验结果是否符合标准规定。

第五章 药物的含量测定

本章要点

药物的含量是指一种药物原料药或制剂中包含的有效成分的量。药物的含量测定就是运用化学、物理化学或生物化学的方法和技术，测定药物中主要有效成分的含量。

含量测定要满足准确、灵敏、简单、快速、节约等要求。化学原料药含量测定方法的选择应强调测定结果的准确度和精密度，首选容量分析法；制剂的含量测定则偏重于方法的专属性和灵敏度，首选色谱法。

药品并不要求是百分之百的纯品，因此规定有一定的含量限度。含量限度的制定，应根据药品的性质、生产实际以及测定方法的准确度结合起来考虑。

本章主要讨论药品含量测定的各种方法及含量的计算。

学习目标

- 掌握常用含量测定法的计算。
- 熟悉含量测定的常用方法。
- 了解含量测定法的选用原则及含量限度的确定。

能力目标

- 掌握容量分析法、紫外–可见分光光度法及高效液相色谱法在药物含量测定中的应用及计算方法。
- 使学生明白药品检验中定量的概念，并树立起药品"定量"的意识。

第一节 概 述

药物的含量是指一种药物原料药或制剂中包含的有效成分的量，是评价药物质量的主要指标之一。药物的含量测定就是运用化学、物理化学或生物化学的方法和技术，测定药物中主要有效成分的含量。

一、含量测定方法选择的基本原则

对于测定方法的选择，除应要求方法的准确与简便外，还应强调测定结果的重现性和再现性，使测定方法能为较多实验室所掌握和使用，并得到一致结果。含量测定要满足准确、灵敏、简单、快速、节约等要求，既要注意国内实际生产水平，又要考虑国际的先进性，要对具体药物进行具体分析，然后加以确定。含量测定必须在鉴别无误、杂质检查合格的基础上进行方有意义。

对于化学原料药含量测定方法的选择应强调测定结果的准确度和精密度，因为化学原料药的纯度较高，含量限度要求严格，若方法的准确度和精密度较差，就无法以含量测定结果去评价药品质量的优劣。原料药的含量测定首选容量分析法。

对于制剂的含量测定则偏重于方法的专属性和灵敏度，因为制剂的含量限度一般要求较宽，但其成分复杂，辅料或制剂中其他共存成分可能干扰测定，有的制剂含量较低，故须选择专属性强、灵敏度高的方法才能消除这些干扰，准确评价制剂的质量。制剂的含量测定应首选具有分离能力的色谱法。

二、含量限度的确定

药品并不要求绝对纯净，因而规定一定的含量限度。其含量限度应在保证用药安全有效的基础上，根据药品的性质、实际生产水平及测定方法的准确度来确定。考虑测定方法可能达到的精度，过高的提出含量限度不仅在实际上难以达到，而且不够合理。

原料药的含量测定结果以百分含量表示。一般非水溶液滴定，由于滴定剂用量较少，且受外界条件干扰较多，原料药下限通常定为98%或98.5%。其他滴定分析法，如无特殊情况，其下限约为98.5%，有的直接滴定终点指示清晰、产品又易于纯化的可订为99%。对于不订上限指标的，均指其上限不超过101.0%。

制剂的含量测定结果以标示量百分含量表示。制剂的含量限度范围，是根据主药含量的多少、测定方法、生产过程和贮存期间可能产生的偏差或变化而制定的。由于制剂生产中准确控制含量比较困难，且临床使用时的剂量也有一定的幅度，故含量限度允许有较宽的范围。如片剂的含量一般应为标示量的90%~110%，注射液的含量应为标示量的93%~107%。

大多数情况下，含量测定均以干燥品计算。在可能的情况下，尽量避免用含结晶水的分子式计算。这是因为，由于干燥失重的幅度变异或部分失去结晶水，而使含量限度不得不放宽，影响其对纯度的控制。

采用比色法时，一般为97%~103%。比色法测定，要在起草说明中报告显色条件的考核试验，并将显色稳定性的考核、供试品浓度和所显颜色之间的线性关系，作为常规讨论。对标准品的来源与纯度考察，也要加以说明。

紫外法测定原料药含量时，一般为97%~103%，《中国药典》中除少数品种外，绝大多数采用吸光系数法，考虑到仪器间的误差及操作的误差，将紫外分光光度法测定药品的误差定为2%之内。

气相色谱和高效液相色谱分析时，分离效果好，可排除某些杂质或异构体的干扰，但其进样量少，故检测的相对误差大，尤其是采用外标法定量时，变异性大，误差加大。故其含量限度在96%~104%或更低。

第二节 药物含量测定常用的分析方法

一、容量分析法

容量分析法是将已知浓度的滴定液由滴定管添加到待测药物的溶液中，直到所加滴定液与被测药物按化学式计量反应完全为止，然后根据滴定液的浓度和消耗的体积，就可以计算出被测药物的含量。常用的容量分析法有酸碱滴定法、非水溶液滴定法、氧化还原滴定法等。

1. 酸碱滴定法

酸碱滴定法是以水溶液中的质子转移反应为基础的滴定分析方法，又称中和法。此法广泛用于测定无机酸、碱和有机酸、碱，以及能和酸、碱直接或间接发生反应的物质。包括强酸强碱的滴定、一元弱酸弱碱的滴定和多元酸碱的滴定。在药物分析中，由于多数药物为弱酸弱碱或其盐类，故最常见的是应用强酸强碱滴定弱碱弱酸，常用的滴定剂有盐酸、硫酸、氢氧化钠等。

2. 非水溶液滴定法

非水溶液滴定法是以质子传递反应为基础的在水以外的溶剂中进行滴定的方法。分为非水酸量法和非水碱量法两种。

（1）非水酸量法 在非水溶剂中用强碱溶液直接滴定的方法，常用甲醇、苯等有机溶剂或二甲基甲酰胺等碱性溶剂作介质，麝香草酚蓝或偶氮紫为指示剂，以甲醇钾（钠）的甲醇或乙醇溶液或氢氧化四丁基铵的氯苯溶液作滴定剂。

一般方法：除另有规定外，精密称取供试品适量［约消耗碱滴定液（0.1mol/L）8mL］，加各品种项下规定的溶剂使溶解，再加规定的指示液 1~2 滴，用规定的碱滴定液（0.1mol/L）滴定。终点颜色以电位滴定时的突跃点为准，并将滴定的结果用空白试验校正。

注意：在滴定过程中，应防止溶剂和碱滴定液吸收空气中的二氧化碳和水蒸气，以及滴定液中溶剂的挥发。

例如，司可巴比妥的含量测定 取本品约 0.45g，精密称定，加二甲基甲酰胺 60mL 使溶解后，加麝香草酚蓝指示液 4 滴，在隔绝二氧化碳的条件下，以电磁搅拌，用甲醇钠滴定液（0.1mol/L）滴定，并将滴定结果用空白试验校正，即得。每 1mL 甲醇钠滴定液（0.1mol/L）相当于 23.83mg 的 $C_{12}H_{17}N_2O_3$。

（2）非水碱量法 在非水溶剂中用强酸溶液直接滴定的方法，常用冰醋酸与适量醋酐的混合溶剂作介质，结晶紫或喹哪啶红为指示剂，以高氯酸溶液作滴定剂。

一般方法：除另有规定外，精密称取供试品适量［约消耗高氯酸滴定液（0.1mol/L）8mL］，加冰醋酸 10~30mL 使溶解，加各品种项下规定的指示液 1~2 滴，用高氯酸滴定液（0.1mol/L）滴定。终点颜色以电位滴定时的突跃点为准，并将滴定的结果用空白试验校正。

供试品为氢卤酸盐，应在加入醋酸汞试液 3~5mL 后，再进行滴定；供试品如为硫酸盐，可直接滴定，但滴定至其成为硫酸氢盐为止，供试品如为硝酸盐，因硝酸可使指示剂褪色，终点极难观察，可以电位法指示终点。

当弱碱 $K_b = 10^{-8}~10^{-10}$ 时，用冰醋酸作溶剂；当弱碱 $K_b = 10^{-10}~10^{-12}$，用冰醋酸加适量醋酐作溶剂；当弱碱 $K_b < 10^{-12}$ 用醋酐作溶剂。

注意：由于冰醋酸的膨胀系数较大，若滴定样品和标定高氯酸滴定液的温度差别超过 10℃，应重新标定；若未超过，则用以下公式进行校正。

$$C_1 = \frac{C_0}{1 + 0.001\,1\,(t_1 - t_0)}$$

式中：0.0011 为冰乙酸的膨胀系数；t_0 为标定高氯酸滴定液时的温度；t_1 为滴定供试品时的温度；C_0 为 t_0 时高氯酸滴定液的浓度；C_1 为 t_1 时高氯酸滴定液的浓度。

肾上腺素的含量测定：取本品约 0.15g，精密称定，加冰醋酸 10mL，振摇溶解后，加结晶紫指示液 1 滴，用高氯酸滴定液（0.1mol/L）滴定至溶液显蓝绿色，并将滴定的结果用空白试验校正。每 1mL 高氯酸滴定液（0.1mol/L）相当于 18.32mg 的 $C_9H_{13}NO_3$。

3. 氧化还原滴定法

氧化还原滴定法是以溶液中氧化剂和还原剂之间的电子转移为基础的滴定分析方法。常用的有碘量法、溴量法、亚硝酸钠法、铈量法等。

（1）碘量法 以碘作为氧化剂，或以碘化物（碘化钾）作为还原剂进行滴定的方法。据滴定方式不同分为直接碘量法和间接碘量法，间接碘量法又分为置换碘量法和剩余碘量法。

①直接碘量法：用碘滴定液直接滴定的方法。适用于测定还原性较强药物。如维生素C；指示剂为淀粉或碘溶液（对于无色药物），终点颜色分别为蓝色或黄色。

②剩余碘量法：在供试品中先加入一定量、过量的碘滴定液，待 I_2 与测定组分反应完全后，再用硫代硫酸钠滴定液滴定剩余的碘，根据与药物作用的碘的量来计算药物含量的方法。适用于测定还原性较强药物；滴定液为 $Na_2S_2O_3$ 溶液，指示剂为淀粉溶液，应在近终点时加入；宜在碘量瓶中进行。

③置换碘量法：在供试品溶液中加入碘化钾，氧化剂将碘化钾氧化成碘，再用硫代硫酸钠滴定液滴定碘。适用于测定氧化性较强药物，如 $K_2Cr_2O_7$、H_2O_2、$CuSO_4$；必须在碘量瓶中进行；指示剂为淀粉溶液，应在近终点时加入。

注意：反应在弱酸性、中性、弱碱性条件下进行。碱性太强 I_2 发生副反应；酸性太强 $Na_2S_2O_3$ 会分解；滴定液为 $Na_2S_2O_3$ 溶液，

维生素 C 的含量测定：取本品约 0.2g，精密称定，加新沸过的冷水 100mL 与稀醋酸 10mL 使溶解，加淀粉指示液 1mL，立即用碘滴定液（0.05mol/L）滴定，至溶液显蓝色并在 30 秒内不褪色。每 1mL 碘滴定液（0.05mol/L）相当于 8.806mg 的 $C_6H_8O_6$。

（2）溴量法　以溴的氧化作用和溴代作用为基础的滴定法。

由于溴溶液易挥发，浓度不稳定，难于操作，因此，配制溴酸钾和溴化钾的混合溶液（亦称溴液）代替溴溶液进行分析测定。

滴定时先将上述混合液加到含被测物的酸性溶液中，$KBrO_3$ 与 KBr 在酸性溶液中立即反应生成 Br_2，反应式为：

$$BrO_3^- + 5Br^- + 6H^+ \Longrightarrow 3Br_2 + 3H_2O$$

待生成的 Br_2 与被测物反应完成后，向溶液中加入过量的 KI 与剩余的 Br_2 作用，置换出化学计量的 I_2。

$$Br_2 + 2I^- \Longrightarrow I_2 + 2Br^-$$

再用 $Na_2S_2O_3$ 滴定液滴定 I_2，以淀粉为指示剂，据溴溶液的加入量和 $Na_2S_2O_3$ 滴定液用量计算被测物的含量。

司可巴比妥钠的含量测定：取本品约 0.1g，精密称定，置 250mL 碘瓶中，加水 10mL，振摇使溶解，精密加溴滴定液（0.05mol/L）25mL，再加盐酸 5mL，立即密塞并振摇 1 分钟，在暗处静置 15 分钟后，注意微开瓶塞，加碘化钾试液 10mL，立即密塞，摇匀后，用硫代硫酸钠滴定液（0.1mol/L）滴定，至近终点时，加淀粉指示液，继续滴定至蓝色消失，并将滴定的结果用空白试验校正。每 1mL 溴滴定液（0.1mol/L）相当于 13.01mg 的 $C_{12}H_{17}N_2NaO_3$。

（3）亚硝酸钠滴定法　利用亚硝酸钠在盐酸存在下可与具有芳伯氨基的化合物发生重氮化反应，定量生成重氮盐，根据滴定时消耗亚硝酸钠的量计算药物含量的滴定分析方法。

盐酸普鲁卡因的含量测定：取本品约 0.6g，精密称定，照永停滴定法（附录ⅦA），在 15～25℃，用亚硝酸钠滴定液（0.1mol/L）滴定。每 1mL 亚硝酸钠滴定液（0.1mol/L）相当于 27.28mg 的 $C_{13}H_{20}N_2O_2 \cdot HCl$。

（4）铈量法　应用硫酸铈 $[Ce(SO_4)_2]$ 作为滴定剂的氧化还原滴定法。根据滴定时消耗滴定剂的量计算药物的含量。

注意：反应在酸性条件下进行；Ce^{4+} 具有黄色、Ce^{3+} 为无色。滴定无色样品时，可利用 Ce^{4+} 本身的黄色指示终点，但灵敏度不高；《中国药典》使用邻二氮菲指示液（实为亚铁的配合物）指示终点。终点由红色变为淡蓝色。条件是测定组分的还原性比指示剂强，因此该法适于还原性较强药物的测定。

葡萄糖酸亚铁含量测定：精密称取本品约 1.5g，置具塞锥形瓶中，加水 75mL 与 1mol/L 硫酸溶液 15mL，溶解后，加锌粉 0.75g，密塞，放置约 20 分钟，直至溶液脱色。用铺有锌粉的 4 号垂熔漏斗滤过，滤器用新沸放冷的水 20mL 洗涤，合并洗液与滤液，加邻二氮菲指示液 0.2mL，用硫酸铈滴定液（0.1mol/L）滴定至溶液由橘黄色转变为绿色，并将滴定的结果用空白试验校正。每 1mL 硫酸铈滴定液（0.1mol/L）相当于 44.61mg 的 $C_{12}H_{22}FeO_{14}$。

二、分光光度法

分光光度法是通过测定物质在特定波长处或一定波长范围内的吸光度或发光强度，对该物质进行定性和定量分析的方法。在药物分析中用于含量测定的主要是紫外-可见分光光度法、荧光分光光度法和原子吸收分光光度法。

1. 紫外-可见分光光度法

紫外-可见分光光度法是根据物质分子对波长为 200~760nm 这一范围的电磁波的吸收特性建立起来的一种定性、定量和结构分析方法。其定量的依据是朗伯-比尔定律。

$$A = -\lg T = ECl$$

式中：A 为吸光度；T 为透光率；E 为吸收系数；C 为被测溶液的浓度；l 为液层厚度（通常是 1cm）。

吸收系数的物理意义是吸光物质在单位浓度及单位厚度时的吸光度。吸收系数有两种表示方式：

摩尔吸收系数　是指在一定波长时，溶液浓度为 1mol/L，液层厚度为 1cm 的吸光度，用 ε 或 E_M 标记。

百分吸收系数　是指在一定波长时，溶液质量浓度为 1%（W/V），厚度为 1cm 的吸光度，用 $E_{1cm}^{1\%}$ 表示。

摩尔吸收系数与百分吸收系数之间的关系是：

$$\varepsilon = \frac{M}{10} \times E_{1cm}^{1\%}$$

式中：M 为吸光物质的摩尔质量。

在药物定量分析中应用的吸收系数主要是百分吸收系数。常用的含量测定方法有以下几种：

（1）对照品比较法　按各品种项下的方法，分别配制供试品溶液和对照品溶液，对照溶液中所含被测成分的量应为供试品溶液中被测成分标示量的 100%±10%，所用溶剂也应完全一致，在规定的波长下测定供试品溶液和对照品溶液的吸光度后，按下式计算供试品溶液中被测物质的浓度：

$$C_X = \frac{A_X \times C_R}{A_R}$$

式中：C_X 为供试品溶液中被测物质的浓度；A_X 为供试品吸光度；A_R 为对照品吸光度；C_R 为对照品溶液的浓度。

（2）吸收系数法　按各品种项下的方法配制供试品溶液，在规定的波长处测定其吸光度，再以该品种在规定条件下的吸收系数计算含量。按下式计算供试品溶液中被测物质的浓度：

$$C_X(g/100mL) = \frac{A}{E_{1cm}^{1\%} \times l}$$

式中：C_X 为供试品溶液中被测物质的浓度；A 为供试品吸光度；$E_{1cm}^{1\%}$ 为供试品溶液中被测物质的百分吸收系数；l 为液层厚度（cm）。

（3）比色法　供试品本身在紫外-可见区没有强吸收，或在紫外区虽有吸收但为了避免干扰或提高灵敏度，可加入适当的显色剂显色后测定。比色法的影响因素较多，定量时一般采用对照品比较法或标准曲线法，应取供试品和对照品同时操作。

2. 荧光分析法

荧光是物质分子接受光子能量被激发后，从激发态的最低振动能级返回基态时发射出的光。荧光分析法是根据物质的荧光谱线位置及其强度进行物质鉴定和含量测定的方法。

荧光法不易测定物质的绝对荧光强度，一般是在一定条件下，荧光分析法都是在一定条件下，用对照品溶液测定荧光强度与浓度的线性关系。当线性良好时，可在每次测定前，用一定浓度的对照品溶液校正仪器的灵敏度，然后在相同的条件下，分别读取对照品溶液及其试剂空白的荧光强度与供试品溶液及其试剂空白的荧光强度，用下式计算供试品浓度：

$$C_x = \frac{R_x - R_{xb}}{R_r - R_{rb}} \times C_r$$

式中：C_x 为供试品溶液的浓度；C_r 为对照品溶液的浓度；R_x 为供试品溶液的荧光强度；R_{xb} 为供试品溶液试剂空白的荧光强度；R_r 为对照品溶液的荧光强度；R_{rb} 为对照品溶液试剂空白的荧光强度。

当浓度与荧光强度明显偏离线性时应改用工作曲线法。

3. 原子吸收分光光度法

原子吸收分光光度法是基于蒸气中的基态原子对特征电磁辐射的吸收来测定试样中该元素含量的方法。测量对象是呈原子状态的金属元素和部分非金属元素。

原子吸收分光光度法是由待测元素灯发出的特征谱线通过供试品经原子化产生的原子蒸气时，被蒸气中待测元素的基态原子所吸收，通过测定辐射光强度减弱的程度，求出供试品中待测元素的含量。原子吸收分光光度法遵循分光光度法的吸收定律，其具有灵敏度高、专属性好等优点，含量测定方法采用标准曲线法和标准加入法。

（1）标准曲线法　在仪器推荐的浓度范围内，制备含待测元素的对照品溶液至少3份，浓度依次递增，并分别加入各品种项下制备供试品溶液的相应试剂，同时以相应试剂制备空白对照溶液，然后依次测定空白对照溶液和各对照品溶液的吸光度，记录读数。以每一浓度3次吸光度读数的平均值为纵坐标，相应浓度为横坐标，绘制标准曲线，按各品种项下的规定制备供试品溶液，使待测元素的估计浓度在标准曲线范围内，测定吸光度3次，取平均值，从标准曲线上查得相应浓度，计算元素的含量。

（2）标准加入法　试样基体影响较大，又没有基体空白，或测定纯物质中极微量的元素时，可以采用标准加入法。取同体积按各品种项下规定制备的供试品溶液4份，其中1份不加待测元素的对照品，其余分别精密加入不同浓度的待测元素对照品溶液，最后稀释至相同的体积，制成从零开始递增的一系列溶液，在相同的条件下分别测得它们的吸光度，将吸光度读数与相应的待测元素加入量作图，延长此直线至与含量轴的延长线相交，此交点与原点间的距离即相当于供试品溶液取样量中待测元素的含量。

三、色谱法

色谱法是指混合物中各组分因吸附能力、分配系数、分子大小或离子电荷等不同而产生差速迁移，使混合物得以分离后对各组分进行分析的方法。根据分离方法的不同，色谱法可分为纸色谱法、柱色谱法、薄层色谱法、高效液相色谱法和气相色谱法等，其中高效液相色谱法和气相色谱法是药物及其制剂较常用的含量测定方法。

1. 高效液相色谱法

高效液相色谱法（HPLC）系采用高压输液泵将规定的流动相泵入装有填充剂的色谱柱，对供试品进行分离测定的色谱方法。注入的供试品，由流动相带入柱内，各组分在柱内被分离，并依次进入检测器，由数据处理系统记录和处理色谱信号。具有分离效率高、选择性好、分析速度快、检测灵敏度高、操作自动化和应用范围广的特点。

（1）对仪器的一般要求　所用的仪器为高效液相色谱仪。仪器应定期检定并符合有关规定。

①色谱柱：反相色谱系统使用非极性填充剂，常用的色谱柱填充剂为化学键合硅胶，以十八烷基硅烷键合硅胶最为常用，辛基硅烷键合硅胶和其他类型的硅烷键合硅胶（如氰基键合硅烷和氨基键合硅烷等）也有使用。正相色谱系统使用极性填充剂，常用的填充剂有硅胶等。离子交换色谱系统使用离子交换填充剂；分子排阻色谱系统使用凝胶或高分子多孔微球等填充剂；对映异构体的分离通常使用手性填充剂。

以硅胶为载体的键合固定相的使用温度通常不超过 40℃，为改善分离效果可适当提高色谱柱的使用温度，但不宜超过 60℃。

流动相的 pH 应控制在 2~8。当 pH 大于 8 时，可使载体硅胶溶解；当 pH 小于 2 时，与硅胶相连的化学键合相易水解脱落。当色谱系统中需使用 pH 大于 8 的流动相时，应选用耐碱的填充剂，如采用高纯硅胶为载体并具有高表面覆盖度的键合硅胶填充剂、包覆聚合物填充剂、有机-无机杂化填充剂或非硅胶基键合填充剂等；当需使用 pH 小于 2 的流动相时，应选用耐酸的填充剂，如具有大体积侧链能产生空间位阻保护作用的二异丙基或二异丁基取代十八烷基硅烷键合硅胶填充剂、有机-无机杂化填充剂等。

②检测器：最常用的检测器为紫外检测器，包括二极管阵列检测器，其他常见的检测器有荧光检测器、蒸发光散射检测器、示差折光检测器、电化学检测器和质谱检测器等。

不同的检测器，对流动相的要求不同。如采用紫外检测器，所用流动相应符合紫外-可见分光光度法项下对溶剂的要求，采用低波长检测时，还应考虑有机相中有机溶剂的截止使用波长，并选用色谱级有机溶剂。蒸发光散射检测器和质谱检测器通常不允许使用含不挥发性盐组分的流动相。

③流动相：反相色谱系统的流动相首选甲醇-水系统（采用紫外末端波长检测时。首选乙腈-水系统），如经试用不适合时，再选用其他溶剂系统。应尽可能少用含有缓冲液的流动相，必须使用时，应尽可能选含较低浓度缓冲液的流动相，由于 C_{18} 链在水相环境中不易保持伸展状态，故对于十八烷基硅烷键合硅胶为固定相的反相色谱系统，流动相中有机溶剂的比例通常应不低于 5%，否则 C_{18} 链的随机卷曲将导致组分保留值变化，造成色谱系统不稳定。

各品种项下规定的条件除固定相种类、流动相组分、检测器类型不得改变外。其余如色谱柱内径、长度、载体粒度、流动相流速、混合流动相各组分的比例、柱温、进样量、检测器的灵敏度等，均可适当改变，以适应供试品并达到系统适用性试验的要求。其中，调整流动相组分比例时，以组分比例较低者（小于或等于 50%）相对于自身的改变量不超过 ±30% 且相对于总全的改变量不超过 ±10% 为限，如 30% 相对改变量的数值超过总量的 10% 时，则改变量以总量的 ±10% 为限。

对于必须使用特定牌号的填充剂方能满足分离要求的品种，可在该品种项下注明。

（2）系统适用性试验　色谱系统的适用性试验通常包括理论板数、分离度、重复性、拖尾因子和灵敏度五个参数。其中，分离度和重复性尤为重要。

按各品种项下要求对色谱系统进行适用性试验，即用规定的对照品溶液或系统适用性试验溶液在规定的色谱系统进行试验，必要时，可对色谱系统进行适当调整，以符合要求。

①色谱柱的理论板数（n）：用于评价色谱柱的分离效能。由于不同物质在同一色谱柱上的色谱行为不同，采用理论板数作为衡量柱效能的指标时，应指明测定物质，一般为待测组分或内标物质的理论板数。

在规定的色谱条件下，注入供试品溶液或各品种项下规定的内标物质溶液，记录色谱图，量出供试品主成分峰或内标物质峰的保留时间 t_R（以分钟或长度计，下同，但应取相同单位）和峰宽（W），按 $n = 16 (t_R/W)^2$ 计算色谱柱的理论板数。

②分离度（R）：用于评价待测组分与相邻共存物或难分离物质之间的分离程度，是衡量色谱系统效能的关键指标（图 5-

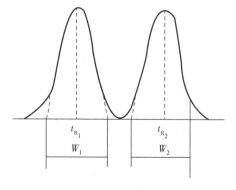

图 5-1　分离度

1）。可以通过测定待测物质与已知杂质的分离度，也可以通过测定待测组分与某一添加的指标性成分（内标物质或其他难分离物质）的分离度，或将供试品或对照品用适当的方法降解，通过测定待测组分与某一降解产物的分离度，对色谱系统进行评价与控制，无论是定性鉴别还是定量分析，均要求待测峰与其他峰、内标峰或特定的杂质对照峰之间有较好的分离度。除另有规定外，待测组分与相邻共存物之间的分离度应大于1.5。分离度的计算公式为：

$$R = \frac{2(t_{R_2} - t_{R_1})}{W_1 + W_2}$$

③重复性：用于评价连续进样中，色谱系统响应值的重复性能。采用外标法时，通常取各品种项下的对照品溶液，连续进样5次，除另有规定外，其峰面积测量值的相对标准偏差应不大于2.0%；采用内标法时。通常配制相当于80%、100%和120%的对照品溶液，加入规定量的内标溶液，配成3种不同浓度的溶液，分别至少进样2次，计算平均校正因子。其相对标准偏差应不大于2.0%。

④拖尾因子（T）：用于评价色谱峰的对称性（图5-2）。为保证分离效果和测量精度，应检查待测峰的拖尾因子是否符合各品种项下的规定。拖尾因子计算公式为：

$$T = \frac{W_{0.05h}}{2d_1}$$

除另有规定外，峰高法定量时T应在0.95~1.05。

峰面积法测定时，若拖尾严重，将影响峰面积的准确测量。必要时，应在各品种项下对拖尾因子作出规定。

⑤灵敏度：用于评价色谱系统检测微量物质的能力，通常以信噪比（S/N）来表示。建立方法时，可通过测定一系列不同浓度的供试品或对照品溶液来测定信噪比。定量测定时，信噪比应不小于10；定性测定时，信噪比应不小于3。系统适用性试验中可以设置灵敏度实验溶液来评价色谱系统的检测能力。

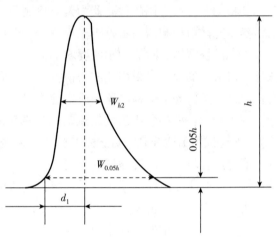

图5-2　拖尾因子

（3）测定法

①内标法：按各品种项下的规定，精密称（量）取对照品和内标物质，分别配成溶液，精密量取各适量，混合配成校正因子测定用的对照溶液。取一定量注入仪器，记录色谱图。测量对照品和内标物质的峰面积，按下式计算校正因子：

$$f = \frac{A_S/C_S}{A_R/C_R}$$

式中：A_S为内标物的峰面积；A_R为对照品的峰面积；C_S为内标物质的浓度；C_R为对照品的浓度。

再取各品种项下含有内标物质的供试品溶液，注入仪器，记录色谱图，测量供试品中待测成分和内标物质的峰面积，按下式计算含量：

$$含量(C_X) = f \cdot \frac{A_X}{A'_S/C'_S}$$

式中：C_X为供试品的浓度；A_X为供试品的峰面积；A'_S为内标物的峰面积；C'_S为内标物质的浓度；f为校正因子。

采用内标法，可避免因样品前处理及进样体积误差对测定结果的影响。

②外标法：按各品种项下的规定，精密称（量）取对照品和供试品，配制成溶液，分别精密取一定量，注入仪器，记录色谱图，测量对照品溶液和供试品溶液中待测成分的峰面积（或峰高），按下式计算含量：

$$含量(C_X) = \frac{A_X \times C_R}{C_R}$$

式中：C_X 为供试品的浓度；A_X 为供试品的峰面积；A_R 为对照品的峰面积；C_R 为对照品的浓度。

由于微量注射器不易精确控制进样量，当采用外标法测定供试品中成分或杂质含量时，以定量环或自动进样器进样为好。

2. 气相色谱法

气相色谱法（GC）系采用气体为流动相（载气）流经装有填充剂的色谱柱进行分离测定的色谱方法。物质或其衍生物汽化后，被载气带入色谱柱进行分离，各组分先后进入检测器，用数据处理系统记录色谱信号。气相色谱法主要用于分离分析易挥发的物质，在药学和中药学领域，该法已成为药物含量测定和杂质检查、中药挥发油分析、溶剂残留分析、体内药物分析等的一种重要手段。

（1）对仪器的一般要求　气相色谱法所用的仪器为气相色谱仪，由载气源、进样部分、色谱柱、柱温箱、检测器和数据处理系统等组成。

①载气：氮、氮和氢可用作载气。根据供试品的性质和检测器种类选择载气，除另有规定外，常用载气为氮气。

②进样部分：气相色谱法的进样方式一般可采用溶液直接进样、自动进样或顶空进样。

溶液直接进样采用微量注射器、微量进样阀或有分流装置的气化室进样；采用溶液直接进样或自动进样时，进样口温度应高于柱温 $30\sim50℃$；进样量一般不超过数微升；柱径越细，进样量应越少，采用毛细管柱时，一般应分流以免过载。

顶空进样适用于固体和液体供试品中挥发性组分的分离和测定。将固态或液态的供试品制成供试液后，置于密闭小瓶中，在恒温控制的加热室中加热至供试品中挥发性组分在液态和气态达到平衡后，由进样器自动吸取一定体积的顶空气注入色谱柱中。

③色谱柱：色谱柱为填充柱或毛细管柱。填充柱的材质为不锈钢或玻璃，内径为 $2\sim4mm$，柱长为 $2\sim4m$，内装吸附剂、高分子多孔小球或涂渍固定液的载体，粒径为 $0.18\sim0.25mm$、$0.15\sim0.18mm$ 或 $0.125\sim0.15mm$。常用载体为经酸洗并硅烷化处理的硅藻土或高分子多孔小球，常用固定液有甲基聚硅氧烷、聚乙二醇等。毛细管柱的材质为玻璃或石英，内壁或载体经涂渍或交联固定液，内径一般为 $0.25mm$、$0.32mm$ 或 $0.53mm$，柱长 $5\sim60m$，固定液膜厚 $0.1\sim5.0\mu m$，常用的固定液有甲基聚硅氧烷、不同比例组成的苯基甲基聚硅氧烷、聚乙二醇等。

④检测器：适合气相色谱法的检测器有火焰离子化检测器（FID）、热导检测器（TCD）、氮磷检测器（NPD）、火焰光度检测器（FPD）、电子捕获检测器（ECD）、质谱检测器（MS）等。火焰离子化检测器对碳氢化合物响应良好，适合检测大多数的药物；氮磷检测器对含氮、磷元素的化合物灵敏度高；火焰光度检测器对含磷、硫元素的化合物灵敏度高；电子捕获检测器适于含卤素的化合物；质谱检测器还能给出供试品某个成分相应的结构信息，可用于结构确证。除另有规定外，一般用火焰离子化检测器，用氢气作为燃气，空气作为助燃气。在使用火焰离子化检测器时，检测器温度一般应高于柱温，并不得低于 $150℃$，以免水汽凝结，通常为 $250\sim350℃$。

（2）系统适用性试验　除另有规定外，应照高效液相色谱法项下的规定。

（3）测定法　GC 用于供试品中主成分含量测定的方法除了"高效液相色谱法"项下的内标法、外标法，还有标准溶液加入法，方法如下：

精密称（量）取待测成分对照品适量，配制成适当浓度的对照品溶液，取一定量，精密加入供试品溶液中，根据外标法或内标法测定含量，再扣除加入的对照品溶液含量，即得。

由于气相色谱法的进样量一般仅数微升，为减小进样误差，尤其当采用手工进样时，由于留针时间和室温等对进样量也有影响，故以采用内标法定量为宜；当采用自动进样器时，由于进样重复性的提高，在保证分析误差的前提下，也可采用外标法定量。当采用顶空进样时，由于供试品和对照品处于不完全相同的基质中，故可采用标准溶液加入法以消除基质效应的影响；当标准溶液加入法与其他定量方法结果不一致时，应以标准加入法结果为准。

第三节 药物含量的计算

一、原料药的含量计算

原料药含量的表示方法为：

$$含量(\%) = \frac{测定量}{供试品量} \times 100\%$$

式中测定量因所用方法不同而有区别。

1. 容量分析法

（1）直接滴定法

$$含量(\%) = \frac{V \times T \times F}{W} \times 100\%$$

$$含量(\%) = \frac{(V - V_0) \times T \times F}{W} \times 100\%$$

式中：V 为供试品消耗滴定液的体积；V_0 为空白消耗滴定液的体积；T 为滴定度，即每 1mL 滴定液相当于被测物质的量；F 为滴定液浓度校正因数，即滴定液的实际浓度与规定浓度的比值；W 为供试品的取样量。

（2）剩余滴定法

$$含量(\%) = \frac{(V_0 - V) \times T \times F}{W} \times 100\%$$

式中：V 为供试品消耗滴定液的体积；V_0 为空白消耗滴定液的体积；T 为滴定度；F 为滴定液浓度校正因数；W 为供试品的取样量。

例1 盐酸麻黄碱的含量测定：精密称取本品 0.155 6g，用非水滴定法测定含量时，消耗高氯酸滴定液（0.098 4mol/L）7.92mL，空白试验消耗高氯酸滴定液 0.10mL，求该供试品的百分含量。每 1mL 高氯酸滴定液（0.1mol/L）相当于 20.17mg 的 $C_{10}H_{13}CN$。

解：

$$含量(\%) = \frac{(V - V_0) \times T \times F}{W} \times 100\%$$

$$= \frac{(7.92 - 0.10) \times 20.17 \times \dfrac{0.098\ 4}{0.1}}{0.155\ 6 \times 10^3} \times 100\%$$

$$= 99.7\%$$

例2 阿司匹林的含量测定：取本品约 1.5g，精密称定，加入 50.0mL 氢氧化钠滴定液（0.5mol/L），缓缓煮沸 10 分钟，放冷，加酚酞指示液，用硫酸滴定液（0.25mol/L）滴定剩余的氢氧化钠，并将滴定结果用空白试验校正。每 1mL 氢氧化钠滴定液（0.5mol/L）相当于 45.04mg 的 $C_9H_8O_4$。已知硫酸滴定液的实际浓度为 0.252 6mol/L，空白试验所消耗的硫酸滴定液的体积为 49.95mL，供试品测定所消耗的硫酸滴定液体积为 16.88mL，供试品的称量为 1.516 2g。计算阿司匹林的百分含量。

解：

$$含量(\%) = \frac{(V_0 - V) \times T \times F}{W} \times 100\%$$

$$= \frac{(49.95 - 16.88) \times 45.04 \times \dfrac{0.252\,6}{0.25}}{1.516\,2 \times 10^3} \times 100\%$$

$$= 99.3\%$$

2. 紫外-可见分光光度法

（1）对照品比较法

$$含量(\%) = \frac{A_X \times C_R \times V \times n}{A_R \times W} \times 100\%$$

式中：A_X 为供试品吸光度；A_R 为对照品吸光度；C_R 为对照品溶液的浓度；V 为供试品初始溶解体积；n 为供试品溶液的稀释倍数；W 为供试品的取样量。

（2）吸收系数法

$$含量(\%) = \frac{A \times V \times n}{E_{1cm}^{1\%} \times l \times 100 \times W} \times 100\%$$

式中：A 为供试品吸光度；$E_{1cm}^{1\%}$ 为百分吸收系数；V 为供试品初始溶解体积；n 为供试品溶液的稀释倍数；l 为液层厚度（cm）；W 为供试品的取样量。

例 3　格列吡嗪的含量测定：精密称取本品 26.5mg，置 100mL 量瓶中，加磷酸盐缓冲液（pH7.4）适量，置水浴中加热 10 分钟，充分振摇使格列吡嗪溶解，放冷至室温，加磷酸盐缓冲溶液（pH7.4）稀释至刻度，摇匀，精密量取 5mL，置 50mL 量瓶中，加磷酸盐缓冲液（pH7.4）稀释至刻度，作为供试品溶液；另精密称取格列吡嗪对照品 25.4mg，同法制备溶液，作为对照品溶液。取上述两种溶液，照分光光度法，在 275nm 的波长处分别测定吸光度为 0.586、0.569，计算格列吡嗪的含量。

解：

$$含量(\%) = \frac{A_X \times C_R \times V \times n}{A_R \times W} \times 100\%$$

$$= \frac{0.586 \times 0.025\,4 \times 100 \times \dfrac{50}{5}}{0.569 \times 26.5} \times 100\%$$

$$= 98.7\%$$

例 4　对乙酰氨基酚的含量测定：取本品约 40mg，精密称定，置 250mL 量瓶中，加 0.4%氢氧化钠溶液 50mL 溶解后，加水至刻度，摇匀，精密量取 5mL，置 100mL 量瓶中，加 0.4%氢氧化钠溶液 10mL，加水至刻度，摇匀，照分光光度法，在 257nm 的波长处测定吸光度，按 $C_8H_9NO_2$ 的吸收系数（$E_{1cm}^{1\%}$）为 715 计算含量。已知供试品的称重为 41.8mg，在 257nm 测得吸光度为 0.583，计算对乙酰氨基酚的含量。

解：

$$含量(\%) = \frac{A \times V \times n}{E_{1cm}^{1\%} \times l \times 100 \times W} \times 100\%$$

$$= \frac{0.583 \times 250 \times \dfrac{100}{5}}{715 \times 1 \times 100 \times 41.8 \times 10^{-3}}$$

$$= 97.5\%$$

3. 色谱法

（1）外标法

$$含量(\%) = \frac{A_X \times C_R \times V \times n}{A_R \times W} \times 100\%$$

式中：A_X 为供试品主峰的峰面积；A_R 为对照品的峰面积；C_R 为对照品溶液的浓度；V 为供试品初始溶解体积；n 为供试品溶液的稀释倍数；W 为供试品的取样量。

（2）内标法

$$含量(\%) = \frac{f \cdot \dfrac{A_x}{A'_s / C'_s} \times V \times n}{W} \times 100\%$$

式中：f 为校正因子；A_x 为供试品的峰面积；A'_s 为内标物的峰面积；C'_s 为内标物质的浓度；V 为供试品初始溶解体积；n 为供试品溶液的稀释倍数；W 为供试品的取样量。

例5 利巴韦林的含量测定：精密称取本品 22.5mg，置 50mL 量瓶中，加流动相溶解并稀释至刻度，摇匀，精密量取 5mL，置 50mL 量瓶中，加流动相至刻度，摇匀，作为供试品溶液；另精密称取利巴韦林对照品 24.8mg，同法制备溶液，作为对照品溶液。精密量取上述两种溶液各 20μl 分别注入液相色谱仪，测得供试品主峰的峰面积为 46 821，对照品的峰面积为 51 730，计算利巴韦林的含量。

解：

$$含量(\%) = \frac{A_X \times C_R \times V \times n}{A_R \times W} \times 100\%$$

$$= \frac{46\ 821 \times 0.049\ 6 \times 50 \times 10}{51\ 730 \times 22.5} \times 100\%$$

$$= 99.8\%$$

例6 维生素 E 的含量测定：精密称取本品 24.1mg，精密称定，置棕色具塞瓶中，精密加内标溶液（精密称取正三十二烷 51.9mg，置 50mL 量瓶中，加正己烷溶解并稀释至刻度，摇匀。）10mL，密塞，振摇使溶解，作为供试品溶液；另精密称取维生素 E 对照品 23.9mg，置棕色具塞瓶中，精密加内标溶液 10mL，密塞，振摇使溶解，作为对照品溶液。分别取 1μl 注入气相色谱仪测定，对照品溶液中主峰峰面积为 51 895、内标物的峰面积为 21 863，供试品溶液中主峰峰面积为 49 832、内标物的峰面积为 21 678 计算维生素 E 的含量。

解：

$$f = \frac{A_S / C_S}{A_R / C_R} = \frac{21\ 863 / 1.038}{51\ 895 / 2.39} = 0.970$$

$$含量(\%) = \frac{f \times \dfrac{A_x}{A'_s / C'_s} \times V \times n}{W} \times 100\%$$

$$= \frac{0.970 \times \dfrac{49\ 832}{21\ 678 / 1.038} \times 10 \times 1}{24.1} \times 100\%$$

$$= 96.0\%$$

二、制剂的含量计算

本章主要介绍片剂和注射液的含量计算方法，含量的表示方法为：

$$标示量(\%) = \frac{单位实测含量}{标示量} \times 100\%$$

1. 片剂的含量计算

$$标示量(\%) = \frac{每片实测含量}{标示量} \times 100\% = \frac{\dfrac{测定量}{供试品量} \times 平均片重}{标示量} \times 100\%$$

由于片剂中每片除含主药外，还含有赋形剂，故每片的实际重量超过标示量。且每片重又不可能完全一致，为解决这一问题，在分析时，一般取样 10 片或 20 片，精密称定其总重量，以平均片重来代替片重进行计算。

（1）容量分析法

1）直接滴定法

$$标示量(\%) = \frac{V \times T \times F \times \overline{W}}{W \times 标示量} \times 100\%$$

式中：V 为供试品消耗滴定液的体积；T 为滴定度；F 为滴定液的浓度校正因数；W 为供试品的取样量；$\overline{W}$ 为平均片重；标示量为每片中主要成分的理论含量。

2）剩余滴定法

$$标示量(\%) = \frac{(V_0 - V) \times T \times F \times W}{W \times 标示量} \times 100\%$$

式中：V 为供试品消耗滴定液的体积；V_0 为空白消耗滴定液的体积；T 为滴定度；F 为滴定液的浓度校正因数；W 为供试品的取样量；$\overline{W}$ 为平均片重；标示量为每片中主要成分的理论含量。

例 7 烟酸片的含量测定：取规格为 100mg/片的烟酸片 10 片，精密称定，研细，精密称取适量（约相当于烟酸 0.2g），加新沸过的冷水 50mL，置水浴上加热，并时时振摇使烟酸溶解后，放冷至室温，加酚酞指示液 3 滴，用氢氧化钠滴定液（0.1mol/L）滴定。每 1mL 氢氧化钠滴定液（0.1mol/L）相当于 12.31mg 的 $C_6H_5NO_2$。《中国药典》规定本品含烟酸应为标示量的 95%～105%。已知称取的片粉为 0.2395g，10 片的总重量为 1.2450g，滴定时消耗氢氧化钠滴定液（0.101 2mol/L）的体积为 15.92mL，判断本品含量是否符合规定。

解：

$$标示量(\%) = \frac{V \times T \times F \times \overline{W}}{W \times 标示量} \times 100\%$$

$$= \frac{15.92 \times 12.31 \times \dfrac{0.101\,2}{0.1} \times \dfrac{1.245\,0}{10}}{0.239\,5 \times 100} \times 100\%$$

$$= 103.1\%$$

答：本品含量符合规定。

（2）紫外-可见分光光度法

1）对照品比较法

$$标示量(\%) = \frac{A_X \times C_R \times V \times n \times \overline{W}}{A_R \times W \times 标示量} \times 100\%$$

式中：A_X 为供试品吸光度；A_R 为对照品吸光度；C_R 为对照品溶液的浓度；V 为供试品初始溶解体积；n 为供试品溶液的稀释倍数；W 为供试品的取样量；$\overline{W}$ 为平均片重；标示量为每片中主要成分的理论含量。

2）吸收系数法

$$标示量(\%) = \frac{A \times V \times n \times \overline{W}}{E_{1cm}^{1\%} \times l \times 100 \times W \times 标示量} \times 100\%$$

式中：A 为供试品吸光度；$E_{1cm}^{1\%}$ 为百分吸收系数；V 为供试品初始溶解体积；n 为供试品溶液的稀释倍数；l 为液层厚度（cm）；W 为供试品的取样量；$\overline{W}$ 为平均片重；标示量为每片中主要成分的理论含量。

例 8 维生素 B_2 片的含量测定：取规格为 10mg/片的维生素 B_2 片 20 片，精密称定为 0.259 3g，研细，精密称取片粉 0.011 7g，置 1 000mL 量瓶中，加冰醋酸 5mL 与水 100mL，置水浴上加热 1 小时，并时时振摇使维生素 B_2 溶解，加水稀释，放冷后，加 4%氢氧化钠溶液 30mL，并用水稀释至刻度，摇匀，滤过；取续滤液，照紫外-可见分光光度法，在 444nm 的波长处测定吸光度为 0.325，按 $C_{17}H_{20}N_4O_6$ 的吸收系数（$E_{1cm}^{1\%}$）为 323 计算含量。药典规定本品为标示量的 90.0%~110.0%。判断本品含量是否符合规定。

解：

$$标示量(\%) = \frac{A \times V \times n \times \overline{W}}{E_{1cm}^{1\%} \times l \times 100 \times W \times 标示量} \times 100\%$$

$$= \frac{0.325 \times 1\,000 \times 1 \times \dfrac{0.259\,3}{20}}{323 \times 1 \times 100 \times 0.011\,7 \times 10 \times 10^{-3}} \times 100\%$$

$$= 111.5\%$$

答：本品含量不符合规定。

（3）色谱法

1）外标法

$$标示量(\%) = \frac{A_X \times C_R \times V \times n \times \overline{W}}{A_R \times W \times 标示量} \times 100\%$$

式中：A_X 为供试品主峰的峰面积；A_R 为对照品的峰面积；C_R 为对照品溶液的浓度；V 为供试品初始溶解体积；n 为供试品溶液的稀释倍数；W 为供试品的取样量；$\overline{W}$ 为平均片重；标示量为每片中主要成分的理论含量。

2）内标法

$$标示量(\%) = \frac{f \times \dfrac{A_x}{A'_s / C'_s} \times V \times n \times \overline{W}}{W \times 标示量} \times 100\%$$

式中：f 为校正因子；A_X 为供试品的峰面积；A'_s 为内标物的峰面积；C_s' 为内标物质的浓度；V 为供试品初始溶解体积；n 为供试品溶液的稀释倍数；W 为供试品的取样量；$\overline{W}$ 为平均片重；标示量为每片中主要成分的理论含量。

例 9 阿司匹林片的含量测定：取规格为 0.3g/片的阿司匹林片 20 片，精密称定为 6.764g，充分研细，精密称取细粉 11.9mg，置 100mL 量瓶中，用 1%冰醋酸的甲醇溶液强烈振摇使溶解，并用 1%冰醋酸的甲醇溶液稀释至刻度，摇匀，用有机相滤膜滤过，精密量取续滤液 $10\mu l$，注入液相色谱仪，测得主峰峰面积为 125 849；另精密称取阿司匹林对照品 21.8mg，置 200mL 量瓶中，用 1% 冰醋酸的甲醇溶液强烈振摇使溶解，并用 1% 冰醋酸的甲醇稀释到刻度，摇匀，精密量取续滤液 $10\mu l$，注入液相色谱仪，测得主峰峰面积为 132 036。计算阿司匹林片的含量。

解：

$$标示量(\%) = \frac{A_X \times C_R \times V \times n \times \overline{W}}{A_R \times W \times 标示量} \times 100\%$$

$$= \frac{125\ 849 \times 0.109 \times 100 \times 1 \times \dfrac{6.764\ 0}{20}}{132\ 036 \times 11.9 \times 0.3} \times 100\%$$

$$= 98.4\%$$

2. 注射液的含量计算

$$标示量(\%) = \frac{每毫升实测含量}{标示量} \times 100\% = \frac{\dfrac{测定量}{供试品量(mL)}}{标示量} \times 100\%$$

（1）容量分析法

1）直接滴定法

$$标示量(\%) = \frac{V \times T \times F}{V_S \times 标示量} \times 100\%$$

式中：V 为供试品消耗滴定液的体积；T 为滴定度；F 为滴定液的浓度校正因数；V_S 为供试品的取样体积；标示量为每毫升供试品中主要成分的理论含量。

2）剩余滴定法

$$标示量(\%) = \frac{(V_0 - V) \times T \times F}{V_S \times 标示量} \times 100\%$$

式中：V 为供试品消耗滴定液的体积；V_0 为空白消耗滴定液的体积；T 为滴定度；F 为滴定液的浓度校正因数；V_S 为供试品的取样体积；标示量为每毫升供试品中主要成分的理论含量。

例 10 维生素 C 注射液（规格 2mL : 0.1g）的含量测定：精密量取本品 4mL，加水 15mL 与丙酮 2mL，摇匀，放置 5 分钟，加稀醋酸 4mL 与淀粉指示液 1mL，用碘滴定液（0.050 18mol/L）滴定，至溶液显蓝色并持续 30 秒钟不褪，消耗 22.06mL。每 1mL 碘滴定液（0.05mol/L）相当于 8.806mg 的 $C_6H_8O_6$。计算维生素 C 注射液的含量。

解：

$$标示量(\%) = \frac{V \times T \times F}{V_S \times 标示量} \times 100\%$$

$$= \frac{22.06 \times 8.806 \times \dfrac{0.050\ 18}{0.05}}{4 \times \dfrac{0.1}{2} \times 10^3} \times 100\%$$

$$= 97.5\%$$

（2）紫外–可见分光光度法

1）对照品比较法

$$标示量(\%) = \frac{A_X \times C_R \times n}{A_R \times 标示量} \times 100\%$$

式中：A_X 为供试品吸光度；A_R 为对照品吸光度；C_R 为对照品溶液的浓度；n 为供试品溶液的稀释倍数；标示量为每毫升供试品中主要成分的理论含量。

2）吸收系数法

$$标示量(\%) = \frac{A \times n}{E_{1cm}^{1\%} \times 1 \times 100 \times 标示量} \times 100\%$$

式中：A 为供试品吸光度；$E_{1cm}^{1\%}$ 为百分吸收系数；n 为供试品溶液的稀释倍数；l 为液层厚度（cm）；标示量为每毫升供试品中主要成分的理论含量。

例 11 维生素 B_{12} 注射液（规格 1mL：0.5mg）的含量测定：精密量取本品 5ml，置 100mL 量瓶中，加蒸馏水稀释至刻度，混匀，照分光光度法，在 361nm 波长处吸收度为 0.542，按吸收系数（$E_{1cm}^{1\%}$）为 207 计算维生素 B_{12} 注射液的含量。

解：

$$标示量(\%) = \frac{A \times n}{E_{1cm}^{1\%} \times l \times 100 \times 标示量} \times 100\%$$

$$= \frac{0.542 \times \frac{100}{5}}{207 \times 1 \times 100 \times 0.5 \times 10^{-3}} \times 100\%$$

$$= 104.7\%$$

（3）色谱法

1）外标法

$$标示量(\%) = \frac{A_X \times C_R \times n}{A_R \times 标示量} \times 100\%$$

式中：A_X 为供试品主峰的峰面积；A_R 为对照品的峰面积；C_R 为对照品溶液的浓度；n 为供试品溶液的稀释倍数；标示量为每片中主要成分的理论含量。

2）内标法

$$标示量(\%) = \frac{f \times \dfrac{A_x}{A'_s / C'_s} \times n}{标示量} \times 100\%$$

式中：f 为校正因子；A_x 为供试品的峰面积；A'_s 为内标物的峰面积；C'_s 为内标物质的浓度；n 为供试品溶液的稀释倍数；标示量为每片中主要成分的理论含量。

例 12 盐酸可乐定注射液（规格 1mL：0.15mg）的含量测定：精密量取本品 2mL，置 100mL 量瓶中，加流动相稀释至刻度，摇匀，精密量取 50μl，注入液相色谱仪，测得主峰峰面积为 589 413；精密称取盐酸可乐定对照品 16mg，置 50mL 量瓶中，加流动相溶解并稀释至刻度，摇匀，精密量取 1mL，置 100mL 量瓶中，加流动相稀释至刻度，摇匀，同法测得主峰峰面积为 600 058。计算盐酸可乐定注射液的含量。

解：

$$标示量(\%) = \frac{A_X \times C_R \times n}{A_R \times 标示量} \times 100\%$$

$$= \frac{589\,413 \times 0.003\,2 \times \frac{100}{2}}{600\,058 \times 0.15} \times 100\%$$

$$= 104.8\%$$

本章小结

本章详细介绍药品含量测定的各种方法及含量的计算方法。通过理论的讲授、例题的讲解以及课后习题的训练，让学生掌握容量分析法、紫外–可见分光光度法及高效液相色谱法在药物含量测定中的应用及计算方法；使学生明白药品检验中定量的概念，并树立起药品"定量"的意识。

复习思考题

一、简答题

1. 简述含量测定方法选择的基本原则？

2. 原料药与制剂含量测定结果表示方法有什么不同？

3. 在色谱法测定药物的含量时，为什么要做系统适用性试验？该试验包括哪些内容？

二、计算题

1. 取司可巴比妥钠胶囊（标示量为 0.1g）20 粒，除去胶囊后测得内容物总重为 3.187g，称取 0.1528g，按药典规定用溴量法测定含量。加入溴滴定液（0.05mol/L）25mL，剩余的溴加入适量碘化钾置换后，用硫代硫酸钠滴定液（0.101 8mol/L）滴至终点时用去 17.36mL，空白试验用去硫代硫酸钠滴定液 24.96mL。按每 1mL 溴滴定液（0.05mol/L）相当于 13.01mg 的 $C_{12}H_{17}N_2O_3Na$，计算司可巴比妥钠胶囊的含量。（105%）

2. 精密称取硫酸沙丁胺醇 0.403 2g，加冰醋酸 10mL，微热使溶解，放冷，加醋酐 15mL 和结晶紫指示液 1 滴，用高氯酸滴定液（0.1mol/L）滴定至溶液显蓝绿色，并将滴定结果用空白试验校正。消耗高氯酸滴定液（0.105 9mol/L）6.65ml，空白消耗 0.1mL，每 1mL 的高氯酸滴定液（0.1mol/L）相当于 57.67mg 的 $(C_{13}H_{21}NO_3)_2 \cdot H_2SO_4$。求本品的百分含量。（99.2%）

3. 称取盐酸普鲁卡因供试品 0.632 9g，用亚硝酸钠滴定液（0.100 3mol/L）滴定至终点时，消耗亚硝酸钠滴定液（0.1mol/L）22.67ml，已知每 1mL 亚硝酸钠滴定液（0.1mol/L）相当于 27.8mg 的盐酸普鲁卡因，求本品的含量。（99.9%）

4. 醋酸氢化可的松注射液（规格 5mL：125mg）的含量测定：取本品，摇匀，精密量取 2mL，置 100mL 量瓶中，加无水乙醇稀释至刻度，摇匀，精密量取 2ml，置另一 100mL 量瓶中，加无水乙醇稀释至刻度，摇匀，照分光光度法在 241nm 波长处测得吸收度为 0.405，按 $C_{23}H_{32}O_6$ 的吸收系数（$E_{1cm}^{1\%}$）为 395 计算。计算本品的含量。（102.5%）

5. 格列吡嗪片（规格为 5mg/片）的含量测定：取本品 20 片，精密称定，重 4.182g，研细，精密称取片粉 0.1098g，置 100mL 量瓶中，加磷酸盐缓冲液（pH7.4）适量，置水浴中加热 10 分钟，充分振摇使格列吡嗪溶解，放冷至室温，加磷酸盐缓冲溶液（pH7.4）稀释至刻度，摇匀，滤过，取续滤液作为供试品溶液；另精密称取格列吡嗪对照品 23.6mg，置 100mL 量瓶中，加磷酸盐缓冲液（pH7.4）适量，置水浴中加热 10 分钟，充分振摇使格列吡嗪溶解，放冷至室温，加磷酸盐缓冲溶液（pH7.4）稀释至刻度，摇匀，精密量取 5mL，置 50mL 量瓶中，加磷酸盐缓冲溶液（pH7.4）稀释至刻度，作为对照品溶液。取上述两种溶液，照分光光度法，在 275nm 的波长处分别测定吸光度为 0.586、0.569，计算本品的含量。（92.6%）

6. 盐酸氯丙嗪片（规格为 25mg/片）的含量测定：取本品 10 片，去糖衣后精密称定，重 0.526 0g，研细，称取片粉 0.021 8g，置 100mL 量瓶中，加盐酸溶液（9→1 000）70mL，振摇使盐酸氯丙嗪溶解，用溶剂稀释至刻度，摇匀，滤过，精密量取续滤液 5ml，置 100ml 量瓶中，加溶剂稀释至刻度，摇匀，

于 254nm 波长处测定吸光度为 0.462，按吸收系数为 915 计算本品的含量。（97.5%）

　　7. 尼麦角林片（规格为 10mg/片）的含量测定：取本品 20 片，精密称定，重 1.408 6g，研细，精密称取片粉 0.142 8g，置 100mL 量瓶中，加乙腈适量，超声处理 30 分钟，使尼麦角林溶解，加乙腈稀释至刻度，摇匀，滤过，精密量取续液 20μl 注入液相色谱仪，测得主峰峰面积为 950 974。另精密称取尼麦角林对照品 19.5mg，置 100mL 量瓶中，加乙腈适量，超声处理 30 分钟，使尼麦角林溶解，加乙腈稀释至刻度，同法测得主峰峰面积为 932 564，计算尼麦角林片的含量。（98.1%）

第六章　药物制剂分析

 本章要点

药物制剂分析是利用物理、化学或生物测定的方法对不同剂型的药物进行检验分析，以确定其是否符合质量标准的规定要求。

虽然制剂的质量标准也包括形状、鉴别、检查、含量测定等项目，但在分析的内容、方法、标准要求等方面与原料药物有很大的区别，更为复杂。药物制剂是由原料药物和适宜的辅料通过一定的生产工艺制备而成，制剂的合格与否不仅与原料药物、辅料的质量有关，还与制剂工艺对药物的影响密切相关。药物制剂分析是药物分析的重要组成部分。

本章主要介绍在临床常用的剂型片剂、胶囊剂、颗粒剂、注射剂及复方制剂的质量分析。

 学习目标

- 掌握片剂、注射剂检查的常规项目和方法。
- 熟悉胶囊剂、颗粒剂检查的常规项目和方法。
- 熟悉制剂分析的特点，片剂、注射剂常见辅料的干扰及消除方法。
- 了解复方制剂的分析。

 能力目标

- 掌握检查片剂的重量差异、崩解时限、含量均匀度和溶出度，正确记录数据，判断实验结果。
- 掌握注射剂的常规检查，记录数据并判断实验结果。

第一节　药物制剂分析的特点

为了防治与诊断疾病的需要，更好地发挥药物的作用，药物在临床应用时，必须制成各种剂型，如片剂、胶囊剂、颗粒剂、注射剂等，目的是保证药物用法和用量的准确，增加药物稳定性，便于服用、储存和运输。药物制剂分析是药物分析的重要组成部分。

药物制剂是由原料药物和适宜的辅料通过一定的生产工艺制备而成，制剂的合格与否不仅与原料药物、辅料的质量有关，还与制剂工艺对药物的影响密切相关。虽然制剂的质量标准也包括形状、鉴别、检查、含量测定等项目，但在分析的内容、方法、标准要求等方面与原料药物有很大的区别，更为复杂。

《中国药典》（2020 年版）第四部制剂通则中收载了药物制剂 38 种，如片剂、胶囊剂、注射剂、栓剂、酊剂、软膏剂（乳膏剂、糊剂）、眼用制剂、丸剂、植入剂、糖浆剂、气雾剂（粉雾剂、喷雾剂）、膜剂、颗粒剂、口服溶液剂（口服混悬剂、口服乳剂）、散剂、耳用制剂、鼻用制剂、洗剂（冲洗剂、灌肠剂）、搽剂（涂剂、涂膜剂）、凝胶剂、贴剂等。

在药物制剂的生产过程中，通常要加入附加剂如淀粉、硬脂酸镁、蔗糖、乳糖等，这些成分的存在影响主要的测定，不同剂型的工艺要求也不一样。所以药物制剂的分析有自己的特点，主要可以通过以下几个方面来分析。

一、制剂分析的复杂性

制剂的质量标准在制定过程中，除需分析药物的各种理化性质外，分析方法与原料药的分析具有复杂性的特点。主要考虑在以下几个方面的因素。

1. 制剂中共存成分对分析方法的影响

制剂是混合物，除主药外，还含有各种附加剂，如赋形剂、黏合剂、稀释剂、抗氧剂、助溶剂等。附加剂的存在会干扰药物的鉴别和含量测定方法。如何消除附加剂的干扰，是制定制剂分析方法必须考虑的问题。而对于含两种以上主药成分的复方制剂，还要考虑不同主药成分彼此之间的干扰情况。

2. 制剂中药物的含量对分析方法的影响

原料药的含量测定，首先考虑分析方法的准确度和精密度，多选择以常量分析为主的容量分析方法。而对一定比例存在于制剂中的主药而言，含量较低，对分析方法的灵敏度和专属性的要求更高，需要重点考察方法的检测限、定量限等因素。首选的往往是仪器分析方法。

3. 制剂产品质量对药品药效发挥的影响

药物的制剂，是主药和辅料通过工业化过程生产出来的，产品的物理性质、存在形态等技术指标直接影响使用过程中主药的释放和吸收，干扰药物临床的疗效。所以，还应对制剂产品的成形性进行必要的分析。

二、制剂分析的侧重性

制剂分析与原料药的分析相同，也主要包括性状、鉴别、检查和含量测定四个方面。但是在一些方面的分析侧重点不一样。

1. 制剂的杂质检查

制剂是用符合药用规格的原料药并按照一定的生产工艺制备而成的，故制剂的杂质检查不需要重复原料药的检查项目，主要是检查制剂在制备过程或贮存过程中可能产生的杂质。但降解产物与原料药杂质一致时，亦需重复检查原料药的杂质检查项目。如阿司匹林片，在原料药中已检查了游离水杨酸，但由于阿司匹林在制备片剂的过程中极易水解，因此，片剂中仍需检查水杨酸，只是要求不同，原料中水杨酸的限量为0.1%，而片剂中水杨酸的限量为0.3%。

2. 制剂的含量测定

通常有以下几种情况：首先，主药的含量大，无附加成分的存在，或有附加成分存在，但其不干扰或干扰可以忽略不计时，一般可直接采用与原料药相同的方法测定，如用亚硝酸钠法测定注射用盐酸普鲁卡因，又如用配位滴定法测定葡萄糖酸钙片和注射液；其次，附加成分对测定成分有干扰，排除干扰后仍采用与原料药相同的方法测定，如输血用枸橼酸钠注射液，可预先将水除尽后，再采用与原料药相同的非水溶液滴定法测定；再次，考虑到附加成分的干扰和主药含量的多少等问题，选用与原料药不同的方法进行测定，如硫酸阿托品原料药采用非水溶液滴定法测定，而其片剂和注射液则用酸性染料比色法测定。总之，对同种药物而言，制剂的含量测定方法与原料药有时不一定相同，对同种药物的不同制剂测定方法也不一定相同。

3. 制剂的其他检查项目

制剂的检查项目比原料药多，《中国药典》（2020年版）在制剂的检查项下，除杂质的检查外，还在第四部"制剂通则"的每一种剂型项下，规定了一些检查项目，如片剂规定检查重量差异、崩解时限等；注射剂规定检查装量差异、不溶性微粒等；对小剂量片剂或胶囊剂，需检查含量均匀度、溶出度等；对缓释、控释及肠溶制剂，则规定检查释放度等，以此保证药物制剂的稳定性、均一性和有效性。

三、制剂含量限度的表示方法

制剂的含量限度范围，是根据主药含量、测定方法、可能产生的偏差制订的，其表示方法与原料药不同。原料药的含量限度是以百分含量表示的，一般表示为含原料药不得少于百分之多少。有时原料药也规定上限：如呋喃妥英规定按干燥品计算含量应为 98.0%~102.0%，其上限是指用最新质量标准规定的分析方法测定时可能达到的数值，为标准规定的限度或允许偏差，并非真实含量。如未规定上限，系指不超过 101.0%。

制剂的含量测定是以标示量的百分比表示。标示量是指单位药品中所含主药的理论值（制剂的规定值），如异烟肼片的规格为 50mg、100mg、300mg，表示每片异烟肼中含纯异烟肼的理论值分别为 50mg、100mg、300mg，即标示量分别为 50mg、100mg、300mg。标示百分含量即单位药品的实际含量与标示量的比值。

$$标示量（\%）= \frac{实际含量}{标示量} \times 100\%$$

以片剂为例，标示量（%）：

$$标示量（\%）= \frac{每片实际含量}{标示量} \times 100\% = \frac{\dfrac{W_{测得量}}{W_{称样量}} \times 平均片重}{标示量} \times 100\%$$

当制剂中主药含量与标示量相等时，其标示百分含量为 100.0%。若计算结果在规定范围内，即可判定含量符合标准。

第二节 片剂分析

片剂是指药物与适宜的辅料混合，通过制剂技术压制而成的圆片状或异形片状的固体制剂。《中国药典》（2020 年版）规定，片剂以口服普通片为主，另有含片、舌下片、口腔贴片、咀嚼片、分散片、可溶片、泡腾片、阴道片、阴道泡腾片、缓释片、控释片、肠溶片与口崩片等，中药还有浸膏片、半浸膏片和全粉片等。

一、片剂的组成

片剂除主要成分之外，还有一些辅料（赋形剂）。一般是淀粉、糖粉、碳酸钙、硫酸钙以及少量的硬脂酸镁、滑石粉等。由于辅料存在，常干扰主药的含量测定，但主药含量大时，可以采用直接测定法，因它不受辅料影响，或影响可以忽略不计。

例如：药典中，酸碱滴定法测定阿司匹林、谷氨酸，碘量法测定安乃近片，亚硝酸钠法测定磺胺类药物的片剂，都不需要分离辅料，而直接进行滴定。

二、片剂的分析步骤

片剂的分析步骤包括外观及性状（如色泽、臭味等）检查、鉴别、常规检查及杂质检查与含量测定。

1. 外观观察

包括外观色泽、臭、味等物理性状；片剂在生产与贮存期间，其性状要求为：外观应完整光洁、色泽均匀，有适宜的硬度和耐磨性，非包衣片应符合片剂脆碎度检查法的要求。

2. 鉴别

鉴别药品的真伪；片剂的鉴别是已知物的确证试验。一般选用专属性强、附加成分无干扰或易于消除干扰的化学鉴别试验。利用化学反应的外部特征（溶液颜色的改变，沉淀的生成或溶解，产生气体或荧光等）做鉴别试验。片剂鉴别一般不采用红外吸收图谱法，是因为片剂中提纯主药比较复杂。但也有例外，棕榈酸氯霉素、螺内酯片等。

具体的鉴别方法有如果附加成分无干扰，直接鉴别；也可以将片剂中的不溶性辅料滤过或离心沉淀，取滤液或上清液进行鉴别；必要时用有机溶剂提取主药后进行鉴别。

3. 检查

检查片剂在生产过程和贮藏过程中的杂质检查、常规片剂剂型检查（如硬度等）、微生物检查（如细菌、霉菌数及活螨检查）。

（1）杂质检查　参照《中国药典》（2020 年版）第四部进行，并应符合规定。

（2）片剂的常规检查

片剂的常规检查项目，可分为通用规定和特别规定项目，检查方法及要求均收载在《中国药典》（2020 年版）第四部中，通过常规检查项目，保证制剂使用的有效性和安全性。

《中国药典》（2020 年版）规定片剂相应的常规检查包括：重量差异、含量均匀度、崩解时限检查、发泡量检查、微生物限度检查等。

不同类别片剂的检查项目见表 6-1。

表 6-1　片剂的检查项目

片剂类型		重量差异	含量均匀度	崩解时限	溶出度（释放度融度时限）	其　他
普通片	素片			15 分钟	按各品种项下规定检查	
	糖衣片	包衣前检查		检查，1 小时		
	薄膜衣片	包衣后检查		检查，30 分钟		
含片		检查		检查，不应在 10 分钟内全部崩解或溶化	按各品种项下规定检查	
舌下片		检查		检查，5 分钟	按各品种项下规定检查	
口腔含片		检查			溶出度或释放度	
咀嚼片		检查			按各品种项下规定检查	硬度
分散片		检查	每一个单剂标示量小于 25mg 或主药含量小于每一个单剂重量 25% 者		溶出度	分散均匀度
可溶片		检查		检查，3 分钟	按各品种项下规定检查	
泡腾片		检查		检查	按各品种项下规定检查	
阴道片		检查			融度时限	
阴道泡腾片		检查			按各品种项下规定检查	发泡量检查
缓释片		检查			释放度	
控释片		检查			释放度	
肠溶片		检查		检查	释放度	
口崩片		检查		60 秒	按各品种项下规定检查	
中药薄膜衣片		检查		1 小时	按各品种项下规定检查	
中药浸膏片		检查		1 小时		
半浸膏片		检查		1 小时		
全粉片		检查		30 分钟		

糖衣片的片芯应检查重量差异并符合规定，包糖衣后不再检查重量差异。薄膜衣片应在包薄膜衣后检查重量差异并符合规定。

凡规定检查含量均匀度的片剂，一般不再进行重量差异检查，凡规定检查溶出度、释放度或分散均匀性的制剂，不再检查崩解时限。

①重量差异检查法

片剂在生产过程中，因颗粒的均匀度、流动性、工艺、生产设备等原因，会引起片剂之间的重量存在一定的偏差，如果超过或者少于限量，难以保证临床用药的准确剂量，因此要对片剂进行重量差异检查。

重量差异系指以称重法测定每片的片重与平均片重之间的差异程度。片剂重量差异的限度，应符合表6-2的有关规定。

表6-2　片剂重量差异限度

平均片重或标示片重	重量差异限度
0.3g以下	±7.5%
0.3g及0.3g以上	±5%

检查方法　取药片20片，精密称取总重量，再分别精密称取各片的重量。将每片重量与平均片重相比较（凡无含量测定的片剂，每片重量应与标示量片重比较），超出重量差异限度的药片不得多于2片，并不得有1片超出限度的1倍。

糖衣片的片芯应检查重量差异并符合规定，包糖衣后不再检查重量差异。薄膜衣片应在包薄膜衣后检查重量差异并符合规定。

注意事项：

a. 应戴手套或指套或应用平头镊子拿取片剂，勿用手直接接触供试品；

b. 易吸潮的供试品需置于密闭的称量瓶中，尽快称量；

②崩解时限检查　崩解时限系指固体制剂在规定的检查方法和液体介质中，崩解溶散到小于2.0mm粉粒（或溶化、软化）所需的时间。不仅片剂，胶囊或滴丸剂亦需进行崩解时限检查。

检查方法　采用升降式崩解仪来进行崩解时限检查，检查时将吊篮通过上端的不锈钢轴悬挂于金属支架上，浸入1 000mL烧杯中，并调节水位的高度使吊篮上升时筛网在水面下15mm处，下降时筛网距烧杯底部25mm，烧杯内盛有温度为37℃±1℃的水。除另有规定外，取药片6片，分别置于上述吊篮的玻璃管中，每管各加1片挡板，按上述规定检查，均应在15分钟内全部溶化或崩解成碎粒，并通过筛网。如残存有小颗粒不能全部通过筛网时，应另取6片复试，均应符合规定。

中药浸膏片、半浸膏片和全粉片，按上述装置，每管加挡板1块，启动崩解仪进行检查，全粉片各片均应在30分钟内全部崩解；浸膏（半浸膏）片各片均应在1小时内全部崩解。如果供试品黏附挡板，应另取6片，不加挡板按上述方法检查，应符合规定。

中药薄膜衣片，则每管加挡1块，各片均应在1小时内全部崩解，如果供试品黏附挡板，应另取6片，不加挡板按上述方法检查，应符合规定。如有1片不能完全崩解，应另取6片复试，均应符合规定。

《中国药典》（2020年版）对不同片剂类型崩解时限检查的规定见表6-3。

表6-3 不同片剂类型崩解时限检查

片剂类型	崩解介质	崩解温度	时间限度（分钟）
素片	水		15
薄膜衣片	水或盐酸溶液（9→1 000）		30
糖衣片	水		60
肠溶衣片	盐酸溶液（9→1 000）		120（无裂缝、崩解或软化想象）
	磷酸盐缓冲液（pH6.8）		60
含片	水		10
舌下片	水		5
结肠定位肠溶片	磷酸盐缓冲液（pH6.8以下）		不释放或不崩解
	磷酸盐缓冲液（pH7.5~8.0）		60
可溶片	水	20℃±5℃	3
泡腾片	水（体积200mL）	20℃±5℃	当片剂或碎片周围的气体停止逸出时，片剂应溶解或分散在水中，无聚集的颗粒剩留
口崩片	水		60s

注意事项：

a. 凡规定检查溶出度、稀释度或融变时限的片剂，可不进行崩解时限检查。

b. 在测定时加入的挡板，应使挡板的V形槽呈正方向。

c. 阴道片需做融变时限检查，阴道泡腾片需做发泡量检查，分散片需做分散均匀性检查。

③溶出度与释放度检查 溶出度系指活性药物从片剂、胶囊剂或颗粒剂等普通制剂在规定条件下溶出的速率和程度，在缓释制剂、控释制剂、肠溶制剂及透皮贴剂等制剂中也称释放度。

《中国药典》（2020年版）规定溶出度与释放度测定方法有五种：转篮法、浆法、小杯法、浆碟法和转筒法。小杯法适用于测定小剂量制剂的溶出度。

凡规定检查溶出度的制剂，可不再进行崩解时限检查。

溶出度检查方法 测定时将某种固体制剂的一定量置于溶出仪的吊篮（或烧杯）中，37±0.5℃恒温下，在规定的转速、介质中依法检查，在规定的时间内测定其溶出的量。具体装置与操作法参见《中国药典》（2020年版）第四部。

结果判断

普通制剂 符合下述条件之一者，可判为符合规定：

a. 6片（粒、袋）中，每片（粒、袋）的溶出量按标示量计算，均不低于规定限度（Q）；

b. 6片（粒、袋）中，如有1~2片（粒、袋）低于Q，但不低于Q-10%，且其平均溶出量不低于Q；

c. 6片（粒、袋）中，有1~2片（粒、袋）低于Q，其中仅有1片（粒、袋）低于Q-10%，但不低于Q-20%，且其平均溶出量不低于Q时，应另取6片（粒、袋）复试；初、复试的12片（粒、袋）中有1~3片（粒、袋）低于Q，其中仅有1片（粒、袋）低于Q-10%但不低于Q-20%，且其平均溶出量不低于Q。

以上结果判断中所示的10%、20%是指相对于标示量的百分率（%）。

释放度检查方法照溶出度测定项下进行，但至少采用三个时间取样，在规定取样时间点，吸取溶液样品适量，微孔滤膜过滤后，及时补充相同体积和温度的溶出介质，照各药品项下规定方法测定，计算每片的释放量。

结果判断：

缓释制剂或控释制剂除另有规定外，符合下述条件之一者，可判为符合规定：

a. 6 片（粒）中，每片（粒）在每个时间点测得的溶出量按标示量计算，均未超出规定范围；

b. 6 片（粒）中，在每个时间点测得的溶出量，如有 1~2 片（粒）超出规定范围，但未超出规定范围的 10%，且在每个时间点测得的平均溶出量未超出规定范围；

c. 6 片（粒）中，在每个时间点测得的溶出量，如有 1~2 片（粒）超出规定范围，其中仅有 1 片（粒）超出规定范围的 10%，但未超出规定范围的 20%，且其平均溶出量未超出规定范围，应另取 6 片（粒）复试；初、复试的 12 片（粒）中，在每个时间点测得的溶出量，如有 1~3 片（粒）超出规定范围，其中仅有 1 片（粒）超出规定范围的 10%，但未超出规定范围的 20%，且其平均溶出量未超出规定范围。

以上结果判断中所示超出规定范围的 10%、20% 是指相对于标示量的百分率（%），其中超出规定范围 10% 是指每个时间点测得的溶出量不低于低限的 -10%，或不超过高限的 +10%；每个时间点测得的溶出量应包括最终时间测得的溶出量。

透皮贴剂除另有规定外，同缓释制剂或控释制剂。

注意事项：

a. 除另有规定外，限度 Q 为标示量的 70%；

b. 应按照具体药品项下规定的取样时间取样，自六杯中完成取样的时间应在 1 分钟内；

c. 测定时，除另有规定外，每个溶出杯中只允许投入供试品 1 片，不得多投；

d. 溶出介质应当新鲜制备且进行脱气处理，尤其是转篮法测定时。还应注意转篮的放置位置，如果溶出介质为缓冲液，还需调整 pH 时，一般调至规定 pH±0.5 之内；

e. 溶出介质的体积与规定体积的偏差应不超过 ±1%，溶出介质的温度应为 37℃±0.5℃。

④含量均匀度检查 含量均匀度系指小剂量口服固体制剂、气雾剂或注射用无菌粉末中的含量偏离标示量的程度。除另有规定外，片剂中每片标示量不大于 25mg 或主药含量不大于每片重量 25% 者，均应检查含量均匀度。

凡检查含量均匀度的制剂，一般不再检查重量差异，当全部主成分均进行含量均匀度检查时，复方制剂一般亦不再检查重（装）量差异。

检查方法 取供试品 10 片，照各药物项下规定的方法，分别测定每片以标示量为 100 的相对含量 X，求其均值 $\bar{X}$ 和标准差 S 以及标示量与均值之差的绝对值 A（$A = |100 - \bar{X}|$）。

$$S = \sqrt{\frac{\sum_{i=1}^{n}(x_1 - \bar{x})^2}{n - 1}}$$

结果判断：

a. $A+2.2S \leq L$，即供试品的含量均匀度符合规定；

b. 若 $A+S > L$，则不符合规定；

c. $A+2.2S > L$，且 $A+S \leq L$，则应另取 20 片复试。根据初、复试结果，计算 30 个单剂的均值 $\bar{X}$、标准差 S 和标示量与均值之差的绝对值 A，然后按下述公式计算并判定。当 $A \leq 0.25L$ 时，若 $A^2+S^2 \leq 0.25L^2$，则供试品的含量均匀度符合规定；若 $A^2+S^2 > 0.25L^2$ 则不符合规定。当 $A > 0.25L$ 时，若 $A+1.7S \leq L$，则供试品的含量均匀度符合规定；若 $A+1.7S > L$，则不符合规定；

d. 上述公式中 L 为规定值。除另有规定外，$L=15.0$；单剂量包装的口服混悬液、内充非均相溶液的软胶囊、胶囊型或泡囊型粉雾剂、单剂量包装的眼用、耳用、鼻用混悬剂、固体或半固体制剂 $L=20$；

透皮贴剂、栓剂 $L=25$。如该品种项下规定含量均匀度的限度为 $\pm20\%$ 或其他数值时，$L=20$ 或其他相应的数值；

e. 当各品种正文项下含量限度规定的上下限的平均值（T）大于 100（%）时，若 $\overline{X}<100$，则 $A=100-\overline{X}$；若 $100\leq\overline{X}\leq T$，则 $A=0$；若 $\overline{X}>T$，则 $A=\overline{X}-T$ 同上法计算，判定结果，即得。当 $T<100$（%）时，应在各品种正文中规定 A 的计算方法。

4. 含量测定

判断是否符合药品质量标准。

（1）取样方法

一般取片剂 20 片，精密称定重量，计算平均片重（可用于重量差异限度检查项），再将 20 片研细，精密称定适量，按规定方法测定含量。

（2）含量测定方法

①直接测定

赋形剂在片剂中的存在，对主药无影响，或主药含量较大，影响因素很小，可以忽略不计，则可采用直接测定方法。如：碘量法测定安乃近片。

②赋形剂的干扰及排除

赋形剂的存在对主药测定有干扰时，应根据它们的性质和特点设法排除。

a. 糖类的干扰及排除

赋形剂中如含有淀粉、糊精、蔗糖、乳糖，它们经水解后均能产生葡萄糖，葡萄糖为醛糖，可以被氧化剂氧化成葡萄糖酸。

为了排除强氧化剂（如高锰酸钾）在测定主药含量时的干扰，一般采用氧化性较低的氧化剂（如硫酸铈）作滴定剂。如硫酸亚铁片、富马酸亚铁片含量测定。

b. 硬脂酸镁的干扰及排除

硬脂酸镁的镁离子对络合滴定有干扰，在非水滴定中，一般影响较小，但当主药含量较少时，而硬脂酸的量较多时，就会消耗高氯酸滴定液，使测定结果偏高。消除方法：

- 经有机溶剂提取后排除干扰。
- 添加掩蔽剂排除干扰，一般常用掩蔽剂：草酸、硼酸和酒石酸，其中尤以酒石酸最佳。

c. 滑石粉、淀粉的干扰及排除

赋形剂中如含有滑石粉、淀粉，因在水中不易溶解，而使溶液混浊，所以对比色法、比浊法、比旋度法都有影响，采用溶解滤除法或提取容量法除去干扰。

d. 硫酸钙、碳酸钙的干扰及排除

由于钙离子的存在，在络合滴定测定含量时会有干扰，采用方法一般加入掩蔽剂或分离除去，或改用其他方法。

第三节　胶囊剂分析

一、胶囊剂的组成

胶囊剂系指将药物填装于空心硬质胶囊中或密封于弹性软质胶囊中而制成的固体制剂，构成上述空心硬质胶囊壳或弹性软质胶囊壳的材料是明胶、甘油、水以及其他的药用材料，但各成分的比例不尽相同，制备方法也不同。胶囊剂的内容物主要有药物与稀释剂、助流剂、润滑剂、崩解剂和润滑剂等组成。

二、胶囊剂的分析步骤

胶囊剂的分析步骤一般为：性状检查；鉴别试验；检查；含量测定。

胶囊剂应整洁，不得有黏结、变形、渗漏或囊壳破裂现象，并应无异臭。硬胶囊剂的内容物应干燥、松紧适度、混合均匀。

胶囊剂的常规检查项目有装量差异、崩解时限。

1. 装量差异检查

检查方法：除另有规定外，取供试品 20 粒，分别精密称定质量后，倾出内容物（不得损失胶囊），硬胶囊用小刷或其他适宜的用具拭净，软胶囊用乙醚等挥发性溶剂洗净，置通风处使溶剂挥干，再分别精密称定囊壳质量，求出内容物的装量与平均装量。每粒的装量与平均装量相比较，超出装量限度的胶囊不得多于 2 粒，并不得有 1 粒超出限度 1 倍。胶囊剂装量差异限度见表 6-4。

表 6-4　胶囊剂装量差异限度

平均装量	装量差异限度
0.30g 以下	± 10%
0.30g 及 0.30g 以上	± 7.5%（中药±10%）

凡规定检查含量均匀度的胶囊剂，一般不再进行装量差异的检查。

2. 崩解时限检查

胶囊剂的崩解时限检查按片剂的崩解时限法检查，如果胶囊漂浮于液面，可加挡板一块，硬胶囊应在 30 分钟内全部崩解；软胶囊应在 1 小时内全部崩解。软胶囊可改在人工胃液中进行检查。以明胶为基质的软滴丸可改在人工胃液中进行检查。如有 1 粒不能完全崩解，应另取 6 粒复试，均应符合规定。

凡规定检查溶出度或释放度的胶囊剂，可不再进行崩解时限的检查。

此外溶出度、释放度、含量均匀度、微生物限度等应符合规定。检查方法参照片剂项下相关的测定方法进行，不同剂型的胶囊剂检查项目见表 6-5。

表 6-5　胶囊剂检查项目

胶囊类型	装量差异	崩解时限	溶出度（释放度）
硬胶囊	检查	检查，30 分钟内	溶出度
软胶囊（胶丸）	检查	检查，1 小时内	溶出度
缓释制剂	检查		释放度
控释制剂	检查		释放度
肠溶胶囊	检查	盐酸（9→1 000），2 小时	释放度
		磷酸盐 pH=6.8，1 小时	
结肠溶胶囊	检查	盐酸（9→1 000），2 小时	释放度
		磷酸盐 pH=6.8，3 小时	
		磷酸盐 pH=7.8，1 小时	

第四节　颗粒剂分析

一、颗粒剂的组成

颗粒剂系指原料药物与适宜的辅料混合制成具有一定粒度的干燥颗粒状制剂。分为可溶颗粒（通称为颗粒）、混悬颗粒、泡腾颗粒、肠溶颗粒、缓释颗粒、控释颗粒等。主要有药物与稀释剂、吸收剂、润湿剂、黏合剂、矫味剂、泡腾性辅料等组成。

二、颗粒剂的分析步骤

颗粒剂的分析步骤一般为：性状检查；鉴别试验；检查；含量测定。

颗粒剂应干燥，颗粒大小均匀，色泽一致，具有一定硬度，无吸潮、软化、结块、潮解等现象。可溶性颗粒剂用热水冲服时应全部溶化，允许轻微混浊；混悬性颗粒剂应能混悬均匀，并不得有焦屑等异物；泡腾性颗粒剂加水后应立即产生二氧化碳气并呈泡腾状。

颗粒剂的常规检查主要有以下几项：

1. 粒度

除另有规定外，照粒度和粒度分布测定法（通则 0982 第二法双筛分法）测定，不能通过一号筛与能通过五号筛的总和不得超过 15%。

2. 水分

中药颗粒剂照水分测定法（通则 0832）测定，除另有规定外，水分不得超过 8%。

3. 干燥失重

除另有规定外，化学药品和生物制品颗粒剂照干燥失重测定法（通则 0831）测定，于 105℃ 干燥（含糖颗粒应在 80℃减压干燥）至恒重，减失重量不得超过 2%。

4. 溶化性

除另有规定外，取可溶颗粒剂 10g，加热水 200mL，搅拌 5 分钟可溶性颗粒应全部融化或轻微浑浊，但不得有异物。泡腾颗粒剂应取单剂量包装的颗粒 3 袋，分别置盛有 200mL 水的烧杯中，水温为 15～25℃，应迅速产生气体而成泡腾状，5 分钟内 3 袋颗粒均应完全分散或溶解在水中。

颗粒剂按上述方法检查，均不得有异物，中药颗粒还不得有焦屑。混悬颗粒以及已规定检查溶出度或释放度的颗粒剂可不进行溶化性检查。

5. 装量差异

单剂量包装的颗粒剂的装量差异限度应符合规定（见表 6-6）。

表 6-6　颗粒剂的装量差异限度

平均装量或标示装量	限度
1.0g 及 1.0g 以下	± 10%
1.0g 以上至 1.5g	± 8%
1.5g 以上至 6.0g	± 7%
6.0g 以上	± 5%

检查方法：取供试品 10 袋（瓶），除去包装，分别精密称定每袋（瓶）内容物的质量，求出每袋（瓶）内容物的装量与平均装量。每袋（瓶）装量与平均装量比较，凡无含量测定的颗粒剂，每袋（瓶）装量与标示装量比较，超出装量差异限度的颗粒剂不得多于 2 袋（瓶），并不得有 1 袋（瓶）超出

装量差异限度 1 倍。

凡规定检查含量均匀度的颗粒剂，一般不再进行装量差异的检查。

第五节 注射剂分析

注射剂系指原料药物或与适宜的辅料制成的供注入体内的无菌制剂。注射剂可分为注射液、注射用无菌粉末与注射用浓溶液等。注射剂由于其特殊的给药途径，应严格控制其质量，注射剂除应符合一般要求外，供静脉滴注与椎管注射用注射剂还须符合特殊要求。

一、注射剂的组成

除注射用无菌粉末外，注射剂是由原料药溶于溶剂中，配成一定的浓度，经过滤、灌装、灭菌而制成。主要组成包含两部分：一是主药；二是溶剂。注射用的溶剂包括水性溶剂、植物油及其他非水性溶剂等。最常用的水性溶剂为注射用水，亦可用 0.9% 氯化钠或者其他适宜的水溶液。非水溶剂有乙醇、丙二醇、聚乙二醇等溶液。常用的油溶剂为注射用大豆油。

有些注射剂还要添加一些附加剂，如渗透压调节剂、pH 调节剂、增溶剂、助溶剂、抗氧剂、抑菌剂、乳化剂、助悬剂等。

二、注射剂的分析步骤

注射剂在分析时，一般步骤为：性状检查；鉴别试验；检查；含量测定。

《中国药典》（2020 年版）规定：溶液型注射液应澄清；除另有规定外，混悬型注射液中原料药物粒径应控制在 15μm 以下，含 15~20μm（间有个别 20~50μm）者，不应超过 10%，若有可见沉淀，振摇时应容易分散均匀。乳状液型注射液，不得有相分离现象；静脉用乳状液型注射液中 90% 的乳滴粒径应在 1μm 以下，除另有规定外，不得有大于 5μm 的乳滴。除另有规定外，输液应尽可能与血液等渗。

《中国药典》（2020 年版）规定注射剂的常规检查项目包括：装量检查（注射液及注射用浓溶液）、装量差异检查（注射用无菌粉末）、渗透压摩尔浓度、可见异物检查、不溶性微粒检查、无菌检查、中药注射剂有关物质、重金属及有害元素残留量、细菌内毒素或热原检查。

1. 装量

注射液及注射用浓溶液照下述方法检查，应符合规定。

检查法：供试品标示装量不大于 2mL 者，取供试品 5 支（瓶）；2mL 以上至 50mL 者，取供试品 3 支（瓶）。开启时注意避免损失，将内容物分别用相应体积的干燥注射器及注射针头抽尽，然后缓慢连续地注入经标化的量入式量具内（量具的大小应使待测体积至少占其额定体积的 40%），在室温下检视。测定油溶液、乳状液或混悬液时，应先加温（如有必要）摇匀，再用干燥注射器及注射针头抽尽后，同前法操作，放冷（加温时），检视。每支（瓶）的装量均不得少于其标示量。

供试品标示装量为 50mL 以上的照最低装量检查法（通则 0942）检查，应符合规定。

2. 装量差异

适用于注射用无菌粉末的检查。

检查法：取供试品 5 瓶（支），除去标签、铝盖，容器外壁用乙醇洗净，干燥，开启时注意避免玻璃屑等异物落入容器中，分别迅速精密称定；容器为玻璃瓶的注射用无菌粉末，首先小心开启内塞，使容器内外气压平衡，盖紧后精密称定。然后倾出内容物，容器用水或乙醇洗净，在适宜条件下干燥后，再分别精密称定每一容器的重量，求出每瓶（支）的装量与平均装量。每瓶（支）装量与平均装量相比较（如有标示装量，则与标示装量相比较），应符合表 6-7 的规定。如有 1 瓶（支）不符合规定，应另取 10 瓶（支）复试，应符合规定。

表 6-7　注射用无菌粉末装量差异限度

平均装量	装量差异限度
0.05g 以下至 0.05g	± 15%
0.05g 以上至 0.15g	± 10%
0.15g 以上至 0.50g	± 7%
0.50g 以上	± 5%

凡规定检查含量均匀度的注射用无菌粉末，一般不再进行装量差异检查。

3. 渗透压摩尔浓度

生物膜，例如人体的细胞膜或毛细血管壁，一般具有半透膜的性质，溶剂通过半透膜由低浓度溶液向高浓度溶液扩散的现象称为渗透，阻止渗透所需施加的压力，即为渗透压。在涉及溶质的扩散或通过生物膜的液体转运各种生物过程中，渗透压都起着极其重要的作用。因此，在制备注射剂、眼用液体制剂等药物制剂时，必须关注其渗透压。处方中添加了渗透压调节剂的制剂，均应控制其渗透压摩尔浓度。

正常人体血液的渗透压摩尔浓度范围为 285～310mOsmol/kg，0.9%氯化钠溶液或 5%葡萄糖溶液的渗透压摩尔浓度与人体血液相当。溶液的渗透压，依赖于溶液中溶质粒子的数量，是溶液的依数性之一，通常以渗透压摩尔浓度（Osmolality）来表示，它反映的是溶液中各种溶质对溶液渗透压贡献的总和。渗透压摩尔浓度的单位，通常以每千克溶剂中溶质的毫渗透压摩尔来表示，可按下列公式计算毫渗透压摩尔浓度（mOsmol/kg）：

$$\text{毫渗透压摩尔浓度（mOsmol/kg）} = \frac{\text{每千克溶剂中溶解的溶质克数}}{\text{分子质量}} \times n \times 1\,000。$$

式中：n 为一个溶质分子溶解或解离时形成的粒子数。在理想溶液中，例如葡萄糖 $n=1$，氯化钠或硫酸镁 $n=2$，氯化钙 $n=3$，枸橼酸钠 $n=4$。

通常采用测量溶液的冰点下降来间接测定其渗透压摩尔浓度。除另有规定外，静脉输液及椎管注射用注射液按各品种项下的规定，照渗透压摩尔浓度测定法（通则 0632）测定，应符合规定。

4. 可见异物检查

可见异物系指存在于注射剂、眼用液体制剂和无菌原料药中，在规定条件下目视可以观测到的不溶性物质，其粒径或长度通常大于 50μm。注射剂、眼用液体制剂临用前，需在自然光下目视检查（避免阳光直射），如有可见异物，不得使用。

可见异物是注射液的常规检查项目，有灯检法和光散射法。一般常用灯检法，灯检法不适用的品种，如有深色透明容器包装或液体色泽较深（一般深于各标准比色液 7 号）的品种可选用光散射法；混悬型、乳状液型注射液和滴眼液不能使用光散射法。

实验室检测时应避免引入可见异物。当制备注射用无菌粉末和无菌原料药供试品溶液时，或供试品的容器不适于检查（如透明度不够、不规则形状容器等），需转移至适宜容器中时，均应在 B 级的洁净环境（如层流净化台）中进行。

用于本试验的供试品，必须按规定随机抽样。

第一法　灯检法

灯检法应在暗室中进行，检查装置如下图所示。

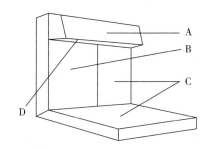

A. 带有遮光板的日光灯光源（光照度可在 1 000~4 000lx 范围内调节）；

B. 不反光的黑色背景；

C. 不反光的白色背景和底部（供检查有色异物）；

D. 反光的白色背景（指遮光板内侧）。

检查人员远距离和近距离视力测验，均应为 4.9 及以上（矫正后视力应为 5.0 及以上），应无色盲。

检查法

按以下各类供试品的要求，取规定量供试品，除去容器标签，擦净容器外壁，必要时将药液转移至洁净透明的适宜容器内，将供试品置遮光板边缘处，在明视距离（指供试品至人眼的清晰观测距离，通常为25cm），手持容器颈部，轻轻旋转和翻转容器（但应避免产生气泡），使药液中可能存在的可见异物悬浮，分别在黑色和白色背景下目视检查，重复观察，总检查时限为 20 秒。供试品装量每支（瓶）在 10mL 及 10mL 以下的，每次检查可手持 2 支（瓶）。50mL 或 50mL 以上大容量注射液按直、横、倒三步法旋转检视。供试品溶液中有大量气泡产生影响观察时，需静置足够时间至气泡消失后检查。

用无色透明容器包装的无色供试品溶液，检查时被观察供试品所在处的光照度应为 1 000~1 500lx；用透明塑料容器包装、棕色透明容器包装的供试品或有色供试品溶液，光照度应为 2 000~3 000lx；混悬型供试品或乳状液，光照度应增加至约 4 000lx。

注射液　除另有规定外，取供试品 20 支（瓶），按上述方法检查。

注射用无菌制剂除另有规定外，取供试品 5 支（瓶），用适宜的溶剂和适当的方法使药粉完全溶解后，按上述方法检查。配带有专用溶剂的注射用无菌制剂，应先将专用溶剂按注射液要求检查并符合注射液的规定后，再用其溶解注射用无菌制剂。如经真空处理的供试品，必要时应用适当的方法破其真空，以便于药物溶解。低温冷藏的品种，应先将其放至室温，再进行溶解和检查。

结果判定

供试品均不得检出玻璃屑、金属屑、长度超过 2mm 纤维、最大直径超过 2mm 的块状物以及静置一定时间后轻轻旋转时肉眼可见的烟雾状微粒沉积物、无法计数的微粒群或摇不散的沉淀，以及在规定时间内较难计数的蛋白质絮状物等明显可见异物。具体规定参照可见异物检查法（通则0904）检查，应符合规定。

第二法　光散射法

检测原理　当一束单色激光照射溶液时，溶液中存在的不溶性物质使入射光发生散射，散射的能量与不溶性物质的大小有关。本方法通过对溶液中不溶性物质引起的光散射能量的测量，并与规定的阈值比较，以检查可见异物。

结果判定　同灯检法。

5. 不溶性微粒检查

本法系用以检查静脉注射剂（溶液型注射液、注射用无菌粉末、注射用浓溶液）及供静脉注射用无菌原料药中不溶性微粒的大小及数量。

本法包括光阻法和显微计数法。当光阻法测定结果不符合规定或供试品不适于用光阻法测定时，应采用显微计数法进行测定，并以显微计数法的测定结果作为判定依据。

光阻法不适用于黏度过高和易析出结晶的制剂，也不适用于进入传感器时容易产生气泡的注射剂。对于黏度过高，采用两种方法都无法直接测定的注射液，可用适宜的溶剂经适当稀释后测定。

试验操作环境应不得引入外来微粒，测定前的操作应在洁净工作台进行。玻璃仪器和其他所需的用品均应洁净、无微粒。本法所用微粒检查用水（或其他适宜溶剂），使用前须经不大于 1.0μm 的微孔滤膜滤过。

光阻法是当液体中的微粒通过一窄细的检测区时，与液体流向垂直的入射光，由于被微粒阻挡而减弱，因此由传感器输出的信号降低，这种信号变化与微粒的截面积大小相关，光阻法检查注射剂中不溶性微粒即依据此原理。

结果判定

（1）标示装量为 100mL 或 100mL 以上的静脉用注射液除另有规定外，每 1mL 中含 10μm 及 10μm 以上的微粒数不得过 25 粒，含 25μm 及 25μm 以上的微粒数不得过 3 粒。

（2）标示装量为 100mL 以下的静脉用注射液、静脉注射用无菌粉末、注射用浓溶液及供注射用无菌原料药除另有规定外，每个供试品容器（份）中含 10μm 及 10μm 以上的微粒数不得过 6 000 粒，含 25μm 及 25μm 以上的微粒不得过 600 粒。

显微计数法是将一定体积的注射液滤过，不溶性微粒截留在微孔上，在 100 倍显微镜下分别测定有效滤过面积上最长粒径大于 10μm 和 25μm 的微粒数。

结果判定

（1）标示装量为 100mL 或 100mL 以上的静脉用注射液除另有规定外，每 1mL 中含 10μm 及 10μm 以上的微粒数不得过 12 粒，含 25μm 及 25μm 以上的微粒数不得过 2 粒。

（2）标示装量为 100mL 以下的静脉用注射液、静脉注射用无菌粉末、注射用浓溶液及供注射用无菌原料药除另有规定外，每个供试品容器（份）中含 10μm 及 10μm 以上的微粒数不得过 3 000 粒，含 25μm 及 25μm 以上的微粒数不得过 300 粒。

6. 无菌检查

无菌检查应在无菌条件下进行，实验环境必须达到无菌检查的要求，其全过程应严格遵守无菌操作，防止微生物污染，防止污染的措施不得影响供试品中微生物的检出。单向流空气区、工作台面及环境应定期按医药工业洁净室（区）悬浮粒子、浮游菌和沉降菌的测试方法的现行国家标准进行洁净度验证。隔离系统应按相关的要求进行验证，其内部环境的洁净度须符合无菌检查的要求。日常检验还需对试验环境进行监控。

用于无菌检查的培养基主要有硫乙醇酸盐流体培养基、改良马丁培养基、选择性培养基、养肉汤培养基、营养琼脂培养基、改良马丁琼脂培养基。

稀释液、冲洗液一般有 0.1% 蛋白胨水溶液、pH7 氯化钠-蛋白胨缓冲液、0.9% 氯化钠溶液配制后采用验证合格的灭菌程序灭菌。

（1）方法适用性试验　当建立产品的无菌检查法时，应进行方法适用性的验证，以证明所采用的方法适合于该产品的无菌检查。若该产品的组分或原检验条件发生改变时，检查方法应重新验证。验证时，按"供试品的无菌检查"的规定及下列要求进行操作。对每一试验菌应逐一进行验证。

（2）菌种及菌液制备　除大肠埃希菌外，金黄色葡萄球菌、枯草芽孢杆菌、生孢梭菌、白念珠菌、黑曲霉的菌株以及菌液制备、同培养基灵敏度检查，大肠埃希菌的菌液制备同黄色葡萄球菌。

（3）薄膜过滤法　取每种培养基规定接种的供试品总量按薄膜过滤法过滤，冲洗，在最后一次的冲洗液中加入小于 100cfu 的试验菌，过滤。将培养基加至滤筒内。另取一装有同体积培养基的容器，加入等量试验菌，作为对照，细菌置 30~35℃、真菌置 20~25℃培养 3~5 天，逐日观察各滤筒内试验菌的生长情况。

（4）直接接种法　取符合直接接种法培养基用量要求的硫乙醇酸盐流体培养基 6 管，分别接入小于 100cfu 的金黄色葡萄球菌、大肠杆菌、枯草芽孢杆菌、生孢梭菌各 2 管，取符合直接接种法培养基用量要求的改良马丁培养基 6 管，分别接入小于 100cfu 的白念珠菌、黑曲霉各 2 管。其中 1 管接入每支培养基规定量的供试品量，另 1 管作为对照，细菌置 30~35℃、真菌置 20~25℃ 培养 3~5 天，逐日观察各滤筒内试验菌的生长情况。

（5）结果判断　与对照管比较，如含供试品各容器中的试验菌均生长良好，则说明供试品的该检验量在该检验条件下无抑菌作用或其抑菌作用可以忽略不计，照此检查方法和检查条件进行供试品的无菌检查。如含供试品的任一容器中的试验菌生长微弱、缓慢或不生长，则说明供试品的该检验量在该检验条件下有抑菌作用，可采用增加冲洗量、增加培养基的用量、使用中和剂或灭活剂、更换滤膜品种等方法，消除供试品的抑菌作用，并重新进行方法验证试验。验证试验也可与供试品的无菌检查同时进行。

7. 热原检查法

热原也称为发热性物质，即能够引起恒温动物体温异常升高的物质总称。目前普遍认为是由革兰氏阴性菌所产生的内毒素（脂多糖），广义说，是所有引起恒温动物体温异常升高物质的总称。除内毒素引起发热外，还包括病毒，干扰素以及其他多种发热物质。

热原反应是指临床输液反应，如果将携带超量热原物质的注射液静脉输入人体，通常在 0.5~2 小时内引起机体严重的临床反应。表现为机体外周皮肤血管收缩，停止排汗，散热减少，发生冷感、寒战、发热、头痛、恶心、呕吐，严重时可出现昏迷、休克、死亡等一系列临床症状，体温通常可上升至 40℃ 左右。

本法系将一定剂量的供试品，静脉注入家兔体内，在规定时间内，观察家兔体温升高的情况，以判定供试品中所含热原的限度是否符合规定。

供试用家兔　供试用的家兔应健康合格，体重 1.7kg 以上（用于生物制品检查用的家兔体重为 1.7~3.0kg），雌兔应无孕。预测体温前 7 日即应用同一饲料饲养，在此期间内，体重应不减轻，精神、食欲、排泄等不得有异常现象。未曾用于热原检查的家兔；或供试品判定为符合规定，但组内升温达 0.6℃ 的家兔；或 3 周内未曾使用的家兔，均应在检查供试品前 7 日内预测体温，进行挑选。挑选试验的条件与检查供试品时相同，仅不注射药液，每隔 30 分钟测量体温 1 次，共测 8 次，8 次体温均在 38.0~39.6℃ 的范围内，且最高与最低体温相差不超过 0.4℃ 的家兔，方可供热原检查用。用于热原检查后的家兔，如供试品判定为符合规定，至少应休息 48 小时方可再供热原检查用，其中升温达 0.6℃ 的家兔应休息 2 周以上。对用于血液制品、抗毒素和其他同一抗原性供试品检测的家兔可在 5 天内重复使用 1 次。如供试品判定为不符合规定，则组内全部家兔不再使用。

试验前的准备　热原检查前 1~2 日，供试用家兔应尽可能处于同一温度的环境中，实验室和饲养室的温度相差不得大于 3℃，且应控制在 17~25℃，在试验全部过程中，实验室温度变化不得大于 3℃，应防止动物骚动并避免噪声干扰。家兔在试验前至少 1 小时开始停止给食并置于宽松适宜的装置中，直至试验完毕。测量家兔体温应使用精密度为 ±0.1℃ 的测温装置。测温探头或肛温计插入肛门的深度和时间各兔应相同，深度一般约 6cm，时间不得少于 1.5 分钟，每隔 30 分钟测量体温 1 次，一般测量 2 次，两次体温之差不得超过 0.2℃，以此两次体温的平均值作为该兔的正常体温。当日使用的家兔，正常体温应在 38~39.6℃ 的范围内，且同组各兔间正常体温之差不得超过 1.0℃。

与供试品接触的试验用器皿应无菌、无热原。去除热原通常采用干热灭菌法（250℃、30 分钟以上），也可用其他适宜的方法。

检查法　取适用的家兔 3 只，测定其正常体温后 15 分钟以内，自耳静脉缓缓注入规定剂量并温热至约 38℃ 的供试品溶液，然后每隔 30 分钟按前法测量其体温 1 次，共测 6 次，以 6 次体温中最高的一次减去正常体温，即为该兔体温的升高温度（℃）。如3只家兔中有1只体温升高0.6℃或高于0.6℃，或3只家兔体温升高的总和达1.3℃或高于1.3℃，应另取5只家兔复试，检查方法同上。

结果判断　在初试的3只家兔中，体温升高均低于0.6℃，并且3只家兔体温升高总和低于1.3℃；或在复试的5只家兔中，体温升高0.6℃或高于0.6℃的家兔不超过1只，并且初试、复试合并8只家兔的体温升高总和为3.5℃或低于3.5℃，均判定供试品的热原检查符合规定。

在初试的3只家兔中，体温升高0.6℃或高于0.6℃的家兔超过1只；或在复试的5只家兔中，体温升高0.6℃或高于0.6℃的家兔超过1只；或在初试、复试合并8只家兔的体温升高总和超过3.5℃，均判定供试品的热原检查不符合规定。

当家兔升温为负值时，均以0℃计。

8. 细菌内毒素检查

内毒素是革兰氏阴性菌细胞外壁层上的特有结构，细菌在生活状态时不释放出来，只有当细菌死亡自溶或黏附在其他细胞时，才表现出毒性，内毒素的主要化学成分是脂多糖中类脂A成分。

内毒素的性质与特点：①强的发热性；②细胞壁上特有结构，毒性作用弱，抗原性弱；③核酸多糖的高分子聚合物，不易破坏，耐热性、对酸、碱不敏感；④水溶性好，生物活性强。

本法系利用鲎试剂来检测或量化由革兰阴性菌产生的细菌内毒素，以判断供试品中细菌内毒素的限量是否符合规定的一种方法。

细菌内毒素检查包括两种方法，即凝胶法和光度测定法，后者包括浊度法和显色基质法。供试品检测时，可使用其中任何一种方法进行试验。当测定结果有争议时，除另有规定外，以凝胶法结果为准。本试验操作过程应防止微生物和内毒素的污染。

细菌内毒素的量用内毒素单位（EU）表示，1EU与1个内毒素国际单位（IU）相当。

方法1　凝胶法

凝胶法系通过鲎试剂与内毒素产生凝集反应的原理来检测或半定量内毒素的方法。

根据鲎试剂灵敏度的标示值（λ），将细菌内毒素国家标准品或细菌内毒素工作标准品用细菌内毒素检查用水溶解，在旋涡混合器上混匀15分钟，然后制成2λ、λ、0.5λ和0.25λ四个浓度的内毒素标准溶液，每稀释一步均应在旋涡混合器上混匀30秒钟。取分装有0.1mL鲎试剂溶液的10mm×75mm试管或复溶后的0.1mL/支规格的鲎试剂原安瓿18支，其中16管分别加入0.1mL不同浓度的内毒素标准溶液，每一个内毒素浓度平行做4管；另外2管加入0.1mL细菌内毒素检查用水作为阴性对照。将试管中溶液轻轻混匀后，封闭管口，垂直放入37±1℃的恒温器中，保温60±2分钟。

将试管从恒温器中轻轻取出，缓缓倒转180°，若管内形成凝胶，并且凝胶不变形、不从管壁滑脱为阳性；未形成凝胶或形成的凝胶不坚实、变形并从管壁滑脱者为阴性。保温和拿取试管过程应避免受到振动造成假阴性结果。

方法2　光度测定法

光度测定法分为浊度法和显色基质法。

浊度法系利用检测鲎试剂与内毒素反应过程中的浊度变化而测定内毒素含量的方法。根据检测原理，可分为终点浊度法和动态浊度法。终点浊度法是依据反应混合物中的内毒素浓度和其在孵育终止时的浊度（吸光度或透光率）之间存在着量化关系来测定内毒素含量的方法。动态浊度法是检测反应混合物的浊度到达某一预先设定的吸光度所需要的反应时间，或是检测浊度增加速度的方法。

显色基质法系利用检测鲎试剂与内毒素反应过程中产生的凝固酶使特定底物释放出呈色团的多少而测定内毒素含量的方法。根据检测原理，分为终点显色法和动态显色法。终点显色法是依据反应混合物中内毒素浓度和其在孵育终止时释放出的呈色团的量之间存在的量化关系来测定内毒素含量的方法。动态显色法是检测反应混合物的色度达到某一预先设定的吸光度所需要的反应时间，或检测色度增长速度的方法。

热原检查和细菌内毒素检查均为控制引起体温升高的杂质，检查时选择一种即可。

9. 注射剂中常见附加剂的干扰及排除

注射剂中常用的附加剂有抗氧剂、抑菌剂和助溶剂等，这些附加剂的存在，给注射剂的鉴别、含量测定带来一定的影响，因此在分析检测中应予以排除。因抗氧剂的应用比较广泛，本节主要介绍抗氧剂的干扰和排除。

具有还原性药物的注射剂，常需加入抗氧剂以增加药物的稳定性。常用的抗氧剂有亚硫酸钠、亚硫酸氢钠、焦亚硫酸钠、硫代硫酸钠以及维生素 C 等。这些物质均具有较强的还原性，当用氧化还原滴定法测定药物含量时便会产生干扰。排除干扰的方法有以下几种：

（1）加入掩蔽剂丙酮或甲醛　当注射剂中加入亚硫酸钠或亚硫酸氢钠作抗氧剂时，如采用碘量法、铈量法或亚硝酸钠滴定法测定注射剂中的主药时，就会产生干扰，使测定结果偏高。加入掩蔽剂丙酮或甲醛，可消除干扰。例如，维生素 C 注射液中添加亚硫酸氢钠作抗氧剂，采用碘量法测定所含维生素 C 的含量时，亚硫酸氢钠也消耗碘滴定液，可使测定结果偏高。《中国药典》规定，采用碘量法测定其含量时加入丙酮作掩蔽剂，以消除亚硫酸氢钠（或亚硫酸钠）的干扰。又如安乃近注射液中因加入焦亚硫酸钠作抗氧剂，用碘量法测定其含量时，需加入甲醛溶液掩蔽焦亚硫酸钠，再用碘滴定液进行滴定。

丙酮和甲醛均可掩蔽亚硫酸钠、亚硫酸氢钠和焦亚硫酸钠，但在选用时应注意甲醛的还原性，若采用的滴定液为较强的氧化剂，就不用甲醛作掩蔽剂。

（2）加酸分解法　因亚硫酸钠、亚硫酸氢钠及焦亚硫酸钠均可被强酸分解，产生二氧化硫气体，经加热可全部逸出而除去。例如：磺胺嘧啶注射液的含量测定采用亚硝酸钠滴定法，其中添加了亚硫酸氢钠抗氧剂，可消耗亚硝酸钠滴定液，若滴定前加入一定量的盐酸（这也是亚硝酸钠滴定法所要求的条件），使亚硫酸氢钠分解，排除干扰。

（3）加入弱氧化剂氧化　此法是加入一种弱氧化剂将亚硫酸盐或亚硫酸氢盐氧化，以排除干扰。选用的氧化剂不氧化被测的药物，亦不会消耗滴定液，常用的氧化剂为过氧化氢和硝酸。

第六节　复方制剂分析

复方制剂是指含有两种及两种以上有效成分的制剂。复方制剂由于辅料及共存药物的干扰，在制订标准时不仅要考虑每一有效成分的性质，还要考虑有效成分之间的干扰，以及附加剂对分析测定方法的干扰。所以复方制剂的分析比原料药和单方制剂综合性更强也更复杂。

一、复方制剂的特点

1. 复方制剂的鉴别

复方制剂的鉴别一般选用化学法、TLC 法、HPLC 法或 TLC 法、HPLC 法两法中任选一种的方法。选用化学鉴别时，如果辅料和共存药物无干扰，则直接鉴别；否则，排除干扰后鉴别。一般选用合适的溶剂将鉴别对象与辅料和共存药物分离。

2. 复方制剂的检查

复方制剂的杂质检查、安全性检查同各单方制剂；复方制剂的制剂检验，按各制剂检查项下的要求进行，且只检查复方制剂中符合剂型检查要求的组分。如复方制剂中只有一种组分的标示量低于 25mg，则仅对该组分进行含量均匀度的检查，对其他组分仍进行重量差异检查。

3. 复方制剂的含量测定

复方制剂的含量测定首选 HPLC 法。《中国药典》（2020 年版）中共收载 40 多个品种的复方制剂，其中 28 个品种的含量测定采用了 HPLC 法，其余品种根据成分结构特点采用了化学法、光学分析法或生物学法等。

二、复方制剂的分析方法

关于复方制剂的分析方法，一般分下列几种情况。

1. 不经分离，直接测定制剂中主要成分的含量

当两种有效成分既有其共同性，又具有一定差异性时，可采用同一种方法，通过控制实验条件，以达到分别测定各有效成分的含量。如果各有效成分间理化性质差别大。可采用专一性较强的分析方法，在测定时有效成分间相互不产生干扰。不同方法分析后通过计算求得各有效成分的含量。

2. 经分离后，测定制剂中主要成分的含量

若各有效成分之间相互有干扰，可经适当处理或分离后测定，为求得准确可靠的结果，关键在于对复方制剂中相互干扰的成分定量地进行分离。一般分离的原理是根据各成分的物理与化学性质的共同性和特殊性，利用相互间的差异性进行定量的分析，常用的分离手段有经典的提取分离方法及各种光谱、色谱法。

3. 只测定制剂中少数主要成分的含量

复方制剂中有时有很多成分，难以逐个测定，或者有些成分目前尚无合适的测定方法，故某些复方制剂在质量标准中规定只测少数主要成分的含量，但选用的方法要不受其他各成分的干扰。例如，复方泛影葡胺注射液，含泛影酸钠及泛影葡胺两种主要成分，它们在稀氢氧化钠溶液中，加入锌粉还原水解后均生成碘离子，因此《中国药典》（2020 年版）规定用银量法测定它们总的碘离子量；复方氯化钠注射液含氯化钠、氯化钾、氯化钙三种成分，《中国药典》（2020 年版）规定选用银量法测定总氯量，配位滴定法测定氯化钙的含量，氯化钾是利用其能与四苯硼钠反应生成四苯硼钠沉淀，再通过重量法测定含量。

目前，各国药典收载以及文献报道的复方制剂主要有复方解热镇痛类药物、复方磺胺类药物、复方维生素类药物、复方甾体激素类药物等。

本章小结

本章详细介绍了临床常用的片剂、胶囊剂、颗粒剂、注射剂和复方制剂的质量分析方法，主要介绍各类剂型的常规检查项目和在质量分析中的干扰和消除方法。

药物制剂分析步骤一般为：性状；鉴别试验；检查；含量测定。

片剂相应的常规检查包括：重量差异或者含量均匀度检查、崩解时限检查、溶出度或释放度检查、微生物限度检查、脆碎度检查等。

胶囊剂的常规检查项目有装量差异、崩解时限。

颗粒剂的常规检查主要有粒度、水分、干燥失重、溶化性、装量差异等。

注射剂的常规检查项目包括：装量检查（注射液及注射用浓溶液）、装量差异检查（注射用无菌粉末）、渗透压摩尔浓度、可见异物检查、不溶性颗粒检查、无菌检查、细菌内毒素或热原检查。

复方制剂由于辅料及共存药物的干扰，在制订标准时不仅要考虑每一有效成分的性质，还要考虑有效成分之间的干扰，以及附加剂对分析测定方法的干扰。

复习思考题

1. 怎样进行片剂重量差异的检查？
2. 怎样进行胶囊剂及注射剂的装量差异检查？
3. 哪些制剂须检查释放度？
4. 简述片剂常用的附加剂对含量测定方法的影响和排除方法。
5. 注射剂中的抗氧剂对何种分析方法有干扰，如何排除干扰？

技能训练

实验 6-1　对乙酰氨基酚片的分析

一、能力要求

1. 掌握片剂全面检验的基本程序与方法，规范书写检验原始记录。

2. 熟知片剂全面检验的注意事项。

二、实验概述

对乙酰氨基酚片为解热镇痛类药，用于发热、头痛、关节痛等，每片含主药成分对乙酰氨基酚 0.5 克，辅料为淀粉、糊精、羟丙甲纤维素、羟丙纤维素、预胶化淀粉、羧甲基淀粉钠、硬脂酸镁。对乙酰氨基酚片质量检测中要根据对乙酰氨基酚的性质，制剂中的辅料干扰，进行质量检测。

三、实验内容

1. 仪器与试剂

溶出仪、紫外-可见分光光度计、红外分光光度计、减压干燥器、高效液相色谱仪、电子天平、托盘天平、称量瓶、小试管、小烧杯（50mL、10mL）、量筒（1 000mL、100mL、10mL）胶头滴管、移液管（5mL、1mL）、容量瓶（250mL、100mL、50mL、10mL）、注射器（10mL）、漏斗、玻璃棒、研钵、滤纸、滤膜，对乙酰氨基酚片、乙醇、三氯化铁试液、稀盐酸、亚硝酸钠试液、碱性 β-萘酚试液、丙酮、甲醇、对氨基酚对照品、对乙酰氨基酚对照品、0.04%氢氧化钠溶液、0.4%氢氧化钠溶液。

2. 操作方法

【性状】本品为白色片、薄膜衣或明胶包衣片，除去包衣后显白色。

【鉴别】

（1）化学鉴别法

取本品的细粉适量（约相当于对乙酰氨基酚 0.5g），用乙醇 20mL 分次研磨使对乙酰氨基酚溶解，滤过，合并滤液，蒸干，残渣分别做 2 项试验：

①取残渣的水溶液加三氯化铁试液，即显蓝紫色。

②取残渣适量（约相当于对乙酰氨基酚 0.1g），加稀盐酸 5mL，置水浴中加热 40 分钟，放冷；取 0.5mL，滴加亚硝酸钠试液 5 滴，摇匀，用水 3mL 稀释后，加碱性 β-萘酚试液 2mL，振摇，即显红色。

（2）红外分光光度法

取本品细粉适量（约相当于对乙酰氨基酚 100mg），加丙酮 10mL，研磨溶解，滤过，滤液水浴蒸干，残渣经减压干燥，依法测定。本品的红外光吸收图谱应与对照的图谱（光谱集 131 图）一致。

【检查】

（1）对氨基酚

临用新制。取本品细粉适量（约相当于对乙酰氨基酚 0.2g），精密称定，置 10mL 量瓶中，加溶剂〔甲醇-水（4∶6）〕适量，振摇使对乙酰氨基酚溶解，加溶剂稀释至刻度，摇匀，滤过，取续滤液作为供试品溶液；另取对氨基酚对照品和对乙酰氨基酚对照品适量，精密称定，加上述溶剂制成每 1mL 中各约含 20μg 的混合溶液，作为对照品溶液。照对乙酰氨基酚中对氨基酚及有关物质项下的色谱条件试验，供试品溶液的色谱图中如有与对照品溶液中对氨基酚保留时间一致的色谱峰，按外标法以峰面积计算，含对氨基酚不得过标示量的 0.1%。

（2）溶出度

依据转篮法准备仪器，并在水槽中注入至标记水位的水量。取本品 6 片，分别平放在 6 个干燥转篮内，设定仪器温度 37℃，转速为每分钟 100 转，照溶出度测定法（第四部 XC 第一法），以稀盐酸 24mL 加水至 1 000mL 为溶出介质，经 30 分钟时，在转篮上端距溶出介质液面的中间点，离溶出杯壁不小于 10mm 处取样，滤过，精密量取续滤液适量，用 0.04% 氢氧化钠溶液稀释成每 1mL 中含对乙酰氨基酚 5～10μg 的溶液，照紫外-可见分光光度法在 257nm 的波长处测定吸光度，按 $C_8H_9NO_2$ 的百分吸收系数为 715 计算每片的溶出量。限度为标示量的 80%，应符合规定。

按下式计算结果：

$$溶出度(\%) = \frac{A \times 1\,000 \times n}{715 \times l \times 标示量} \times 100\%$$

式中：A 为吸光度；n 为稀释倍数；l 为吸收池厚度 cm。

（3）其他

重量差异检查和微生物限度检查等，应符合规定。

【含量测定】

取本品 20 片，精密称定，研细，精密称取适量（约相当于对乙酰氨基酚 40mg），置 250mL 量瓶中，加 0.4% 氢氧化钠溶液 50mL 与水 50mL，振摇 15 分钟，用水稀释至刻度，摇匀，滤过，精密量取续滤液 5mL，置 100mL 量瓶中，加 0.4% 氢氧化钠溶液 10mL，加水至刻度，摇匀，照紫外-可见分光光度法，在 257nm 的波长处测定吸光度，按 $C_8H_9NO_2$ 的百分吸收系数为 715 计算，即得。本品含对乙酰氨基酚（$C_8H_9NO_2$）应为标示量的 95.0%～105.0%。

结果计算：

$$标示量(\%) = \frac{A \times 250 \times 100 \div 5 \times 平均片重}{715 \times l \times 100 \times W \times 标示量} \times 100\%$$

式中：A 为吸光度；l 为吸收池厚度，cm；W 为供试品取样量。

3. 注意事项

（1）溶出介质在使用前需经过脱气处理，气泡的存在干扰测定结果。每个溶出杯的介质温差不得超过 0.5℃，注意排气泡。在仪器开启状态取样，自取样至过滤应在 30 秒内完成。

（2）滤膜应浸渍在蒸馏水中，至少浸泡 24 小时。溶出实验结束后，应用水冲洗篮轴、篮体。必要时可用水或其他溶剂超声处理转篮。

（3）含量测定用的细粉，应尽量研细，并平行测定两份供试品。

四、结果记录

记录检验结果并判断检验结果是否符合标准规定。

实验 6-2　诺氟沙星胶囊的分析

一、实验要求

1. 掌握胶囊剂全面检验的基本程序与方法，规范书写检验原始记录。

2. 熟知胶囊剂全面检验的注意事项。

二、实验概述

为第三代喹诺酮类抗菌药，会阻碍消化道内致病细菌的 DNA 旋转酶的作用，阻碍细菌 DNA 复制，对细菌有抑制作用。是治疗肠炎痢疾的常用药。但此药对未成年人骨骼形成有延缓作用，会影响到发育。故禁止未成年人服用。

根据胶囊剂的特点对其进行全面的质量检验。

三、实验内容

1. 仪器与试剂

仪器：紫外光灯、液相色谱仪、溶出仪、分析天平

试剂：冰醋酸、氢氧化钠、磷酸、三乙胺、乙腈、盐酸、诺氟沙星对照品、三氯甲烷、甲醇、环丙沙星对照品、依诺沙星对照品

2. 操作方法

本品含诺氟沙星（$C_{16}H_{18}FN_3O_3$）应为标示量的 90%～110%。

【性状】本品内容物为白色至淡黄色颗粒和粉末。

【鉴别】（1）取本品内容物，加三氯甲烷-甲醇（1:1）制成每 1mL 中约含诺氟沙星 2.5mg 的溶液，滤过，取续滤液作为供试品溶液，取诺氟沙星对照品适量，分别加三氯甲烷-甲醇（1:1）制成每 1mL 中含 2.5mg 的溶液，作为对照品溶液，照薄层色谱法（通则 0502）试验，吸取上述两种溶液各 10μl，分别点于同一硅胶 G 薄层板上，以三氯甲烷-甲醇-浓氨溶液（15:10:3）为展开剂，展开，晾干，置紫外光灯（365nm）下检视。供试品溶液所显主斑点的位置与荧光应与对照品溶液主斑点的位置与荧光相同。

（2）在含量测定项下记录的色谱图中，供试品溶液主峰的保留时间应与对照品溶液主峰的保留时间一致。

以上（1）、（2）两项可选做一项。

【检查】溶出度　取本品，照溶出度与释放度测定法（通则 0931 第二法），以醋酸缓冲液（取冰醋酸 2.86mL 与 50% 氢氧化钠溶液 1mL，加水 900mL，振摇，用冰醋酸或 50% 氢氧化钠溶液调节 pH 至 4，加水至 1 000mL）1 000mL 为溶出介质，转速为每分钟 50 转，依法操作，经 30 分钟时，取溶液适量，滤过，精密量取续滤液适量，用溶出介质定量稀释制成每 1mL 中约含诺氟沙星 5μg 的溶液，作为供试品溶液，照紫外-可见分光光度法（通则 0401），在 277nm 的波长处测定吸光度；另取诺氟沙星对照品适量，精密称定，加溶出介质溶解并定量稀释制成每 1mL 中约含 5μg 的溶液，同法测定，计算每粒的溶出量。限度为标示量的 75%，应符合规定。

按下式计算结果：

$$溶出度（\%）= \frac{A_X \times C_R \times 1\,000 \times n}{A_R \times 标示量} \times 100\%$$

式中：A_X 为供试品吸光度；A_R 为对照品吸光度；C_R 为对照品溶液的浓度；n 为稀释倍数。

其他　应符合胶囊剂项下有关的各项规定（通则 0103）。

【含量测定】

色谱条件与系统适用性试验　用十八烷基硅烷键合硅胶为填充剂；以 0.025mol/L 磷酸溶液（用三乙胺调节 pH3±0.1）-乙腈（87:13）为流动相检测波长为 278nm。称取诺氟沙星对照品、环丙沙星对照品和依诺沙星对照品各适量，加 0.1mol/L 盐酸溶液适量使溶解，用流动相稀释制成每 1mL 中含诺氟沙星 25μg、环丙沙星和依诺沙星各 5μg 的混合溶液，取 20μl 注入液相色谱仪，记录色谱图，诺氟沙星峰的保留时间约为 9 分钟。诺氟沙星峰与环丙沙星峰和诺氟沙星峰与依诺沙星峰间的分离度均应大

于2.0。

测定法 取本品的细粉适量（约相当于诺氟沙 125mg），精密称定，置 500mL 量瓶中，加 0.1mol/L 盐酸溶液 10mL 使溶解后，用水稀释至刻度，摇匀，精密量取续滤液 5mL，置 50mL 量瓶中，用流动相稀释至刻度，摇匀，作为供试品溶液，精密量取 20μl 注入液相色谱仪，记录色谱图；另取诺氟沙星对照品，同法测定，按外标法以峰面积计算，即得。

结果计算：

$$标示量(\%) = \frac{A_X \times C_R \times 500 \times 50 \div 5 \times 平均装量}{A_R \times W \times 标示量} \times 100\%$$

式中：A_X 为供试品主峰的峰面积；A_R 为对照品的峰面积；C_R 为对照品溶液的浓度；W 为供试品的取样量。

四、结果记录

记录检验结果并判断检验结果是否符合标准规定。

实验 6-3 盐酸金刚烷胺颗粒的分析

一、实验要求

1. 掌握颗粒剂全面检验的基本程序与方法，规范书写检验原始记录。

2. 熟知颗粒剂全面检验的注意事项。

二、实验概述

盐酸金刚烷胺颗粒适应证为用于预防和治疗甲型流感病毒所引起的呼吸道感染。本品与灭活的甲型流感病毒疫苗合并时可促进机体产生预防性抗体。

根据颗粒剂的特点对其进行全面的质量检验。

三、实验内容

1. 仪器与试剂

仪器：红外光谱仪、电位滴定仪、电子分析天平、恒温干燥箱等。

试剂：二氯甲烷、硝酸、硝酸银、硅钨酸、乙醇、盐酸、氢氧化钠等。

2. 操作方法

本品含盐酸金刚烷胺应为标示量的 93.0%~107.0%。

【性状】本品为白色颗粒。

【鉴别】（1）取本品适量（约相当于盐酸金刚烷胺 0.1g），加水 5mL，振摇使盐酸金刚烷胺溶解，滤过，取滤液

1）加盐酸使成酸性，滴加硅钨酸试液，即析出白色沉淀。

2）本品的水溶液显氯化物鉴别（1）的反应（通则 0301）。

（2）取本品细粉适量（约相当于盐酸金刚烷胺 0.2g），加二氯甲烷 50mL，振摇使盐酸金刚烷胺溶解，滤过，滤液置水浴蒸干，取残渣，依法测定（通则 0402），本品的红外光吸收图谱应与对照的图谱（光谱集 369 图）一致。

【检查】应符合颗粒剂项下有关的各项规定（通则 0104）。

【含量测定】取本品 20 袋，精密称定，计算平均装量。取内容物，混匀，研细，精密称取适量（约相当于盐酸金刚烷胺 0.3g），置具塞锥形瓶中，精密加乙醇 50mL，振摇 20 分钟使盐酸金刚烷胺溶解，用干燥滤纸滤过，精密量取续滤液 20mL，加 0.01mol/L 盐酸溶液 5mL 与乙醇约 30mL，照电位滴定法（通则 0701），用氢氧化钠滴定液（0.1mol/L）滴定，两个突跃点体积的差作为滴定体积。每 1mL 的氢氧化钠滴定液（0.1mol/L）相当于 18.77mg 的 $C_{10}H_{17}N \cdot HCl$。

结果计算：

$$标示量(\%) = \frac{V \times 18.77 \times F \times 平均装量}{W \div 50 \times 20 \times 标示量} \times 100\%$$

式中：V 为供试品消耗滴定液的体积；F 为滴定液的浓度校正因数；W 为供试品的取样量。

四、实验记录与结论

记录检验结果并判断检验结果是否符合标准规定。

实验 6-4　维生素 B₂ 注射液的分析

一、实验要求

1. 掌握注射剂全面检验的基本程序与方法，规范书写检验原始记录。

2. 熟知注射剂全面检验的注意事项。

二、实验概述

维生素 B_2 又叫核黄素，微溶于水，在中性或酸性溶液中加热是稳定的。为体内黄酶类辅基的组成部分（黄酶在生物氧化还原中发挥递氢作用），当缺乏时，就影响机体的生物氧化，使代谢发生障碍。

根据注射剂的特点对其进行全面的质量检验。

三、实验内容

1. 仪器与试剂

仪器：红外光谱仪、紫外-可见分光光度计、分析天平、渗透压摩尔浓度测定仪、灯检仪、显微镜等。

试剂：连二亚硫酸钠、盐酸、醋酸、醋酸钠等。

2. 操作方法

本品为维生素 B_2 的灭菌水溶液。含维生素 B_2 应为标示量的 90.0%～115.0%。

本品中可酌加适宜的助溶剂与止痛剂。

【性状】本品为橙黄色的澄明液体；遇光易变质。

【鉴别】取本品适量（约相当于维生素 B_2 1mg），加水 100mL 溶解后，溶液在透射光下显淡黄绿色并有强烈的黄绿色荧光；分成二份，一份中加无机酸或碱溶液，荧光即消失；另一份中加连二亚硫酸钠结晶少许，摇匀后，黄色即消退，荧光亦消失。

【检查】pH　应为 4.5～6.5（通则 0631）。

其他　应符合注射剂项下有关的各项规定（通则 0631）。

【含量测定】避光操作。精密量取本品适量（约相当于维生素 B_2 10mg）置 1 000mL 量瓶中，加 10% 醋酸溶液 2mL 与 14% 醋酸钠溶液 7mL，加水稀释至刻度，摇匀，照紫外-可见分光光度法（通则 0401），在 444nm 的波长处测定吸光度，按 $C_{17}H_{20}N_4O_6$ 的吸收系数（$E_{1cm}^{1\%}$）为 323 计算，即得。

结果计算：

$$标示量(\%) = \frac{A \times 1\ 000 \div V_S}{323 \times l \times 100 \times 标示量} \times 100\%$$

式中：A 为吸光度；V_S 为供试品的取样体积；l 为吸收池厚度，cm。

四、结果记录

记录检验结果并判断检验结果是否符合标准规定。

实验6-5　复方磺胺甲噁唑片的分析

一、实验要求

1. 掌握复方制剂全面检验的基本程序与方法，规范书写检验原始记录。

2. 熟知复方制剂全面检验的注意事项。

二、实验概述

该品为磺胺类抗菌药，是磺胺甲噁唑与甲氧苄啶的复方制剂，该品作用机制为：磺胺甲噁唑作用于二氢叶酸合成酶，干扰合成叶酸的第一步，甲氧苄啶作用于叶酸合成代谢的第二步，选择性抑制二氢叶酸还原酶的作用，二者合用可使细菌的叶酸代谢受到双重阻断。该品的协同抗菌作用较单药增强，对其呈现耐药菌株减少。

根据复方制剂的特点对其进行全面的质量检验。

三、实验内容

1. 仪器与试剂

仪器：液相色谱仪、分析天平、溶出仪、紫外灯等。

试剂：硫酸、碘、亚硝酸钠、β-萘酚、甲醇、三氯甲烷、二甲基甲酰胺、盐酸、乙腈、三乙胺、氢氧化钠、冰醋酸等。

2. 操作方法

本品每片中含磺胺甲噁唑与甲氧苄啶均应为标示量的90%～110%。

【性状】本品为白色片。

【鉴别】（1）取本品的细粉适量（约相当于甲氧苄啶50mg），加稀硫酸10mL，微热溶解后，放冷，滤过，滤液加碘试液0.5mL，即生成棕褐色沉淀。

（2）取本品的细粉适量（约相当于磺胺甲噁唑0.2g），加甲醇10mL，振摇，滤过，取滤液作为供试品溶液；另取磺胺甲噁唑0.2g与甲氧苄啶40mg，加甲醇10mL溶解，作为对照溶液。照薄层色谱法（通则0502）实验，吸取上述两种溶液各5μl，分别点于同一硅胶GF254薄层板上，以三氯甲烷-甲醇-二甲基甲酰胺（20：2：1）为展开剂，展开，晾干，置紫外光灯（254nm）下检视。供试品溶液所显两种成分的主斑点的颜色与位置应与对照溶液的主斑点相同。

（3）在含量测定项下记录的色谱图中，供试品溶液两主峰的保留时间应与对照品溶液相应的两主峰的保留时间一致。

（4）取本品的细粉适量（约相当于磺胺甲噁唑50mg），显芳香第一胺类的鉴别反应（通则0301）。

以上（2）、（3）两项可选做一项。

【检查】溶出度　取本品，照溶出度测定法（通则0931第二法）以0.1mol/L盐酸溶液900mL为溶出介质，转速为每分钟75转，依法操作，经30分钟时，取溶液适量，滤过，精密量取续滤液10μl，照含量测定项下的方法，依法测定，计算每片中磺胺甲噁唑和甲氧苄啶的溶出量。限度均为标示量的70%，应符合规定。

其他　应符合片剂项下有关的各项规定（通则0101）。

【含量测定】照高效液相色谱法（通则0512）测定。

色谱条件与系统适用性试验　用十八烷基硅烷键合硅胶为填充剂，以水-乙腈-三乙胺（799：200：1）（用氢氧化钠试液或冰醋酸调节pH至5.9）为流动相，检测波长为240nm。理论板数按磺胺甲噁唑峰计算应不低于4 000。磺胺甲噁唑峰和甲氧苄啶峰的分离度应符合要求。

测定法　取本品10片，精密称定，研细，精密称取适量（约相当于磺胺甲噁唑44mg），置100mL量瓶中，加0.1mol/L盐酸溶液适量，超声处理使主成分溶解，用0.1mol/L盐酸溶液稀释至刻度，摇匀，滤过，精密量取续滤液 10μl 注入液相色谱仪，记录色谱图；另取磺胺甲噁唑和甲氧苄啶对照品各处适量，精密称定，加 0.1mol/L 盐酸溶液溶解并定量稀释制成每 1mL 中约含磺胺甲噁唑 0.44mg 与甲氧苄啶 89μg 的混合溶液，摇匀，同法测定，按外标法以峰面积计算，即得。

结果计算：

$$标示量(\%) = \frac{A_X \times C_R \times 100 \times 平均片重}{A_R \times W \times 标示量} \times 100\%$$

式中：A_X 为供试品主峰的峰面积；A_R 为对照品的峰面积；C_R 为对照品溶液的浓度；W 为供试品的取样量。

四、结果记录

记录检验结果并判断检验结果是否符合标准规定。

第七章　巴比妥类药物的分析

 本章要点

　　本章以《中国药典》（2020 年版）收载的典型巴比妥类药物为主，讨论其结构与性质，鉴别试验、杂质检查与含量测定。以实例释理论，通过本章的学习，掌握典型药物的质量标准与质量分析方法。

　　巴比妥类药物是常用的镇静催眠药，《中国药典》（2020 年版）收载有苯巴比妥、苯巴比妥钠、异戊巴比妥、异戊巴比妥钠、司可巴比妥钠和注射用硫喷妥钠等原料及制剂。药典中记载了此类药物的质量标准，包括中文名、汉语拼音名、英文名、结构式、分子式和分子量、性状、鉴别、检查、含量测定、类别、贮藏及制剂等。

 学习目标

- 掌握《中国药典》（2020 年版）中巴比妥类典型药物的鉴别、检查和含量测定方法。
- 熟悉巴比妥类药物的结构特点、性质与分析方法之间的联系。
- 了解巴比妥类药物的质量标准与质量分析方法。

 能力目标

- 掌握巴比妥类典型药物的鉴别、检查和含量测定等质量分析的基本操作。
- 掌握药物分析的基本知识和基本技术，具备药品质量检测的能力。

第一节　结构与性质

　　巴比妥类为催眠药中主要的一类，是巴比妥酸的衍生物，为巴比妥酸在 C_5 位上进行取代而得的一组中枢抑制药。取代基长而有分支（如异戊巴比妥）或双键（如司可巴比妥），则作用强而短；以苯环取代（如苯巴比妥）则有较强的抗惊厥作用；C_2 位的 O 被 S 取代（如硫喷妥），则脂溶性增高，静脉注射立即生效，但维持时间很短。

一、巴比妥类药物的结构

　　巴比妥类药物是常用的镇静催眠药，均为巴比妥酸的衍生物，具有典型的环状丙二酰脲母核结构，其基本结构通式如下：

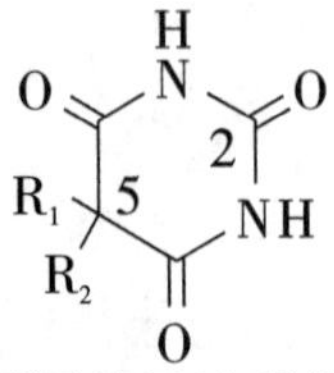

　　由于 5 位取代基 R_1 和 R_2 的不同，形成不同的巴比妥类药物，具有不同的理化性质。临床上常用的

本类药物多为巴比妥酸的 C_5 位双取代衍生物，少数为 1，5，5-三取代或 C_2 位硫取代巴比妥酸的 C_5 位双取代衍生物。《中国药典》（2020 年版）收载的本类药物有苯巴比妥、苯巴比妥钠、异戊巴比妥、异戊巴比妥钠、司可巴比妥钠和注射用硫喷妥钠等原料及制剂。常见的巴比妥类药物及其结构列于表 7-1 中。

巴比妥类药物的基本结构可分为两部分，一部分为巴比妥酸的环状丙二酰脲母核结构，此结构是巴比妥类药物的共同部分，决定巴比妥类药物的共性，可用于与其他类药物相区别。另一部分是取代基部分，即 R_1 和 R_2，根据取代基的不同，可以形成各种巴比妥药物，也因此具有不同的理化性质，这些理化性质可用于各种巴比妥类药物之间的相互区别。

表 7-1　巴比妥类典型药物的结构

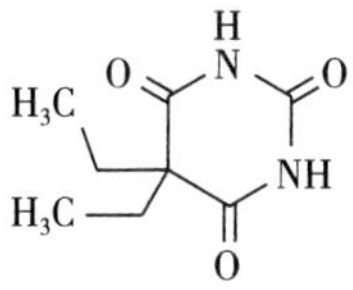

巴比妥　　苯巴比妥　　苯巴比妥钠　　司可巴比妥钠　　戊巴比妥　　异戊巴比妥　　异戊巴比妥钠　　硫喷妥钠

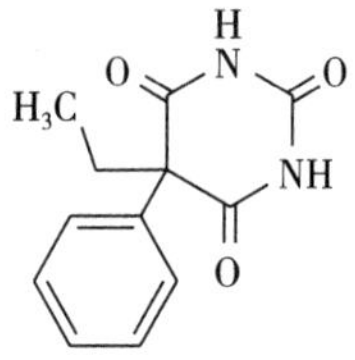

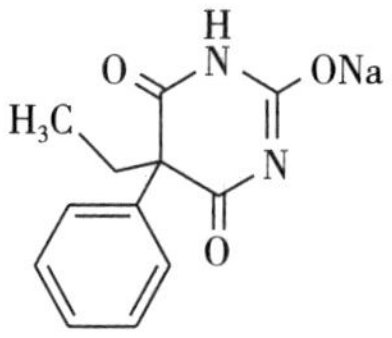

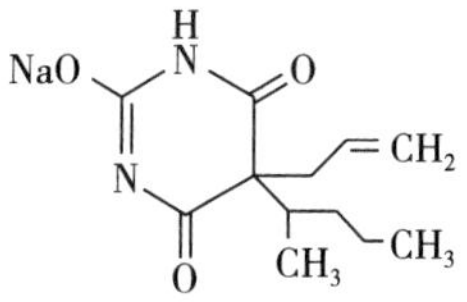

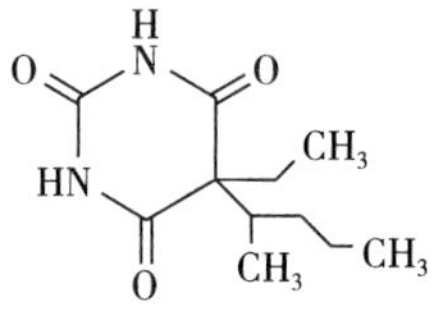

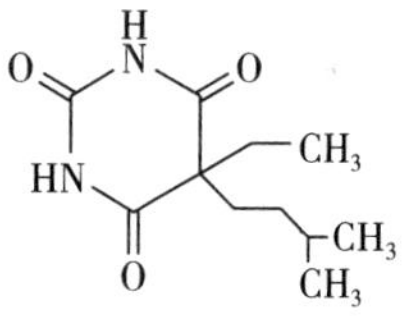

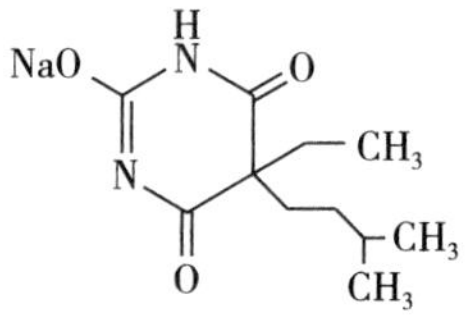

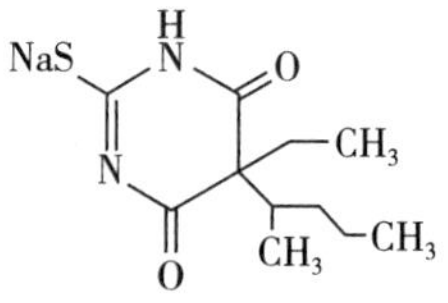

二、主要理化性质

1. 溶解性　巴比妥类药物通常为白色或类白色结晶性粉末，该类药物一般微溶或极微溶于水，易溶于乙醇等有机溶剂；其钠盐则易溶于水，而难溶于有机溶剂。苯巴比妥钠、司可巴比妥钠、异戊巴比妥钠极易溶于水，在乙醇中溶解，在乙醚中不溶；苯巴比妥、异戊巴比妥在乙醇或乙醚中易溶，在三氯甲烷中溶解，在水中极微溶解；在氢氧化钠或碳酸钠溶液中溶解；注射用硫喷妥钠易溶于水。

2. 弱酸性　环状丙二酰脲中的 1，3-二酰亚胺基团，可发生酮式-烯醇式互变异构，在水溶液中发生二级电离，使本类药物呈现弱酸性（pKa 为 7.3～8.4），可与强碱反应生成水溶性的盐类，一般为钠盐。

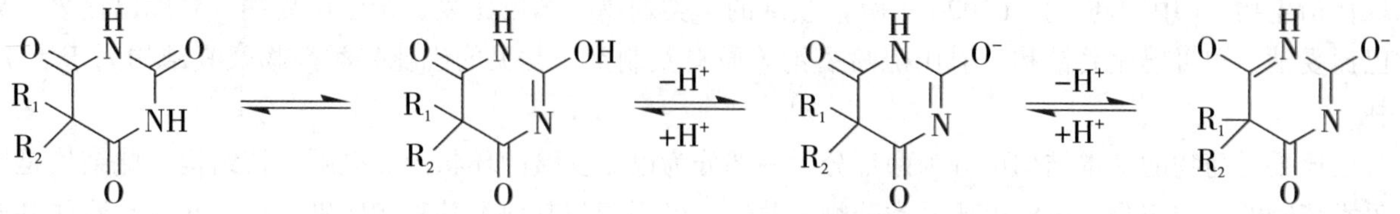

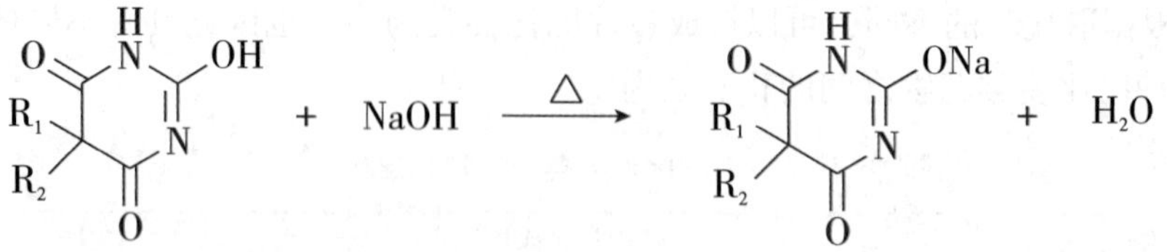

巴比妥钠盐呈碱性，加酸酸化后，析出结晶性的游离巴比妥类药物，可用有机溶剂将其提取出来。此性质可用于巴比妥类药物的分离、提取、鉴别和含量测定。

3. 水解反应　巴比妥类药物的分子结构中含有酰亚胺结构，与碱液共沸即水解，释放出氨气，可使湿润的红色石蕊试纸变蓝色。

本类药物的钠盐在吸湿情况下，可水解为无效物质，室温和 pH10 以下水解较慢，pH11 以上随着碱度的增加水解速度加快。药典规定苯巴比妥钠、注射用硫喷妥钠等应检查碱度。

4. 与重金属离子的呈色反应　环状丙二酰脲结构或酰亚胺基团，在适宜的 pH 溶液中，可与金属离子，如 Ag^+、Cu^{2+}、Co^{2+}、Hg^+ 等反应呈色。此性质可用于本类药物的鉴别和含量测定。

5. 紫外吸收特征　巴比妥类药物在酸性条件下没有紫外吸收，仅在碱性条件下可电离产生共轭体系，并随碱性条件变化产生不同的紫外吸收光谱；硫喷妥钠在酸性和碱性条件下均具有紫外吸收，可利用此性质对巴比妥类药物进行鉴别及含量测定。

6. 官能团性质　巴比妥类药物各自具有的特征官能团具有特定的化学性质，可用于药物的鉴别。如，司可巴比妥及司可巴比妥钠 5 位取代基为含有双键的不饱和烃，具有还原性，可与氧化性试剂反应；苯巴比妥及苯巴比妥钠均含有苯环取代基，可利用苯环的特征反应与不含芳环的巴比妥类药物区别。

第二节　鉴别试验

《中国药典》（2020 年版）对巴比妥类药物的鉴别均注明"本品显丙二酰脲类的鉴别反应"，此反应为巴比妥类药物所共有，在药典通则"一般鉴别试验"下收载，包括银盐反应和铜盐反应。此外，对于巴比妥类药物所含的特殊取代基或元素，可以对本类药物不同品种进行区分。

一、丙二酰脲类的鉴别试验

1. 银盐反应

反应原理：巴比妥类药物在碳酸钠试液中生成钠盐而溶解，与硝酸银试液反应，首先生成可溶性的一银盐，加入过量的硝酸银试液，则生成难溶性的二银盐白色沉淀。此反应应用于苯巴比妥、苯巴比妥钠、异戊巴比妥、异戊巴比妥钠、司可巴比妥钠的鉴别。

鉴别方法：取供试品约 0.1g，加碳酸钠试液 1mL 与水 10mL，振摇 2 分钟，滤过，滤液中逐滴加入硝酸银试液，即生成白色沉淀，振摇，沉淀即溶解；继续滴加过量的硝酸银试液，沉淀不再溶解。

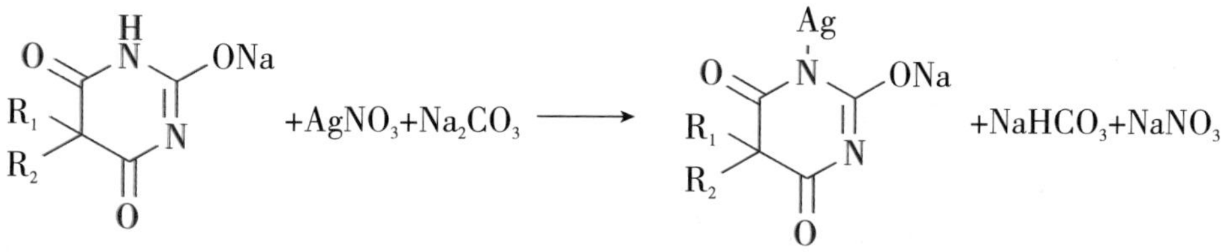

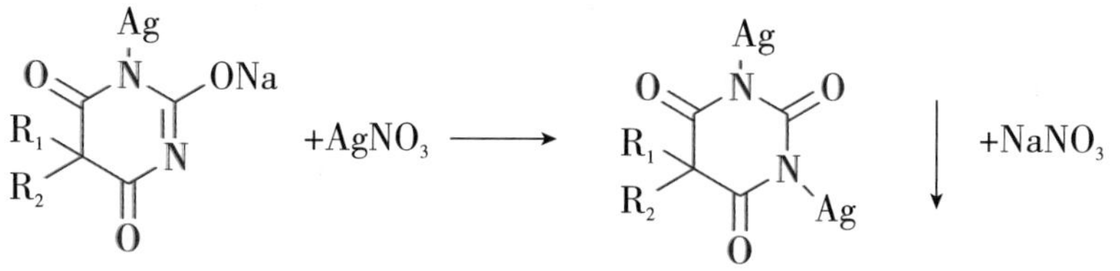

$$R_1, R_2 \text{(巴比妥环) } +AgNO_3+Na_2CO_3 \longrightarrow R_1, R_2 \text{(含Ag的巴比妥环) } +NaHCO_3+NaNO_3$$

$$\text{(含Ag的巴比妥环, ONa) } +AgNO_3 \longrightarrow \text{(双Ag巴比妥环) } \downarrow +NaNO_3$$

2. 铜盐反应

反应原理：此类药物在吡啶溶液中与铜吡啶试液反应，形成稳定的配位化合物具有特征颜色，巴比妥类药物为紫堇色或紫色，含硫巴比妥类药物为绿色。

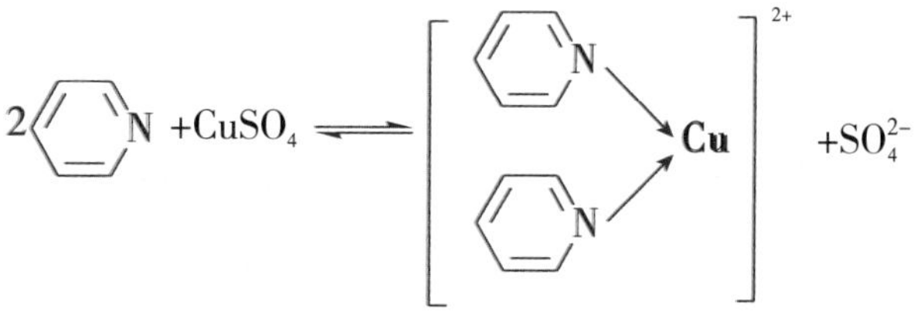

$$2 \text{(吡啶) } +CuSO_4 \rightleftharpoons \left[\text{(吡啶)}_2\text{Cu} \right]^{2+} +SO_4^{2-}$$

鉴别方法：取供试品约 50mg，加吡啶溶液（1→10）5mL 溶解后，加铜吡啶试液 1mL，即显紫色或生成紫色沉淀。

二、特殊取代基或元素的鉴别试验

1. 不饱和取代基的鉴别反应

药典收载的司可巴比妥钠，其分子结构中含有丙烯基不饱和双键，可与碘、溴或高锰酸钾发生加成或氧化反应，而使溶液褪色。其鉴别方法为：取本品 0.1g，加水 10mL 溶解后，加碘试液 2mL，所显棕黄色在 5 分钟内消失。

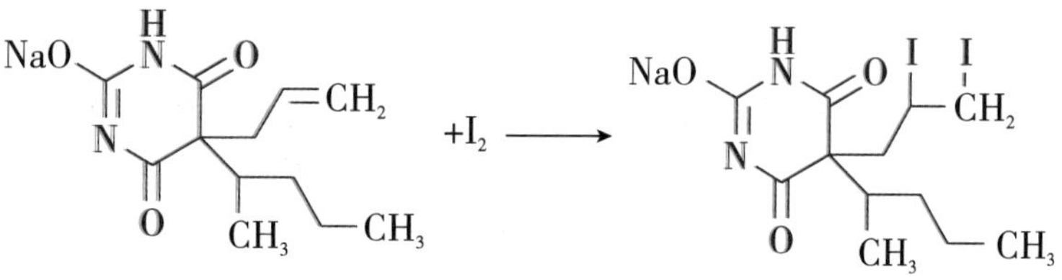

$$\text{(司可巴比妥钠结构) } +I_2 \longrightarrow \text{(加碘产物结构)}$$

2. 苯环的鉴别反应

（1）硝化反应：含有芳香取代基的巴比妥类药物，与硝酸钾及硫酸共热，可发生硝化反应，生成黄色硝基化合物。

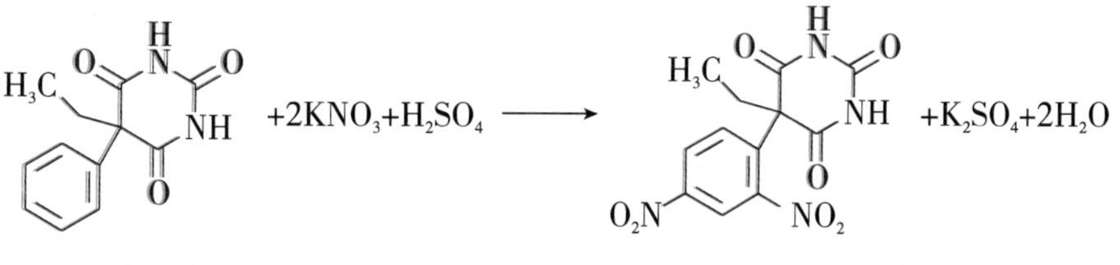

$$\text{(苯巴比妥结构) } +2KNO_3+H_2SO_4 \longrightarrow \text{(二硝基产物结构) } +K_2SO_4+2H_2O$$

（2）硫酸-亚硝酸钠反应：取本品约 10mg，加硫酸 2 滴，与亚硝酸钠约 5mg 混合，即显橙黄色，随即转橙红色。

（3）甲醛-硫酸反应：取本品约 50mg，置试管中，加甲醛试液 1mL，加热煮沸，冷却，沿管壁缓缓加硫酸 0.5mL，使成两液层，置水浴中加热。接界面显玫瑰红色。

3. 硫元素的鉴别反应

硫代巴比妥中的硫元素，可通过适宜方法转变为无机硫离子，呈现典型的硫化物的反应。《中国药典》（2020 年版）对注射用硫喷妥钠的鉴别方法为：取本品约 0.2g，加氢氧化钠试液 5mL 与醋酸铅试液 2mL，生成白色沉淀；加热后，沉淀变为黑色。

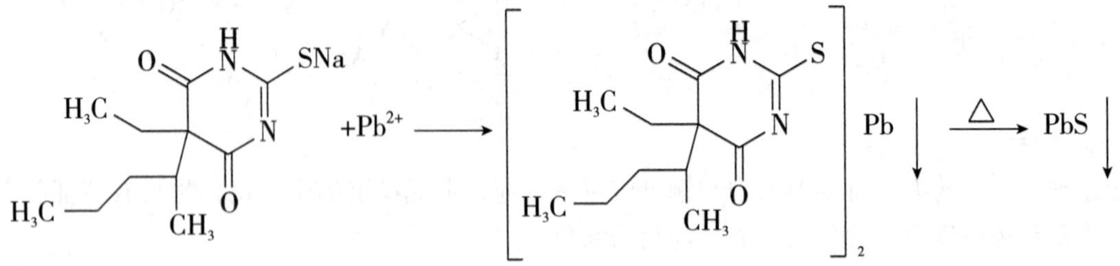

三、测定熔点鉴别法

熔点是一种物质在规定的测定方法下，由固态转变为液态的温度。纯物质的熔点是一定的，作为药物的物理常数，常用于药物的鉴别，并能够评价药物的纯度。《中国药典》（2020 年版）采用熔点测定鉴别的巴比妥类药物为司可巴比妥钠、异戊巴比妥钠、苯巴比妥钠及注射用硫喷妥钠。对于其钠盐类药物，需要先酸化析出游离的巴比妥酸，将沉淀过滤干燥后，再测定熔点。举例如下：

1. 苯巴比妥钠的鉴别　取本品约 0.5g，加水 5mL 溶解后，加稍过量的稀盐酸，即析出白色结晶性沉淀，滤过；沉淀用水洗净，在 105℃ 干燥后，依法测定（通则 0612），熔点为 174~178℃。

2. 司可巴比妥钠的鉴别　取本品约 1g，加水 100mL 溶解后，加稀醋酸 5mL 强力搅拌，再加水 200mL，加热煮沸使溶解成澄清溶液（液面无油状物），放冷，静置后析出结晶，滤过；结晶在 70℃ 干燥后，依法测定（通则 0612），熔点约为 97℃。

第三节　特殊杂质检查

巴比妥类药物的生产和贮藏过程常易引入反应中间体、副产物和分解产物，影响药物质量，常通过检查酸度、溶液的澄清度、中性或碱性物质及有关物质来加以控制。巴比妥类钠盐则需要检查碱度、溶液的澄清度及有关物质。现以苯巴比妥、司可巴比妥钠为例简述巴比妥类药物杂质检查的方法。

一、苯巴比妥的特殊杂质检查

苯巴比妥的合成工艺如下：

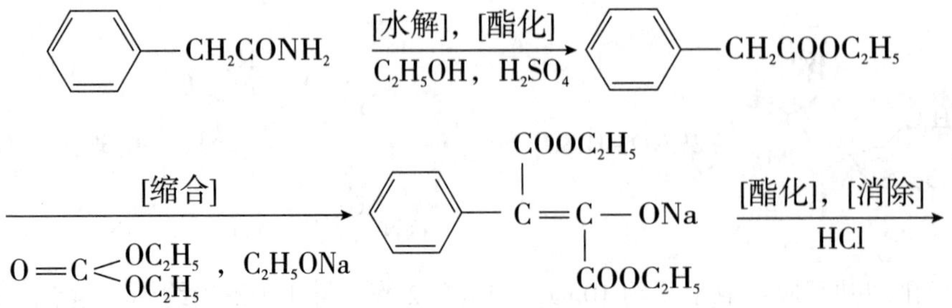

（Ⅰ）

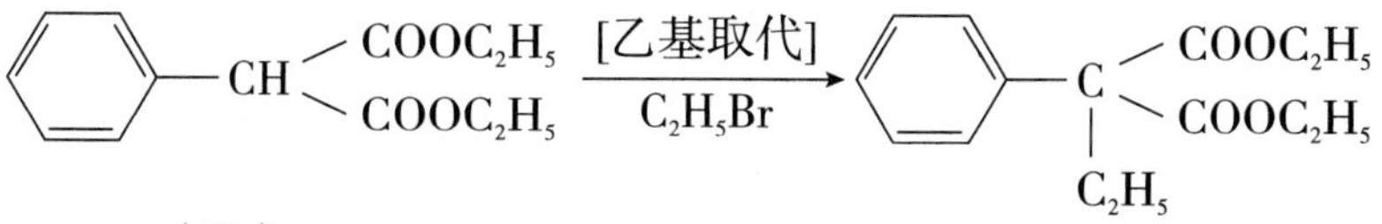

$$\text{C}_6\text{H}_5-\text{CH} \begin{matrix}\text{COOC}_2\text{H}_5\\\text{COOC}_2\text{H}_5\end{matrix} \xrightarrow[\text{C}_2\text{H}_5\text{Br}]{[\text{乙基取代}]} \text{C}_6\text{H}_5-\overset{\text{COOC}_2\text{H}_5}{\underset{\text{C}_2\text{H}_5}{\text{C}}}\text{COOC}_2\text{H}_5$$

（Ⅱ）

$$\xrightarrow[\substack{\text{H}_2\text{N}\\ \text{H}_2\text{N}}\text{C}=\text{O},\ \text{CH}_3\text{ONa}]{[\text{环合}]}\quad \xrightarrow[\text{HCl}]{\text{酸析}}$$

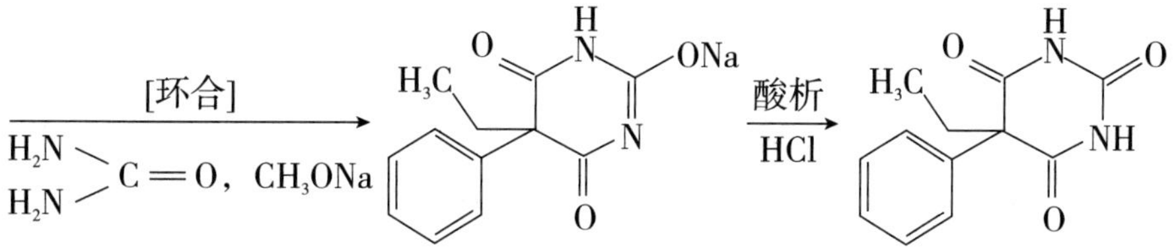

由上述合成工艺过程可以看出，苯巴比妥中的特殊杂质主要是中间体Ⅰ和Ⅱ，以及副反应产物，常通过检查酸度、乙醇溶液的澄清度及中性或碱性物质来加以控制。

1. 酸度　酸度的检查主要是控制中间体Ⅱ的乙基化反应不完全时引入的副产物苯基丙二酰脲，由于其5位碳上的氢受邻近羰基影响，酸性强于苯巴比妥，可使甲基橙指示剂呈红色。

检查方法：取本品0.2g，加水10mL，煮沸搅拌1分钟，放冷，滤过，取滤液5mL，加甲基橙指示液1滴，不得显红色。

2. 乙醇溶液的澄清度　苯巴比妥可溶于乙醇，而苯巴比妥酸等杂质的溶解度小于苯巴比妥，利用乙醇为溶剂检查溶液的澄清度可加以控制。

检查方法：取本品1.0g，加乙醇5mL，加热回流3分钟，溶液应澄清。

3. 中性或碱性物质　本检查主要是为了控制中间体Ⅰ的副产物2-苯基丁酰胺、2-苯基丁酰脲或分解产物等杂质，这类杂质不溶于氢氧化钠试液但溶于乙醚，而苯巴比妥具有酸性，利用它们在氢氧化钠试液和乙醚中的溶解度不同，采用提取重量法测定杂质的量。

检查方法：取本品1.0g，置分液漏斗中，加氢氧化钠试液10mL溶解，加水5mL、乙醚25mL，振摇1分钟，分取醚层，用水振摇洗涤3次，每次5mL，取醚液用干燥滤纸滤过，滤液置105℃恒重的蒸发皿中，蒸干，在105℃干燥1小时，遗留残渣不得过3mg。

4. 有关物质　《中国药典》（2020年版）将药物中化学反应的前体、中间体、副产物和降解产物等统称为有关物质。巴比妥类药物多规定检查有关物质，除注射用硫喷妥钠采用薄层色谱法外，均采用高效液相色谱法。苯巴比妥有关物质检查方法为不加校正因子的主成分自身对照法：供试品溶液浓度为每1mL中含1mg的溶液；对照品溶液为供试品溶液稀释溶液，浓度为每1mL中含5μg，用辛烷基硅烷键合硅胶为填充剂，乙腈-水（25∶75）为流动相，检测波长为220nm。精密量取供试品溶液和对照品溶液各5μl，分别注入液相色谱仪，记录色谱图。供试品溶液色谱图中如有杂质峰，单个杂质峰面积不得大于对照溶液主峰面积（0.5%），各杂质峰面积的和不得大于对照溶液主峰面积的2倍（1%）。

二、司可巴比妥钠的特殊杂质检查

司可巴比妥钠的合成工艺为：

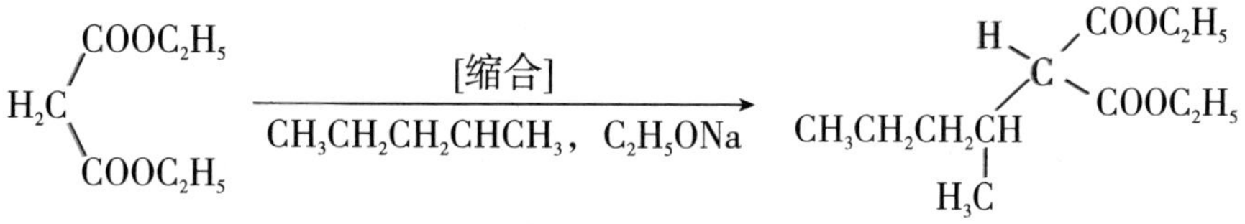

$$\overset{\text{H}_2\text{C}}{\underset{}{}}\begin{matrix}\text{COOC}_2\text{H}_5\\\text{COOC}_2\text{H}_5\end{matrix} \xrightarrow[\text{CH}_3\text{CH}_2\text{CH}_2\text{CHCH}_3,\ \text{C}_2\text{H}_5\text{ONa}]{[\text{缩合}]} \text{CH}_3\text{CH}_2\text{CH}_2\underset{\text{H}_3\text{C}}{\text{CH}}\ \overset{\text{H}}{\underset{}{\text{C}}}\begin{matrix}\text{COOC}_2\text{H}_5\\\text{COOC}_2\text{H}_5\end{matrix}$$

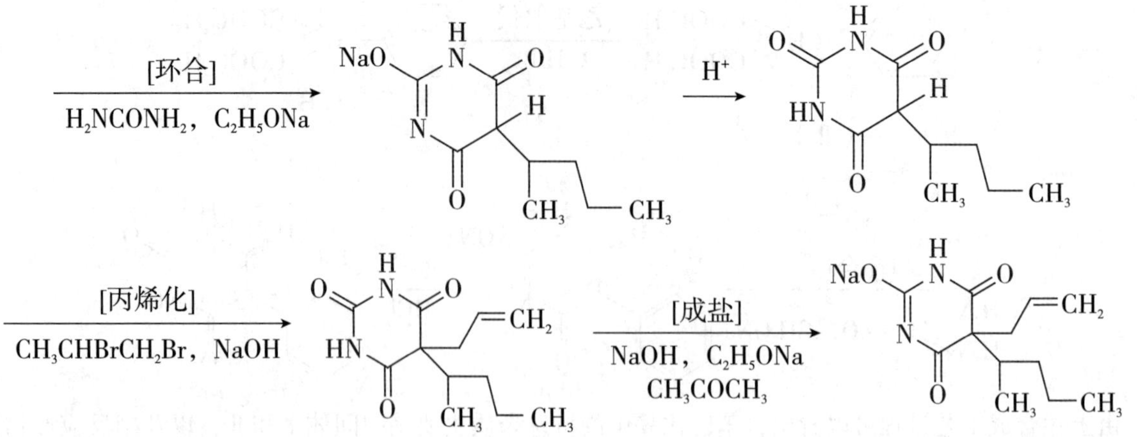

1. 溶液的澄清度　司可巴妥钠在水中极易溶解，水溶液应该澄清，否则表明含有不溶性杂质。因司可巴妥钠水溶液易和二氧化碳作用析出司可巴妥，故溶解样品的水应事先煮沸以除去二氧化碳。

检查方法：取本品 1.0g，加新沸过的冷水 10mL 溶解后，溶液应澄清。

2. 中性或碱性物质　此类杂质主要是指合成过程中产生的副产物，如酰脲、酰胺类物质。这类杂质不溶于氢氧化钠而溶于乙醚，可用乙醚提取后，称重，检查其限量。检查方法同苯巴比妥。

第四节　含量测定

巴比妥类药物常用的含量测定方法有银量法、溴量法、非水滴定法、紫外分光光度法、高效液相色谱法等。

一、银量法

巴比妥类药物在适当的碱性溶液中，可与重金属银离子定量反应并形成银盐。《中国药典》（2020年版）采用银量法测定苯巴比妥及其钠盐和制剂、异戊巴比妥及其钠盐和制剂的含量。在滴定过程中，巴比妥类药物首先形成可溶性的一银盐，当被测定的药物全部生成一银盐后，稍过量的银离子就与药物形成难溶性的二银盐，溶液此时变浑浊，以此指示滴定终点。

此法操作简便，巴比妥类药物的分解产物和可能存在的相关杂质不与硝酸银反应，专属性较强。但实验温度的变化对反应影响较大，在接近滴定终点时反应较慢，以二银盐的浑浊指示终点的到达难于观察准确。经历版药典的修订，目前本法采用甲醇和 3% 无水碳酸钠溶液作为溶剂，并采用银-玻璃电极系统电位法指示终点。

1. 测定方法　取本品约 0.2g，精密称定，加甲醇 40mL 使溶解，再加新制的 3% 无水碳酸钠溶液 15mL，照电位滴定法，用硝酸银滴定液（0.1mol/L）滴定。每 1mL 硝酸银滴定液（0.1mol/L）相当于 23.22mg 的苯巴比妥（$C_{12}H_{12}N_2O_3$）。

2. 含量计算

$$含量（\%）= \frac{V \times T \times F \times 10^{-3}}{W} \times 100\%$$

式中：V 为消耗滴定液的体积，mL；T 为滴定度，即：每 1mL 硝酸银滴定液（0.1mol/L）相当于苯巴比妥的质量，mg/mL；F 为滴定液浓度校正因子，$F = \frac{c_{实际}}{c_{理论}}$，硝酸银滴定液的实际浓度与药典中规定的硝酸银滴定液浓度的比值；W 为苯巴比妥供试品的取样量，g。

注意事项：（1）测定中使用的无水碳酸钠溶液需临用时新鲜配制，因为碳酸钠会吸收空气中的 CO_2，产生 $NaHCO_3$，使含量下降。

（2）银电极在使用前需要使用稀硝酸浸洗 1~2 分钟，再用水冲洗干净后使用。

二、溴量法

某些巴比妥类药物（如司可巴比妥）的 5 位取代基中含有不饱和双键，可利用双键的加成反应，在适宜的盐酸酸性条件下，用定量过量的溴滴定液与药物完全反应，剩余的溴与过量碘化钾作用析出碘，再用硫代硫酸钠回滴生成的碘，通过消耗硫代硫酸钠滴定液的体积计算药物含量。《中国药典》（2020年版）采用该法测定司可巴比妥钠原料药及其制剂的含量。

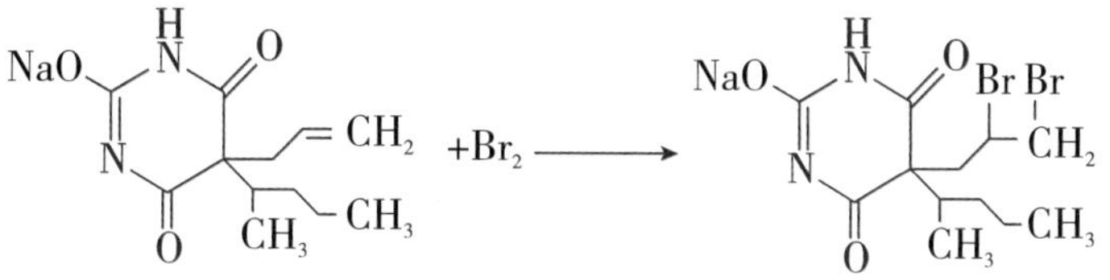

$$Br_2+2KI \longrightarrow 2KBr+I_2$$
（剩余）
$$I_2+2Na_2S_2O_3 \longrightarrow 2NaI+Na_2S_4O_6$$

测定方法：取本品约 0.1g，精密称定，置 250mL 碘瓶中，加水 10mL，振摇使溶解，精密加入溴滴定液（0.05mol/L）25mL，再加盐酸 5mL，立即密塞并振摇 1 分钟，在暗处静置 15 分钟后，注意微开瓶塞，加入碘化钾试液 10mL，立即密塞，摇匀后，用硫代硫酸钠滴定液（0.1mol/L）滴定，至近终点时，加淀粉指示液，继续滴定至蓝色消失，并将滴定结果用空白试验校正，即得。每 1mL 溴滴定液（0.05mol/L）相当于 13.01mg 的 $C_{12}H_{17}N_2NaO_3$。

本法操作简便、专属性强，针对结构中的双键特征，可与其他巴比妥类药物区别，不受干扰。

三、非水滴定法

非水滴定法是以非水溶剂作为滴定介质进行滴定的滴定分析方法，本法适用于不能进行直接滴定的弱酸弱碱性药物的滴定分析，不仅能增大有机化合物的溶解度，而且能改变物质的化学性质（例如酸碱性及其强度），使在水中不能进行完全的滴定反应能够顺利进行，从而扩大了滴定分析的应用范围。

巴比妥类药物呈弱酸性，在水中溶解度较小，采用直接滴定法生成的弱酸盐易于水解，影响滴定终点的观察。巴比妥类药物在非水溶剂中的酸性增强，用碱性标准溶液滴定时，终点较为明显，可获得比较满意的结果。测定时常用的溶剂有无水乙醇、甲醇、乙二胺、二甲基甲酰胺、丙酮、三氯甲烷、吡啶、甲醇-苯（15：85）、乙醇-三氯甲烷（1：10）等；常用的滴定液有甲醇钠的甲醇或乙醇溶液、氢氧化四丁基铵的氯苯溶液等。

滴定应在密闭装置内进行，防止溶剂和滴定液吸收空气中的二氧化碳和水蒸气，防止滴定液中溶剂的挥发。装置中需要通气的部位应连接硅胶及钠石灰管以吸收水蒸气和二氧化碳。

四、紫外分光光度法

巴比妥类药物在酸性介质中几乎不电离，无明显的紫外吸收，但在碱性介质中电离为具有紫外吸收特征的结构，因此可采用紫外分光光度法测定其含量。本法专属性强、灵敏度高，被广泛应用于巴比妥类药物及其制剂的测定，以及固体制剂的溶出度和含量均匀度的检查，也常用于体内巴比妥类药物的检测。

1. 直接测定的紫外分光光度法　本法是将供试品溶解后，根据供试品溶液的 pH，选用其相应的 λ_{max} 处，直接测定对照品溶液和供试品溶液的吸光度，再计算药物的含量。《中国药典》（2020 年版）采用本法测定注射用硫喷妥钠的含量。

（1）测定方法：取装量差异下的内容物，混合均匀，精密称取适量（约相当于硫喷妥钠 0.25g），置 500mL 量瓶中，加水稀释至刻度，摇匀，精密量取适量，用 0.4% 氢氧化钠溶液定量稀释制成每 1mL 中约含 5μg 的溶液，采用紫外–可见分光光度法，在 304nm 的波长处测定吸光度；另取硫喷妥对照品适量，精密称定，用 0.4% 氢氧化钠溶液溶解并定量稀释制成每 1mL 中约含 5μg 的溶液，同法测定；根据每支的平均装量计算。每 1mg 硫喷妥相当于 1.091mg 的 $C_{11}H_{17}N_2NaO_2S$。

（2）含量测定：

$$标示量(\%) = \frac{A_X \times C_R \times V \times n \times 平均装量 \times 1.091}{A_R \times W \times 标示量} \times 100\%$$

式中：A_X 为供试品的吸光度；A_R 为对照品的吸光度；C_R 为对照品溶液的浓度，mg/mL；V 为供试品初始溶解体积，mL；n 为供试品溶液稀释倍数；W 为供试品取样量，mg；1.091 为硫喷妥钠与硫喷妥相对分子质量之比。

2. 提取分离后的紫外分光光度法　如果巴比妥类药物的供试品中有干扰物质存在时，可采用提取分离的方法除去干扰物质后，再用紫外分光光度法测定。

根据巴比妥类药物具有弱酸性，在三氯甲烷等有机溶剂中易溶，而其钠盐在水中易溶的特点来进行。测定时，取巴比妥类药物适量，加水使其溶解后加酸酸化，用三氯甲烷提取巴比妥类药物，三氯甲烷提取液加 pH7.2~7.5 的缓冲溶液（水 10~15mL，碳酸氢钠 1g，10% 盐酸 3~4 滴），振摇，分离弃去水相缓冲溶液层，再用氢氧化钠溶液（0.45mol/L）自三氯甲烷中提取巴比妥类药物，调节碱提取液的 pH，然后选用相应的吸收波长进行测定。

五、高效液相色谱法

高效液相色谱法多用于制剂及体液中巴比妥类药物的含量测定。高效液相色谱法能够有效分离药物与杂质并进行测定，具有分离效率高、选择性好、检测灵敏度高等优点。《中国药典》（2020 年版）采用高效液相色谱法测定苯巴比妥片剂的含量。

1. 方法

色谱条件与系统适应性实验：十八烷基硅烷键合硅胶为填充剂；乙腈–水（30:70）为流动相；检测波长为 220nm。理论半数按苯巴比妥峰计算不低于 2 000，苯巴比妥峰与相邻色谱峰间的分离度应符合要求。

测定法：取本品 20 片，精密称定，研细，精密称取适量（约相当于苯巴比妥 30mg），置 50mL 容量瓶中，加流动相适量，超声处理 20 分钟使苯巴比妥溶解，放冷，用流动相稀释至刻度，摇匀，滤过，精密量取续滤液 1mL，置 10mL 量瓶中，用流动相稀释至刻度，摇匀，作为供试品溶液，精密量取 10μl 注入液相色谱仪，记录色谱图；另取苯巴比妥对照品，精密称定，加流动相溶解并定量稀释制成每 1mL 中约含苯巴比妥 60μg 的溶液，同法测定。按外标法以峰面积计算，即得。

2. 含量计算

本法采用外标法计算片剂中苯巴比妥的含量

$$标示量(\%) = \frac{\dfrac{A_X}{A_R} \times C_R \times V \times n \times 平均片重 \times 10^{-3}}{W \times 标示量} \times 100\%$$

式中：A_X 为苯巴比妥片供试品峰面积；A_R 为苯巴比妥对照品峰面积；C_R 为对照品溶液的浓度，

μg/mL；V 为苯巴比妥供试品初始溶解体积，mL；n 为供试品溶液稀释倍数；W 为苯巴比妥片供试品的取样量，mg。

本章小结

本章详细介绍了巴比妥类药物的结构与性质；《中国药典》（2020 年版）中涉及的典型药物的鉴别反应、检查方法与含量测定方法。

复习思考题

1. 简述巴比妥类药物的性质。

2. 简述丙二酰脲类鉴别反应的原理与现象。

3. 请阐述如何利用简单的化学试验对苯巴比妥钠、注射用硫喷妥钠和司可巴比妥钠进行鉴别？

4. 试总结巴比妥类药物含量测定的方法及各自原理。

5. 采用高效液相色谱法对巴比妥类药物进行含量测定，常采用外标法进行计算，请写出原料药与制剂含量测定的公式。

6. 简述苯巴比妥的主要检查项目以及各项目所控制的杂质。

技能训练

实验 7-1 巴比妥类药物的鉴别

一、实验要求

1. 掌握巴比妥类药物的结构与性质。

2. 正确鉴别区分该类药物。

二、实验概述

本任务根据巴比妥类药物的银盐反应与铜盐反应对巴比妥与硫代巴比妥进行鉴别区分。通过工作任务的完成，使学生掌握实验原理与实验操作，能够初步掌握药品质量标准与质量分析过程。

三、实验内容

1. 仪器与试剂

仪器：玻璃棒，烧杯，量筒，标签纸，药物天平，称量瓶，称量纸，小钢勺。

试剂：碳酸钠，硝酸银，浓硫酸，亚硝酸钠，硫酸铜，吡啶，巴比妥，硫代巴比妥，蒸馏水。

2. 操作方法

（1）试液配制

碳酸钠试液：取一水合碳酸钠 12.5g 或无水碳酸钠 10.5g，加水使溶解成 100mL，即得。

硝酸银试液：取硝酸银 17.5g，加水适量使溶解成 1 000mL，摇匀。置玻璃塞的棕色瓶中，密闭保存。

吡啶溶液（1→10）：取吡啶 1mL，加水稀释至 10mL，即得。

铜吡啶试液：取硫酸铜 4g，加水 90mL 溶解后，加吡啶 30mL，即得。本液应临用新制。

（2）操作规程

①银盐反应

巴比妥类药物在适当的碱性溶液（Na_2CO_3 溶液）中，遇过量硝酸银试液，即产生白色的二银盐沉淀。

②铜盐反应

因巴比妥药物分子中含有-CONHCONHCO-基团，可互变异构成烯醇型，与铜盐在碱性溶液中作用，产生类似双缩脲的颜色反应。反应后，巴比妥类药物显紫色或产生紫色沉淀，含硫巴比妥类药物呈现绿色。

3. 注意事项

（1）注意选用适当仪器进行鉴别反应。

（2）铜盐反应操作中注意防止过量碱的干扰，供试品溶液中每加硫酸铜试液 1 滴后，马上观察产生沉淀的颜色变化过程并及时记录。

四、结果记录

记录检验结果并判断检验结果是否符合标准规定。

项目 7-2　苯巴比妥钠原料药的含量测定

一、实验要求

1. 掌握苯巴比妥钠原料药含量测定的方法原理及操作步骤。

2. 熟悉电位滴定法终点的判断以及结果的计算。

二、实验概述

本任务根据巴比妥类药物的银盐反应对苯巴比妥钠原料药的含量进行测定。通过工作任务的完成，使学生掌握实验原理与实验操作，能够初步掌握药品质量标准与质量分析过程。

三、实验内容

1. 仪器与试剂

仪器：温度计，恒温干燥箱，精密天平，湿度计，电位滴定仪，称量瓶，药匙，量筒（10、50、100mL），滴定管，烧杯（100mL）等。

试剂：苯巴比妥钠原料药，甲醇，无水碳酸钠，硝酸银，基准氯化钠，糊精，荧光黄，碳酸钙，乙醇等。

2. 操作方法

（1）试液配制

根据《中国药典》（2020 年版）通则，配制实验所需试液：

1）0.1mol/L 硝酸银滴定液：取硝酸银 17.5g，加水适量使溶解成 1 000mL，摇匀。

2）0.1mol/L 硝酸银滴定液的标定：取在 110℃ 干燥至恒重的基准氯化钠约 0.2g，精密称定，加水 50mL 使溶解，再加糊精溶液（1→50）5mL、碳酸钙 0.1g 与荧光黄指示液 8 滴，用本液滴定至混浊液由黄绿色变为微红色。每 1mL 硝酸银滴定液（0.1mol/L）相当于 5.844mg 的氯化钠。根据本液的消耗量与氯化钠的取用量，算出本液的浓度，即得。置玻璃塞的棕色玻璃中，密闭保存。

3）荧光黄指示液：取荧光黄 0.1g，加乙醇 100mL 使溶解，即得。

（2）操作过程

1）滴定：取本品约 0.2g，精密称定，加甲醇 40mL 使溶解，再加新制的 3% 无水碳酸钠溶液 15mL，照电位滴定法用硝酸银滴定液（0.1mol/L）滴定，将盛有供试品溶液的烧杯置电磁搅拌器上，浸入电极，搅拌，并自滴定管中分次滴加滴定液；开始时可每次加入较多的量，搅拌，记录电位；至将近终点前，则应每次加入少量，搅拌，记录电位；至突跃点已过，仍应继续滴加几次滴定液，并记录电位。

2）滴定终点的确定：用坐标纸以电位（E）为纵坐标，以滴定液体积（V）为横坐标，绘制 E–V 曲线，以此曲线的陡然上升或下降部分的中心为滴定终点。或以 $\Delta E/\Delta V$（即相邻两次的电位差和加入滴定液的体积差之比）为纵坐标，以滴定液体积（V）为横坐标，绘制（$\Delta E/\Delta V$）–V 曲线，与 $\Delta E/\Delta V$ 的极大值对应的体积即为滴定终点。也可采用二阶导数确定终点。根据求得的 $\Delta E/\Delta V$ 值，计算相邻数值间的差值，即 $\Delta 2E/\Delta 2V$，绘制（$\Delta 2E/\Delta 2V$）–V 曲线，曲线过零时的体积即为滴定终点，记录消耗的滴定液体积。每 1mL 硝酸银滴定液（0.1mol/L）相当于 25.42mg 的 $C_{12}H_{11}N_2NaO_3$。

3. 注意事项

（1）测定中使用的无水碳酸钠溶液需临用新配，因为碳酸钠会吸收空气中的二氧化碳，产生碳酸氢钠，使含量下降。

（2）银电极在使用前需要使用稀硝酸浸洗 1~2 分钟，再用水冲洗干净后使用。

（3）苯巴妥为二类精神药品，属于特殊管理药品，实验需要多少取用多少。取用必须严格记录，并由相关人员签字。实验完毕，剩余样品一律交回老师，绝对禁止带出实验室。

四、结果记录

记录检验结果并判断检验结果是否符合标准规定。《中国药典》（2020 年版）规定，苯巴妥钠按干燥品计算，含 $C_{12}H_{11}N_2NaO_3$ 不得少于 98.5%。)

附：按下式计算苯巴妥钠原料药的含量：

$$含量(\%) = \frac{V \times T \times F}{W} \times 100\%$$

式中：V 为所消耗硝酸银滴定液的体积，mL；T 为滴定液（25.42mg/mL）；F 为滴定液浓度校正系数；W 为供试品取样量，mg。

第八章　芳酸类及芳胺类药物的分析

本章要点

《中国药典》（2020年版）收载的芳酸类药物中如阿司匹林、贝诺酯和布诺芬等许多药物是临床上常用的解热镇痛药物，水杨酸、苯甲酸及其钠盐是常用的消毒防腐药。芳胺类药物中许多药物如盐酸布鲁卡因、盐酸丁卡因、苯佐卡因等是临床上常用的局麻药，肾上腺素、重酒石酸去甲肾上腺素、盐酸多巴胺等是临床上常用的拟肾上腺素药物。这两大类药物都含有芳香环结构，一些药物还含有其他相同的官能团，某些分析方法为两类药物所共有。为避免重复介绍，本章把这两类药物整合到一起进行学习。

本章在介绍芳酸类药物和芳胺类药物的化学结构与分析方法之间的关系基础上，重点介绍这两类药物的鉴别、特殊杂质检查和含量测定等质控方法。

学习目标

● 掌握阿司匹林、苯甲酸钠、对氨基水杨酸钠、盐酸普鲁卡因、对乙酰氨基酚及肾上腺素的鉴别试验、杂质检查方法和含量测定方法。

● 熟悉阿司匹林、对氨基水杨酸钠、盐酸普鲁卡因、对乙酰氨基酚及肾上腺素代表药物的化学结构和分析方法之间的关系，以及这些药物中特殊杂质的项目、引入途径。

● 了解苯甲酸类药物、水杨酸类药物、对氨基苯甲酸酯类药物、酰胺类药物及苯乙胺类药物的结构特征。

能力目标

● 能够依据《中国药典》，对芳酸类和芳胺类药物进行质量分析。

● 能利用芳酸类药物和芳胺类药物的分析特点，正确选择相应的方法分析类似结构的药物。

第一节　芳酸类药物的结构与性质

芳酸类药物包括芳酸及其酯类和盐类。此类药物分子结构的共性是既含有芳香环又含有羧基，大多数药物羧基直接与芳香环相连。分子结构中可具有的羧基、芳环和酯键，有些药物还含有的酚羟基、芳伯氨基等官能团是这类药物理化性质和相应的质量控制方法的基础。

本类药物按结构特点可分为苯甲酸类、水杨酸类和其他芳酸类3种类型。

一、苯甲酸类药物

《中国药典》（2020年版）收载的苯甲酸类药物主要有苯甲酸及其钠盐、羟苯乙酯、甲芬那酸、丙磺舒、泛影酸和布美他尼等。

苯甲酸类药物的结构和性质见表8-1。

表 8-1　苯甲酸类药物的结构和性质

药　物	结　构	性　质
苯甲酸（钠）（消毒防腐药）	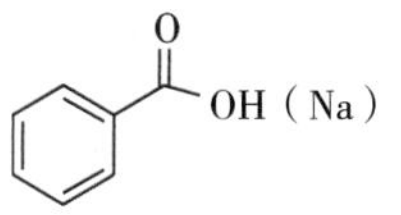 （结构式：苯环—COOH(Na)）	1. 溶解性：本类药物均能溶于氢氧化钠溶液，除苯甲酸钠易溶于水外，其他药物则微溶或几乎不溶于水，而溶于有机溶剂
甲芬那酸（解热镇痛、非甾体抗炎药）	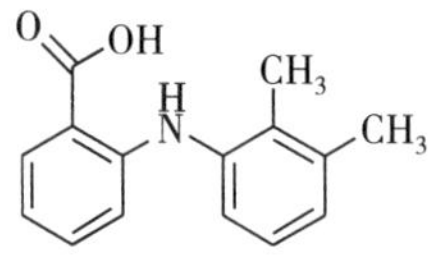 （结构式）	2. 羧基的酸性：本类药物羧基与芳环直接相连，具有较强的酸性，可用于含量测定
布美他尼（利尿药）	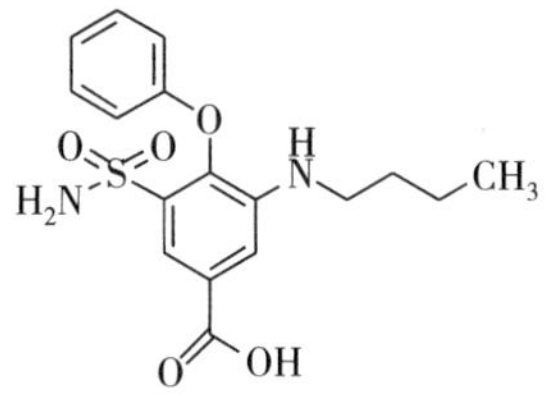 （结构式）	3. 芳酸的三氯化铁反应：本类药物的芳酸结构可与三氯化铁试液作用，生成有色盐沉淀，可用于鉴别
丙磺舒（抗痛风药）	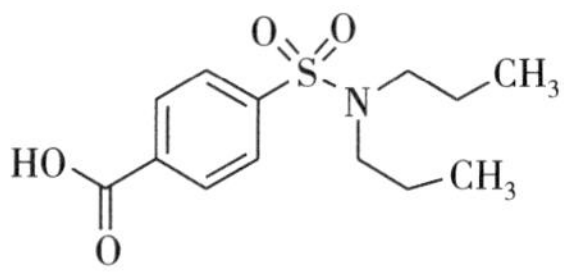 （结构式）	4. 芳环的紫外吸收特性：本类药物都含有苯环，在紫外光区有较强吸收，可用于鉴别和含量测定
泛影酸（造影剂）	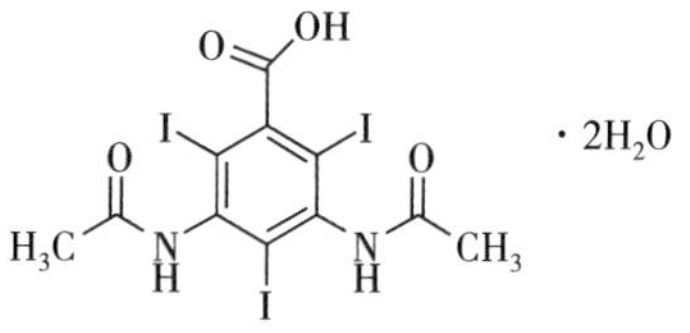 （结构式）·$2H_2O$	5. 特殊基团的性质：羟苯乙酯含有酯键，易水解；含硫的丙磺舒受热分解生成亚硫酸盐；含碘的泛影酸加热可生成碘蒸气。利用其分解产物特殊的理化性质，可用于鉴别

二、水杨酸类药物

《中国药典》（2020 年版）收载的水杨酸类药物主要有水杨酸、阿司匹林、贝诺酯和对氨基水杨酸钠等。

水杨酸类药物的结构和性质见表 8-2。

表 8-2　水杨酸类药物的结构和性质

药　物	结　构	性　质
水杨酸（消毒防腐药）	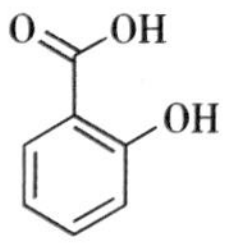 （结构式：苯环—COOH，—OH）	1. 溶解性：除对氨基水杨酸钠易溶于水外，其他药物在水中微溶或几乎不溶，而溶于乙醇、乙醚、氯仿等有机溶剂。溶解行为常可作为供试品溶液的配制或含量测定时介质选择的依据
阿司匹林（解热镇痛、非甾体抗炎药，抗血小板聚集药）	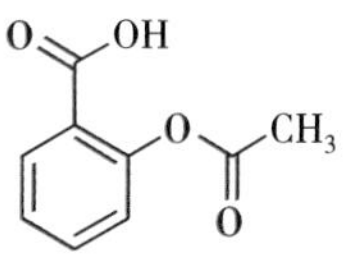 （结构式）	2. 羧基的酸性：水杨酸、阿司匹林具有游离羧基，呈酸性，可与氢氧化钠试液反应，可用于含量测定 3. 酚羟基的三氯化铁反应：本类药物具有游离酚羟基（如水杨酸、对氨基水杨酸钠）或者水解后生成游离酚羟基（如阿司匹林、贝诺酯），可与三氯化铁试液作用，生成紫色或紫堇色配合物，可用于鉴别
贝诺酯（解热镇痛、非甾体抗炎药）	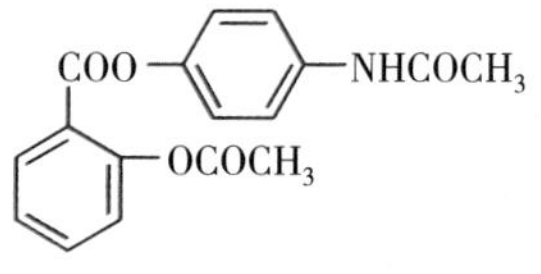 （结构式：COO—苯环—NHCOCH₃，—OCOCH₃）	4. 芳环的紫外吸收特性：本类药物都含有苯环，在紫外光区有较强吸收，可用于鉴别和含量测定

续表

药　物	结　构	性　质
对氨基水杨酸钠（抗结核病药）	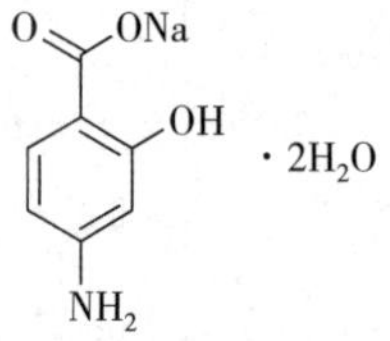	5. 特殊基团的性质：阿司匹林和贝诺酯含有酯键，在一定条件下可水解；对氨基水杨酸钠含有芳伯氨基，贝诺酯完全水解后产物对氨基酚也具有芳伯氨基，可发生芳香第一胺反应（重氮化-偶合反应），生成猩红色沉淀，可用于鉴别和含量测定

三、其他芳酸类药物

羧基通过烃基等与芳环相连的药物归为其他芳酸类药物。芳酸类药物包括苯乙酸类、芳基丙酸类和吲哚乙酸类等药物。《中国药典》（2020 年版）收载的本类药物主要有双氯芬酸钠（解热镇痛、非甾体抗炎药）、布洛芬（解热镇痛、非甾体抗炎药）、吲哚美辛（解热镇痛、非甾体抗炎药）和氯贝丁酯（降血脂药）等。

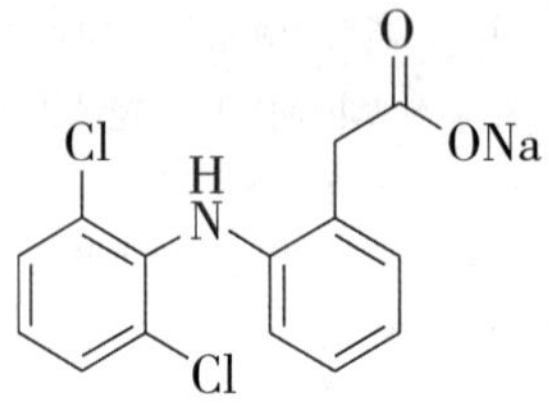

双氯芬酸钠（diclofenac sodium） 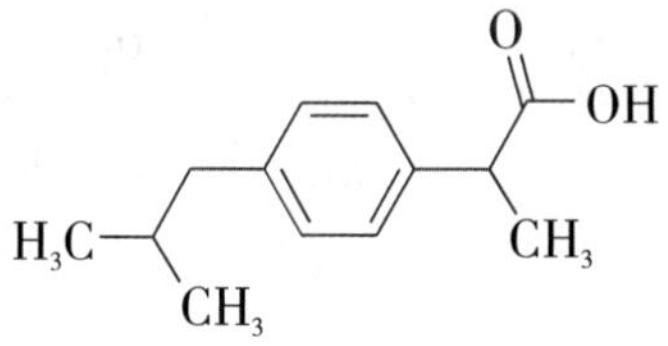　　　　布洛芬（ibuprofen）

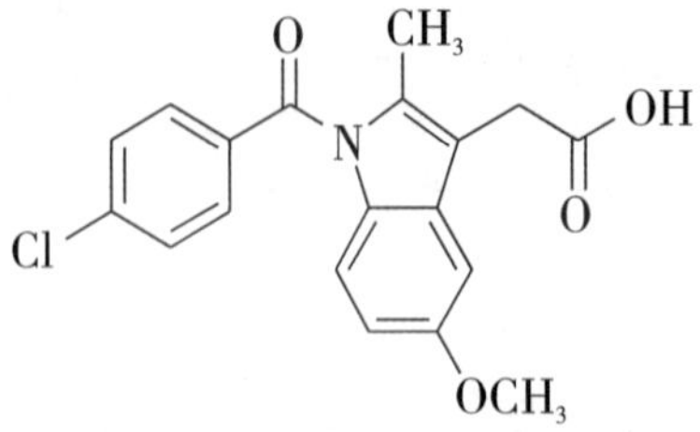

吲哚美辛（indometacin） 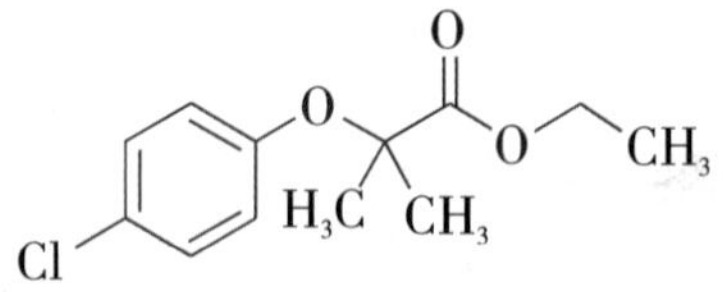　　　　氯贝丁酯（clofibrate）

双氯芬酸钠为苯乙酸类药物，在乙醇中易溶，在水中略溶，在三氯甲烷中不溶。可采用非水碱量法测定含量。

布洛芬为苯乙酸类药物，羧基不是直接与苯环相连，酸性比苯甲酸及水杨酸类药物弱，但仍具有一定的酸性。在乙醇中易溶，在水中几乎不溶。溶于中性乙醇后，可用氢氧化钠直接滴定测定含量。

吲哚美辛为吲哚乙酸类药物，在丙酮中溶解，在水中几乎不溶，原料药可采用中性乙醇为溶剂，氢氧化钠直接滴定测定含量。

氯贝丁酯为油状液体，遇光不稳定；分子结构中含有酯键，易水解，可用两步滴定法测定含量。

此类药物均具有特征的紫外和红外吸收光谱，可用于鉴别。

第二节　芳胺类药物的结构与性质

氨基直接与芳香环相连的药物称为芳胺类药物。芳胺类药物包括氨基上的氢未被取代的芳伯胺和氨基上的氢被取代的芳仲胺及芳叔胺。其中，芳伯胺有三个反应：重氮化-偶合反应、生成席夫（Schiff）碱反应及氧化变色反应。这些反应是选择此类药物质量控制方法的重要依据。

本类药物按结构特点可分为对氨基苯甲酸酯类和芳酰胺类 2 种类型。苯乙胺类药物属于芳烃胺类药物，不属于芳胺类药物，在此一并介绍。

一、对氨基苯甲酸酯类药物

《中国药典》（2020 年版）收载的对氨基苯甲酸酯类药物主要有盐酸普鲁卡因、盐酸丁卡因和苯佐卡因等局部麻醉药。本类药物分子结构中均具有对氨基苯甲酸酯母核，其基本结构如下：

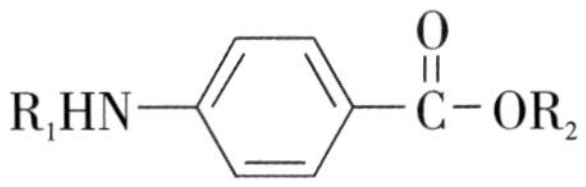

对氨基苯甲酸酯类药物的结构和性质见表 8-3。

表 8-3　对氨基苯甲酸酯类药物的结构和性质

药 物	结 构	性 质
盐酸普鲁卡因 （局麻药）	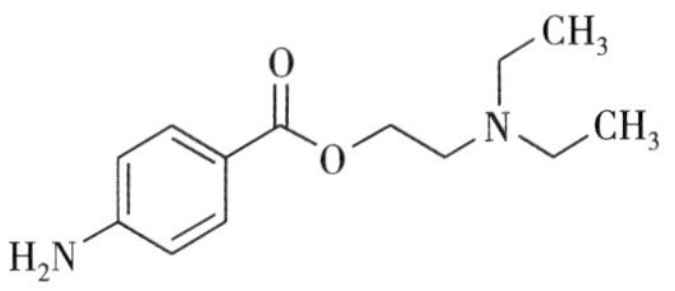	1. 溶解性：本类药物的游离碱多为碱性油状液体或低熔点固体，难溶于水，可溶于有机溶剂。其盐酸盐均为固体，易溶于水，难溶于有机溶剂 2. 氮原子的弱碱性：本类药物分子结构中脂烃胺侧链为叔胺氮原子（除苯佐卡因外），故具有弱碱性，能与生物碱沉淀剂发生沉淀反应，可用于鉴别 3. 芳香第一胺反应：本类药物具有芳伯氨基（除盐酸丁卡因外），可发生重氮化-偶合反应，可用于鉴别及含量测定 4. 酯键的水解性：含有酯键，易水解。光线、热或碱性条件可促进其水解，必须对水解产物的限量加以控制以保证药品质量。可利用水解产物的特殊性质予以鉴别 5. 芳环的紫外吸收特性：本类药物都含有苯环，在紫外光区有较强吸收，可用于鉴别和含量测定
盐酸丁卡因 （局麻药）	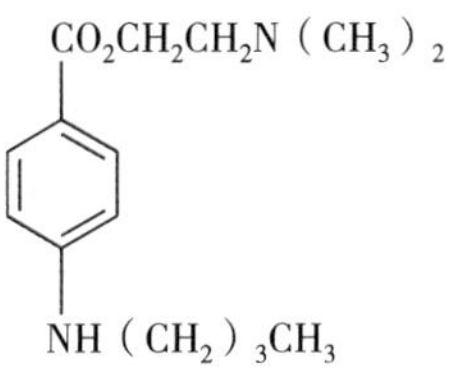	
苯佐卡因 （局麻药）	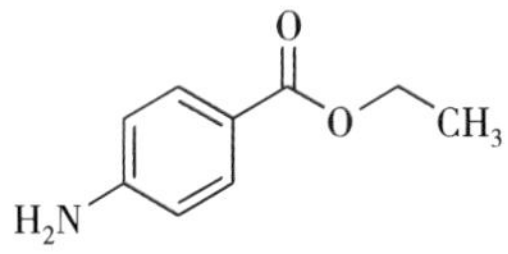	

二、芳酰胺类药物

《中国药典》（2020 年版）收载的芳酰胺类药物主要有对乙酰氨基酚、盐酸利多卡因、盐酸丁哌卡因和醋氨苯砜等。本类药物属苯胺的酰基衍生物，分子结构中均具有芳酰氨基，其基本结构如下：

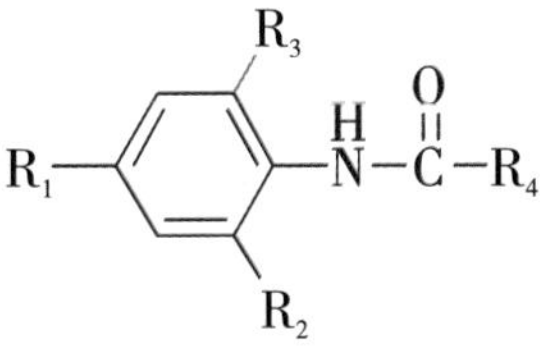

芳酰胺类药物的结构和性质见表 8-4。

表 8-4　芳酰胺类药物的结构和性质

药　物	结　构	性　质
对乙酰氨基酚（解热镇痛、非甾体抗炎药）	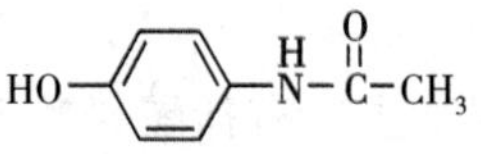	1. 溶解性：本类药物的游离碱难溶于水，其盐酸盐均为固体，易溶于水 2. 氮原子的弱碱性：利多卡因和丁哌卡因的脂烃胺侧链为叔胺氮原子，显碱性，可成盐；能与生物碱沉淀剂发生沉淀反应，可用于鉴别。对乙酰氨基酚和醋氨苯砜不具有此侧链，无此类反应，可以借此将二者与利多卡因和丁哌卡因区别开来 3. 酰胺键的水解性：本类药物含有芳酰氨基，在酸性溶液中水解后释放出芳伯氨基，可发生芳香第一胺反应。其水解反应速度，对乙酰氨基酚相对较快；盐酸利多卡因和盐酸丁哌卡因在酰氨基邻位存在两个甲基，空间位阻大，阻碍了酰胺键的水解，所以二者的水溶液比较稳定。对乙酰氨基酚和醋氨苯砜的水解产物有醋酸，可在硫酸介质中与乙醇反应，可利用产生乙酸乙酯的香味予以鉴别 4. 与重金属离子发生沉淀反应：盐酸利多卡因和盐酸丁哌卡因酰氨基上的氮可在水溶液中与铜离子、钴离子络合，生成有色的配位化合物沉淀，沉淀溶于氯仿等有机溶剂后呈色，可用于鉴别 5. 酚羟基的呈色反应：对乙酰氨基酚具有酚羟基，可与$FeCl_3$试液发生呈色反应，可用于鉴别 6. 芳环的紫外吸收特性：本类药物都含有苯环，在紫外光区有较强吸收，可用于鉴别和含量测定
盐酸利多卡因（局麻药、抗心律失常药）	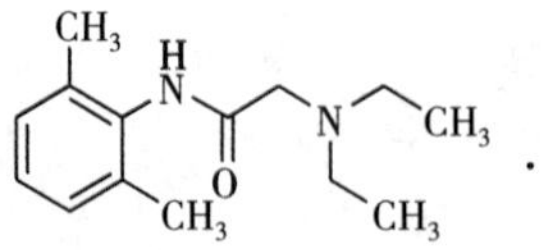	
盐酸丁哌卡因（局麻药）	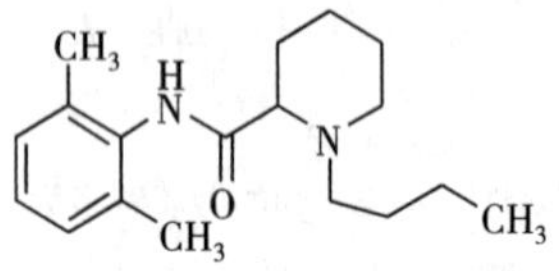	
醋氨苯砜（抗麻风病药）	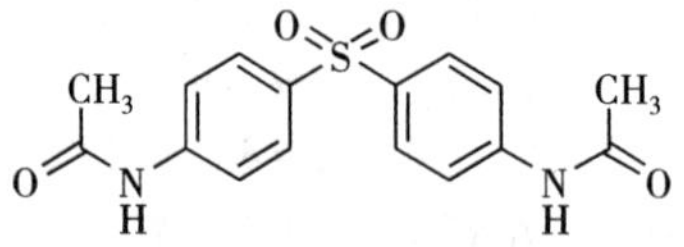	

三、苯乙胺类药物

本类药物为拟肾上腺素类药物，基本结构为苯乙胺，多数在苯环上具有1~2个酚羟基（除盐酸克伦特罗外）。本类药物的基本结构为：

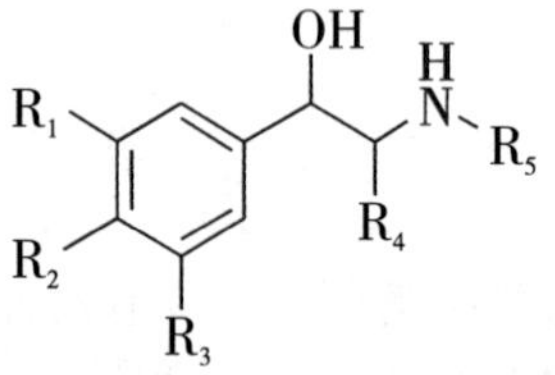

《中国药典》（2020年版）收载的本类药物较多。现列举在鉴别、检查或含量测定方法上有代表性的药物供质量分析用，见表8-5。

表 8-5　苯乙胺类代表性药物的结构和性质

药　物	结　构	性　质
肾上腺素（肾上腺素受体激动药）	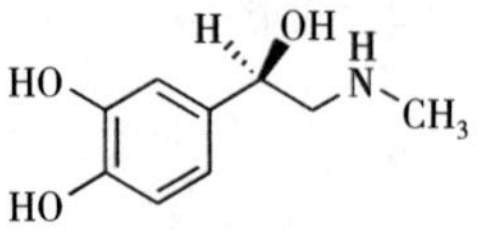	1. 溶解性：本类药物的游离碱难溶于水，可溶于有机溶剂。与酸成盐后易溶于水，难溶于有机溶剂 2. 氮原子的弱碱性：本类药物分子结构中脂烃胺侧链为仲胺氮原子，故具有弱碱性，可用非水滴定法进行含量测定
盐酸去氧肾上腺素（α肾上腺素受体激动药）	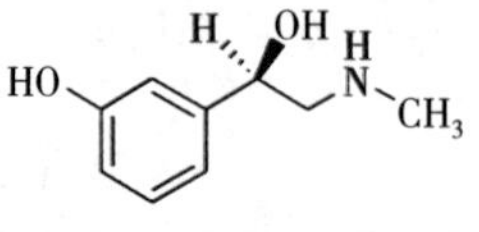	

续表

药 物	结 构	性 质
重酒石酸间羟胺 （α 肾上腺素受体激动药）	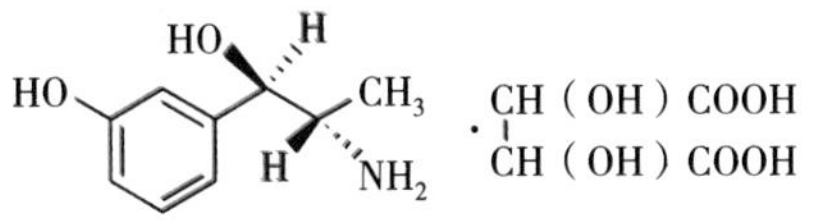	
盐酸异丙肾上腺素 （β 肾上腺素受体激动药）	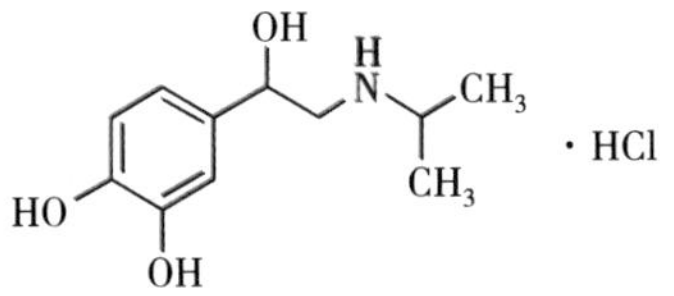	3. 酚羟基特性：本类药物分子结构中多具有邻苯二酚（或苯酚）结构，可以发生 $FeCl_3$ 呈色反应，可与重金属离子络合；露置空气中或遇光、热易氧化变色，在碱性溶液中更易变色。可用于鉴别 4. 光学活性：本类药物分子结构中多数具有手性碳原子，具有旋光性 5. 芳香第一胺反应：盐酸克伦特罗具有芳伯氨基，可发生重氮化-偶合反应，可用于鉴别及含量测定 6. 芳环的紫外吸收特性：本类药物都含有苯环，在紫外光区有较强吸收，可用于鉴别和含量测定
盐酸克伦特罗 （β₂ 肾上腺素受体激动药）	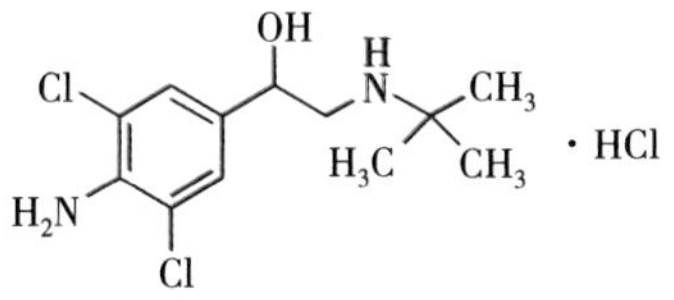	
硫酸沙丁胺醇 （β₂ 肾上腺素受体激动药）	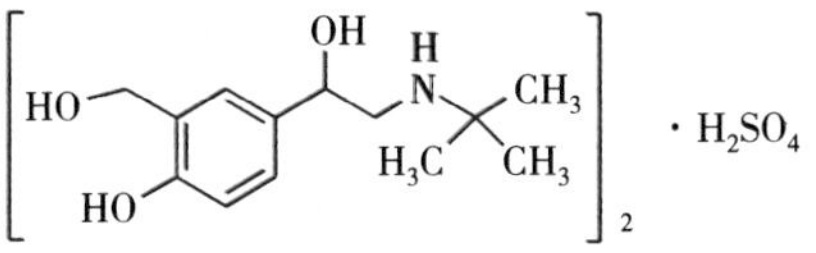	

第三节 鉴别试验

本章药物都含有苯环，在紫外光区均具有紫外吸收的特性；另外各药物结构中均含有各自官能团，如羧基、酚羟基、酰胺基等，在红外光区有特征吸收。因此，《中国药典》（2020 年版）规定利用紫外特征吸收和红外吸收光谱可以用来鉴别此类药物。除利用仪器分析的方法鉴别之外，本类药物还可利用下述化学方法予以鉴别。

一、与铁盐的反应

苯甲酸类药物和含有酚羟基的药物（如水杨酸类和苯乙胺类药物）都可以与三氯化铁试液反应，但二者反应原理不同。苯甲酸类药物与三氯化铁试液作用，生成有色铁盐的沉淀；含有酚羟基的药物与三氯化铁试液作用，生成有色的配位化合物。

苯甲酸的碱性溶液和苯甲酸钠的中性溶液，可与三氯化铁试液生成赭色沉淀。

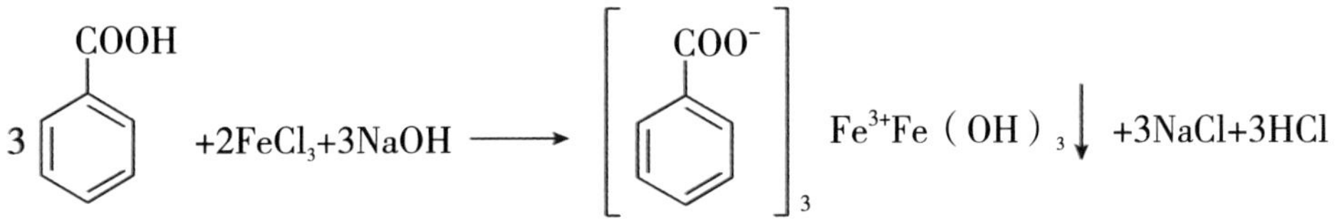

$$3 \text{C}_6\text{H}_5\text{COOH} + 2FeCl_3 + 3NaOH \longrightarrow [\text{C}_6\text{H}_5\text{COO}^-]_3 Fe^{3+} Fe(OH)_3 \downarrow + 3NaCl + 3HCl$$

（赭色）

《中国药典》（2020 年版）规定此反应作为苯甲酸的鉴别方法之一。

方法：取本品约 0.2g，加 0.4% 氢氧化钠溶液 15mL，振摇，滤过，滤液中加三氯化铁试液 2 滴，即生成赭色沉淀（苯甲酸钠用水溶解）。

水杨酸及其盐类在中性或弱酸条件下，可与三氯化铁试液反应，生成紫堇色配位化合物。

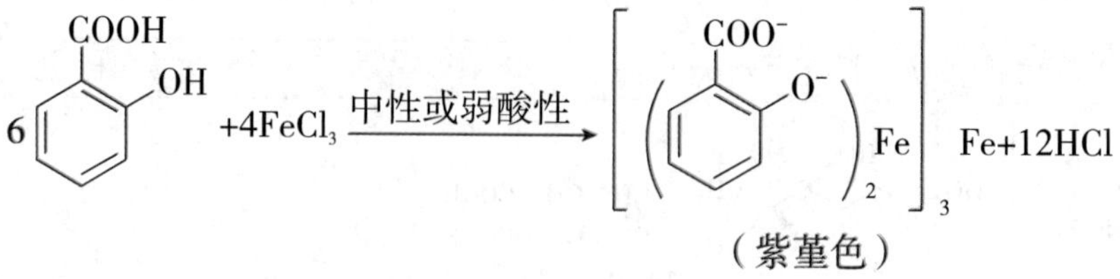

《中国药典》（2020 年版）规定此反应作为水杨酸的鉴别方法之一。

方法：取本品的水溶液，加三氯化铁试液 1 滴，即显紫堇色。

阿司匹林和贝诺酯都含有酯键，水解后生成具有酚羟基的水杨酸，也能与三氯化铁试液发生呈色反应。

苯乙胺类药物（如肾上腺素、盐酸异丙肾上腺素等）分子中多具有邻二酚羟基结构，可与 Fe^{3+} 离子配位显色；若再加入碱性试液，则可进一步被高铁离子氧化而显紫色或紫红色。《中国药典》（2020 年版）收载的本类代表性药物 $FeCl_3$ 鉴别反应的反应条件及现象见表 8-6。

表 8-6　苯乙胺类代表性药物与三氯化铁反应的反应条件及现象

药　　物	反应条件及现象
肾上腺素	盐酸溶液（9→1000）中显翠绿色；再加氨试液 1 滴，即变紫色，最后变成紫红色
盐酸异丙肾上腺素	水溶液中显深绿色；滴加新制的 5% 碳酸氢钠溶液，即变蓝色，然后变成红色
重酒石酸去甲肾上腺素	水溶液中显翠绿色；再缓缓加碳酸氢钠试液，即显蓝色，最后变成红色
硫酸沙丁胺醇	水溶液中显紫色；再加碳酸氢钠试液，生成橙黄色浑浊

二、重氮化-偶合反应

重氮化-偶合反应又称芳香第一胺反应。分子结构中具有芳伯氨基或潜在芳伯氨基的药物，均可在酸性条件下与亚硝酸钠试液作用，发生重氮化反应，生成的重氮盐再与碱性 β-萘酚偶合生成粉红到猩红色的偶氮化合物沉淀，此即为芳香第一胺反应。此反应常用于鉴别。

盐酸克伦特罗、苯佐卡因和盐酸普鲁卡因都具有芳伯氨基结构，在盐酸溶液中，可直接与亚硝酸钠进行重氮化反应。对乙酰氨基酚和醋氨苯砜具有酰氨基结构，在盐酸或硫酸中加热水解后释放出潜在的芳伯氨基，也可与亚硝酸钠发生重氮化反应。盐酸利多卡因和盐酸丁哌卡因在酰氨基邻位存在两个甲基，空间位阻大，阻碍了酰胺键的水解，故二者很难发生此反应。

盐酸丁卡因分子结构中无芳伯氨基，不发生重氮化-偶合反应，但其属于芳香仲胺，在酸性溶液中可与亚硝酸钠反应，生成 N-亚硝基化合物的乳白色沉淀，可与具有芳伯氨基的药物相区别。

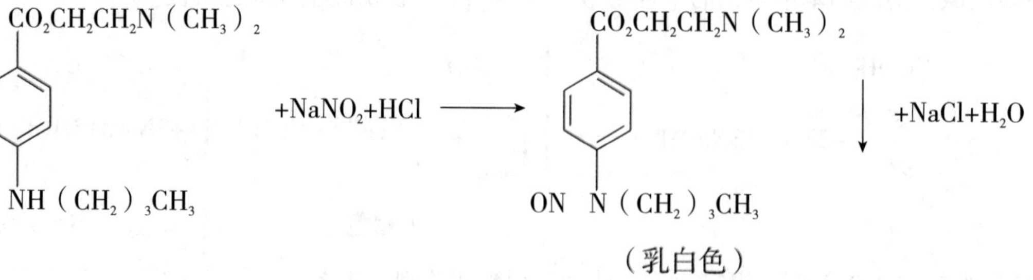

盐酸普鲁卡因的重氮化-偶合反应如下：

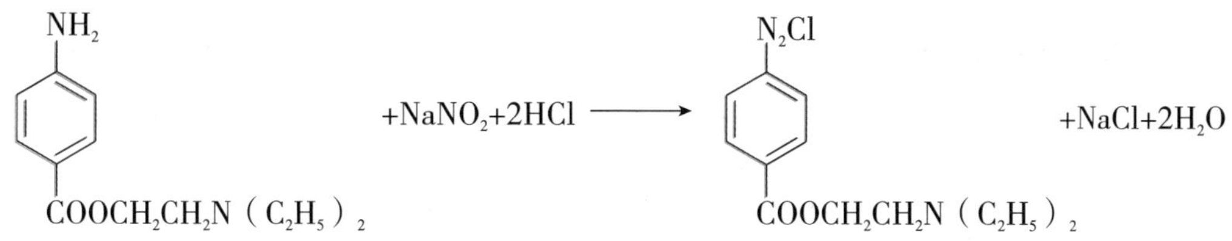

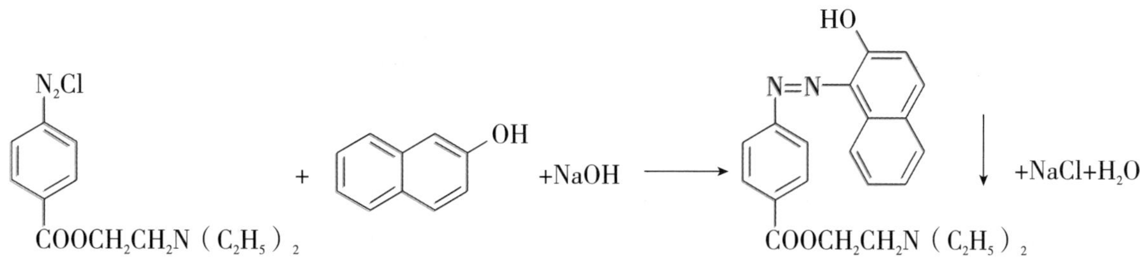

$$+NaNO_2+2HCl \longrightarrow +NaCl+2H_2O$$

$$+NaOH \longrightarrow \downarrow +NaCl+H_2O$$

（粉红到猩红色）

《中国药典》（2020 年版）规定此反应作为盐酸普鲁卡因的鉴别方法之一。

方法：取供试品约 50mg，加稀盐酸 1mL，必要时缓缓煮沸使溶解，加 0.1mol/L 亚硝酸钠溶液数滴，加与 0.1mol/L 亚硝酸钠溶液等体积的 1mol/L 脲溶液，振摇 1 分钟，滴加碱性 β-萘酚试液数滴，生成粉红到猩红色的沉淀。

三、水解产物反应

具有酯键（或酰胺键）的药物，可在碱性条件下水解，可以利用其水解产物的特性进行鉴别。

例如阿司匹林具有酯键，在碱性条件下水解后，生成水杨酸钠和醋酸钠。水杨酸钠与游离水杨酸在水中溶解度不同，故可利用溶解度差异观察溶解与沉淀现象；因醋酸具有挥发性，在酸化反应液时，可闻到醋酸臭味。反应式如下：

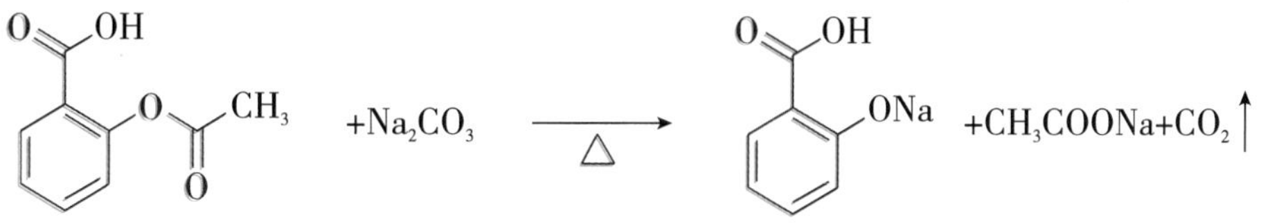

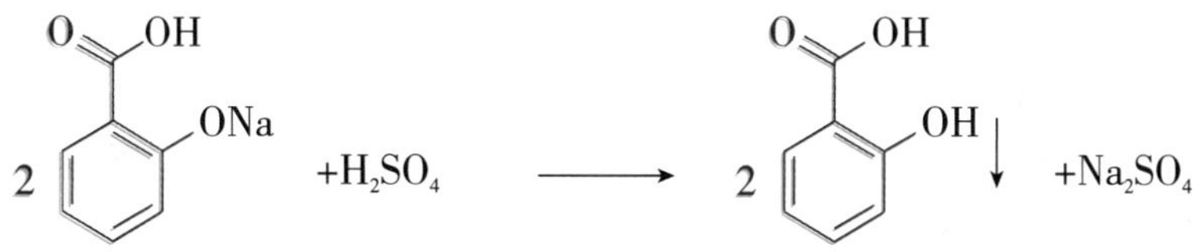

$$+Na_2CO_3 \xrightarrow{\triangle} +CH_3COONa+CO_2\uparrow$$

$$+H_2SO_4 \longrightarrow \downarrow +Na_2SO_4$$

（白色）

$$2CH_3COONa+H_2SO_4 \longrightarrow 2CH_3COOH+Na_2SO_4$$

《中国药典》（2020 年版）规定此反应作为阿司匹林的鉴别方法之一。

方法：取本品 0.5g，加 10mL 碳酸钠试液，煮沸 2 分钟，放冷，加过量稀硫酸，则析出白色沉淀，并产生醋酸的臭气。

盐酸普鲁卡因具有酯键，在碱性溶液中先游离出普鲁卡因白色沉淀，该沉淀熔点低，受热成为油状物；继续加热则酯键水解，产生二乙氨基乙醇碱性气体和对氨基苯甲酸钠。二乙氨基乙醇能使湿润的红色石蕊试纸变为蓝色。反应液放冷后，加盐酸酸化，即析出对氨基苯甲酸的白色沉淀，加入过量盐酸，此沉淀生成其盐酸盐而溶解。反应式如下：

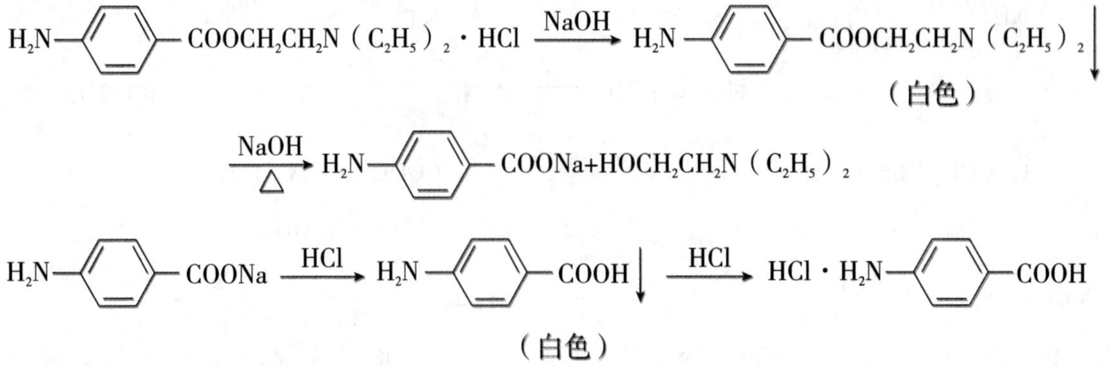

$$H_2N-\underset{}{\bigcirc}-COOCH_2CH_2N(C_2H_5)_2 \cdot HCl \xrightarrow{NaOH} H_2N-\underset{}{\bigcirc}-COOCH_2CH_2N(C_2H_5)_2 \downarrow$$
（白色）

$$\xrightarrow[\triangle]{NaOH} H_2N-\underset{}{\bigcirc}-COONa+HOCH_2CH_2N(C_2H_5)_2$$

$$H_2N-\underset{}{\bigcirc}-COONa \xrightarrow{HCl} H_2N-\underset{}{\bigcirc}-COOH \downarrow \xrightarrow{HCl} HCl \cdot H_2N-\underset{}{\bigcirc}-COOH$$
（白色）

《中国药典》（2020 年版）规定此反应作为盐酸普鲁卡因的鉴别方法之一。

方法：取本品约 0.1g，加水 2mL 溶解后，加 10% 氢氧化钠溶液 1mL，即生成白色沉淀；加热，变为油状物；继续加热，发生的蒸气能使湿润的红色石蕊试纸变为蓝色；热至油状物消失后，放冷，加盐酸酸化，即析出白色沉淀。此沉淀可溶于过量的盐酸。

四、与重金属离子反应

盐酸利多卡因和盐酸丁哌卡因酰氨基上的氮可在水溶液中与铜离子、钴离子络合，生成有色的配位化合物沉淀，沉淀溶于氯仿等有机溶剂后呈色，可用于鉴别。

盐酸利多卡因在碳酸钠试液中，与硫酸铜试液反应生成蓝紫色配位化合物，加三氯甲烷，此配位化合物转溶于三氯甲烷显黄色。反应式如下：

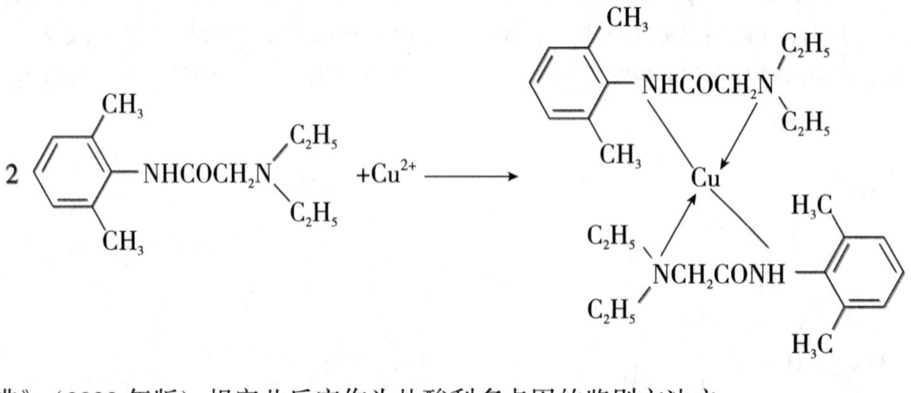

$$2 \quad \underset{}{\bigcirc}-NHCOCH_2N\underset{C_2H_5}{\overset{C_2H_5}{<}} +Cu^{2+} \longrightarrow$$

《中国药典》（2020 年版）规定此反应作为盐酸利多卡因的鉴别方法之一。

方法：取本品 0.2g，加水 20mL 溶解后，取溶液 2mL，加硫酸铜试液 0.2mL 与碳酸钠试液 1mL，摇匀，即显蓝紫色；加三氯甲烷 2mL，振摇后放置，三氯甲烷层显黄色。

某些苯乙胺类药物（如盐酸去氧肾上腺素），芳香侧链具有氨基醇结构，可将其水溶液在碱性条件下与硫酸铜溶液反应，生成溶于水而不溶于乙醚的紫色配合物。此配合物结构如下：

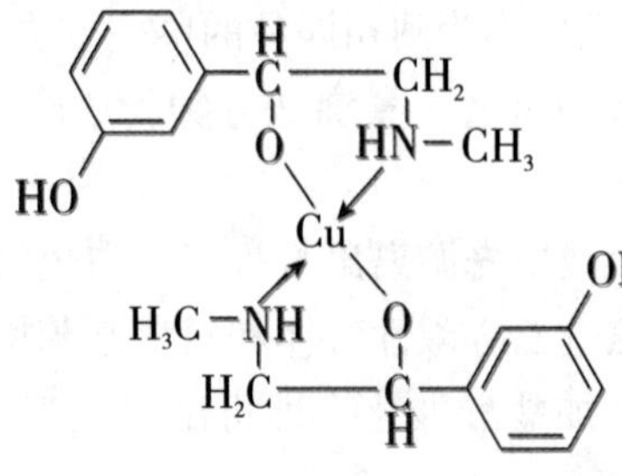

《中国药典》（2020 年版）规定此反应作为盐酸去氧肾上腺素的鉴别方法之一。

方法：取本品 10 mg，加水 1mL 溶解后，加硫酸铜试液 1 滴与氢氧化钠试液 1mL，摇匀，即显紫色；加乙醚 1mL 振摇，乙醚层应不显色。

五、氧化反应

酚类化合物（尤其是多元酚，如苯乙胺类药物）很容易被过氧化氢、碘、铁氰化钾、高锰酸钾等氧化剂氧化，从而呈现不同的颜色。此氧化反应可作为苯乙胺类药物鉴别方法之一。例如肾上腺素在酸性条件下被过氧化氢氧化，生成显血红色的肾上腺素红。《中国药典》（2020 年版）规定此反应作为肾上腺素的鉴别方法之一。

方法：取本品约 10mg，加盐酸溶液（9→1 000）2mL 溶解后，加过氧化氢试液 10 滴，煮沸，即显血红色。

第四节　特殊杂质检查

药物中的特殊杂质一般是该药物在生产中带入的起始原料、中间体、聚合物、副产物和贮存过程中的降解产物等，此类杂质结构和性质在一定程度上与药物相似，这就让药物中杂质检查增加了难度。故在建立和应用这类杂质检查方法时，要利用特殊杂质与药物在物理、化学、生物学等方面的性质差异。

一、阿司匹林中特殊杂质的检查

阿司匹林是以水杨酸为原料，在硫酸催化下，经醋酐乙酰化而得。反应式如下：

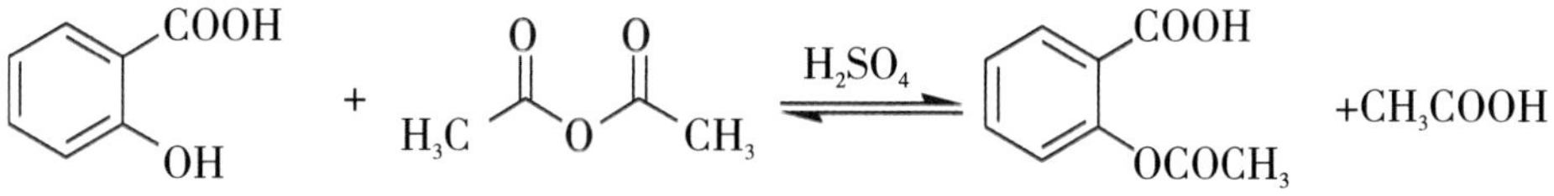

合成反应中可能引入混入到原料水杨酸中的苯酚及未反应完全的原料水杨酸，另外还可能有副产物醋酸苯酯、水杨酸苯酯及乙酰水杨酸苯酯等生成。

《中国药典》（2020 年版）规定阿司匹林原料药除需要检查"干燥失重""炽灼残渣"和"重金属"等一般杂质外，还应检查"溶液的澄清度""游离水杨酸""易炭化物"和"有关物质"特殊杂质。

1. 溶液的澄清度

该项检查目的是控制阿司匹林原料药中无羧基的特殊杂质的量。该方法是基于阿司匹林分子结构中含有羧基，可溶于碳酸钠试液，而其杂质苯酚、醋酸苯酯、水杨酸苯酯及乙酰水杨酸苯酯等不溶的特性来控制杂质的限量。

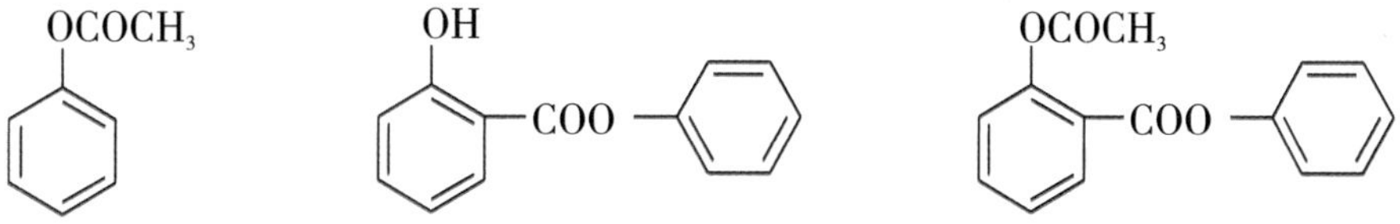

醋酸苯酯　　　　　水杨酸苯酯　　　　　乙酰水杨酸苯酯

《中国药典》（2020 年版）规定利用此法控制阿司匹林原料药中不溶性杂质的量。

方法：取本品 0.50 g，加温热至约 45℃ 的碳酸钠试液 10mL 溶解后，溶液应澄清。

2. 游离水杨酸

水杨酸可由合成过程中原料乙酰化不完全而残留或产品在贮藏过程中水解产生。水杨酸对人体有毒，其分子中所含的酚羟基易被氧化，在空气中被逐渐氧化成一系列醌型有色化合物，使药物变色，影响药物的质量，因而需加以控制。

2010 年版之前的《中国药典》检查游离水杨酸原理是利用水杨酸有酚羟基，可与 Fe^{3+} 反应呈紫堇色，而阿司匹林没有酚羟基，没有此反应。但此法采用对照品化学反应目视比色法判断结果，特别当对照品溶液与供试品溶液颜色相近时易造成判定误差；另外此法阿司匹林在高铁盐存在下可能会产生新的水杨酸，造成检查结果不准确。2010 年版之后的《中国药典》以高效液相色谱法代替原来与高铁盐的呈色反应，以克服以上缺点。

《中国药典》（2020 年版）方法：取本品约 0.1g，精密称定，置 10mL 量瓶中，加 1% 冰醋酸甲醇溶液适量，振摇使溶解，并稀释至刻度，摇匀，作为供试品溶液（临用新制）；取水杨酸对照品约 10mg，精密称定，置 100mL 量瓶中，加 1% 冰醋酸甲醇溶液适量使溶解并稀释至刻度，摇匀，精密量取 5mL，置 50mL 量瓶中，用 1% 冰醋酸甲醇溶液稀释至刻度，摇匀，作为对照品溶液。照高效液相色谱法（通则 0512）试验。用十八烷基硅烷键合硅胶为填充剂；以乙腈-四氢呋喃-冰醋酸-水（20:5:5:70）为流动相；检测波长为 303nm。理论板数按水杨酸峰计算不低于 5 000，阿司匹林峰与水杨酸峰的分离度应符合要求。立即精密量取供试品溶液、对照品溶液各 10μl，分别注入液相色谱仪，记录色谱图。供试品溶液色谱图中如有与水杨酸峰保留时间一致的色谱峰，按外标法以峰面积计算，不得过 0.1%。

一般情况下，制剂不再重复检查原料药项下的有关杂质，但在制剂制备或贮藏过程中，有可能再引入的杂质，应检查控制。阿司匹林在制剂制备或贮藏过程中易水解生成水杨酸，因此，《中国药典》（2020 年版）规定阿司匹林片、阿司匹林肠溶片、阿司匹林肠溶胶囊、阿司匹林泡腾片和阿司匹林栓均按上述类同的方法控制游离水杨酸的量。

3. 易炭化物

该项检查目的是控制药物中遇硫酸易炭化或氧化呈色的微量有机杂质的量。

方法：取本品 0.5g，缓缓加入 5mL 硫酸中，振摇使溶解，静置 15 分钟后，溶液如显色，与对照液（取比色用氯化钴液 0.25mL、比色用重铬酸钾液 0.25mL，比色用硫酸铜液 0.4mL，加水使成 5mL）比较，不得更深。

4. 有关物质

此项是 2010 年版《中国药典》新增内容，《中国药典》（2020 年版）也保留了此项检查，旨在控制阿司匹林中除水杨酸外其他杂质的限量。《中国药典》（2020 年版）采用高效液相色谱法来控制有关物质的量。

方法：取本品约 0.1g，置 10mL 量瓶中，加 1% 冰醋酸甲醇溶液适量，振摇使溶解并稀释至刻度，摇匀，作为供试品溶液；精密量取 1mL，置 200mL 量瓶中，用 1% 冰醋酸甲醇溶液稀释至刻度，摇匀，作为对照溶液；精密量取对照溶液 1mL，置 10mL 量瓶中，用 1% 冰醋酸甲醇溶液稀释至刻度，摇匀，作为灵敏度试验溶液。照高效液相色谱法（通则 0512）试验。用十八烷基硅烷键合硅胶为填充剂；以乙腈-四氢呋喃-冰醋酸-水（20:5:5:70）为流动相 A，乙腈为流动相 B，按表 8-7 进行梯度洗脱；检测波长为 276nm。阿司匹林峰的保留时间约为 8 分钟，理论板数按阿司匹林峰计算不低于 5 000，阿司匹林峰与水杨酸峰的分离度应符合要求。分别精密量取供试品溶液、对照溶液、灵敏度试验溶液及水杨酸检查项下的水杨酸对照品溶液各 10μl，注入液相色谱仪，记录色谱图。供试品溶液色谱图中如有杂质峰，除水杨酸峰外，其他各杂质峰面积的和不得大于对照溶液主峰面积（0.5%）。供试品溶液色谱图中任何小于灵敏度试验溶液主峰面积的峰可忽略不计。

表 8-7 阿司匹林有关物质检查线性梯度洗脱表

时间（min）	流动相 A（%）	流动相 B（%）
0	100	0
60	20	80

二、对氨基水杨酸钠中特殊杂质的检查

对氨基水杨酸钠普遍采用间氨基酚为原料进行生产，所以在成品中可能会引入未反应完的间氨基酚。另外，对氨基水杨酸钠遇热或日光照射脱羧，生成间氨基酚。间氨基酚易被氧化，氧化产物会导致药物变色，并且间氨基酚对人体有毒。所以要控制对氨基水杨酸钠中间氨基酚的量，《中国药典》（2020年版）采用高效液相色谱法来检查包括间氨基酚在内的有关物质的量。

有关物质检查方法：避光操作；供试品溶液临用新制。取本品适量，精密称定，加流动相溶解并定量稀释制成每 1mL 中约含 1mg 的溶液，作为供试品溶液；精密量取供试品溶液适量，用流动相稀释成每 1mL 中含 1μg 的溶液，作为对照溶液；另取间氨基酚对照品适量，精密称定，加流动相溶解并定量稀释制成每 1mL 中含 1μg 的溶液，作为对照品溶液。用十八烷基硅烷键合硅胶为填充剂；以乙腈-10% 四丁基氢氧化铵溶液-0.05mol/L 磷酸二氢钠（100:2:900）为流动相；检测波长为 220nm。分别取间氨基酚、5-氨基水杨酸（美沙拉嗪）和对氨基水杨酸钠对照品各适量，加流动相溶解制成每 1mL 中含间氨基酚和 5-氨基水杨酸各 5μg、对氨基水杨酸钠 10μg 的混合溶液作为系统适用性溶液，取系统适用性溶液 20μl，注入液相色谱仪，记录色谱图，出峰顺序依次为间氨基酚、5-氨基水杨酸钠与对氨基水杨酸钠，相邻各色谱峰之间的分离度均应符合要求。精密量取供试品溶液、对照溶液与对照品溶液各 20μl，分别注入液相色谱仪，记录色谱图至主成分峰保留时间的 3.5 倍。供试品溶液的色谱图中如有与对照品溶液主峰保留时间一致的峰，按外标法以峰面积计算，不得过 0.1%，其他单个杂质峰面积不得大于对照溶液主峰面积（0.1%），各杂质峰面积的和不得大于对照溶液主峰面积的 5 倍（0.5%）。供试品溶液色谱图中任何小于对照溶液主峰面积 0.1 倍（0.01%）的峰忽略不计。

三、盐酸普鲁卡因中对氨基苯甲酸的检查

盐酸普鲁卡因分子结构中含有酯键，可发生水解反应。特别是注射液在制备过程中，受灭菌温度、时间、溶液 pH 及贮藏时间等因素的影响，酯键断裂，水解生成对氨基苯甲酸和二乙氨基乙醇。对氨基苯甲酸随贮存时间的延长或受热，还可能进一步脱羧转化为苯胺，苯胺易被氧化为有色物质，使注射液变黄，导致药物疗效下降，毒性增加。因此《中国药典》（2020年版）规定盐酸普鲁卡因原料药及制剂均需检查对氨基苯甲酸。检查方法采用高效液相色谱法。

盐酸普鲁卡因中对氨基苯甲酸检查方法：取本品，精密称定，加水溶解并定量稀释制成每 1mL 中含 0.2mg 的溶液，作为供试品溶液；取对氨基苯甲酸对照品，精密称定，加水溶解并定量稀释制成每 1mL 中含 1μg 的溶液，作为对照品溶液。取供试品溶液 1mL 与对照品溶液 9mL 混合均匀，作为系统适用性试验溶液。照高效液相色谱法（通则 0512）试验，用十八烷基硅烷键合硅胶为填充剂；以 0.1% 庚烷磺酸钠的 0.05mol/L 磷酸二氢钾溶液（用磷酸调节 pH 至 3）-甲醇（68:32）为流动相；检测波长为 279nm。取系统适用性溶液 10μl，注入液相色谱仪，理论塔板数按对氨基苯甲酸峰计算不低于 2 000，普鲁卡因峰和对氨基苯甲酸峰的分离度应大于 2.0。精密量取供试品溶液与对照品溶液各 10μl，分别注入液相色谱仪，记录色谱图。供试品溶液的色谱图中如有与对氨基苯甲酸保留时间一致的峰，按外标法以峰面积计算，不得过 0.5%。

四、对乙酰氨基酚中特殊杂质的检查

对乙酰氨基酚生产工艺路线较多，广泛采用的路线有两条：一是由原料对硝基氯苯经水解得对硝基酚，经还原得对氨基酚，再经乙酰化得产品；二是由原料苯酚经亚硝化和还原得对氨基酚，再经乙酰化得产品。在生产中除了引入一般杂质外，还可能引入一些反应中间体、副产物以及分解产物等特殊杂质。因此，《中国药典》（2020 年版）规定本品除检查酸度、氯化物、硫酸盐、炽灼残渣、干燥失重和重金属一般杂质外，还需检查以下项目：

1. 乙醇溶液的澄清度与颜色

对乙酰氨基酚原料药的生产工艺中使用铁粉作为还原剂，可能带入产品中，致使产品的乙醇溶液产生浑浊（铁粉在乙醇中不溶，而药物溶解）。中间体对氨基酚易氧化，其氧化产物在乙醇中显橙红色或棕红色。可通过比浊、比色法进行杂质限量的检查。

方法：取本品 1.0g，加乙醇 10mL 溶解后，溶液应澄清无色；如显混浊，与 1 号浊度标准液（通则 0902 第一法）比较，不得更浓；如显色，与棕红色 2 号或橙红色 2 号标准液（通则 0901 第一法）比较，不得更深。

2. 对氨基酚及有关物质

对乙酰氨基酚的生产工艺路线较多，不同的生产工艺路线引入的杂质也不相同。对乙酰氨基酚在合成过程中，由于乙酰化不完全或贮存不当发生水解，会引入对氨基酚。对氨基酚不仅毒性较大，而且易被氧化产生颜色，影响产品质量，需严格控制其限量。因此，《中国药典》（2020 年版）规定检查"对氨基酚及有关物质"，以控制对氨基酚、O-乙酰基对乙酰氨基酚、偶氮苯、氧化偶氮苯中间体、副产物及分解产物等有关物质的量。检查方法采用高效液相色谱法。

方法：临用新制。取本品适量，精密称定，加溶剂［甲醇-水（4∶6）］制成每 1mL 中约含 20mg 的溶液，作为供试品溶液；另取对氨基酚对照品适量，精密称定，加上述溶剂溶解并制成每 1mL 中约含对氨基酚 0.1mg 的溶液，作为对照品溶液；精密量取对照品溶液与供试品溶液各 1mL，置同一 100mL 容量瓶中，用上述溶液稀释至刻度，摇匀，作为对照溶液。

照高效液相色谱法（通则 0512）试验，用辛烷基硅烷键合硅胶为填充剂；以磷酸盐缓冲液（取磷酸氢二钠 8.95g，磷酸二氢钠 3.9g，加水溶解至 1 000mL，加 10%四丁基氢氧化铵溶液 12mL）-甲醇（90∶10）为流动相；检测波长为 245nm；柱温为 40℃；理论板数按对乙酰氨基酚峰计算不低于 2 000，对氨基酚峰与对乙酰氨基酚峰的分离度应符合要求。精密量取对照溶液与供试品溶液各 20μl，分别注入液相色谱仪，记录色谱图至主峰保留时间的 4 倍；供试品溶液的色谱图中如有与对氨基酚保留时间一致的色谱峰，按外标法以峰面积计算，含对氨基酚不得过 0.005%；其他单个杂质峰面积均不得大于对照品溶液中对乙酰氨基酚的峰面积的 0.1 倍（0.1%）；其他各杂质峰面积的和不得大于对照溶液中对乙酰氨基酚峰面积的 0.5 倍（0.5%）。

3. 对氯苯乙酰胺

《中国药典》（2020 年版）采用高效液相色谱法控制对氯苯乙酰胺杂质的限量。

方法：临用新制。取对氨基酚及有关物质检查项下供试品溶液作为供试品溶液；另取对氯苯乙酰胺对照品和对乙酰氨基酚对照品各适量，精密称定，加溶剂［甲醇-水（4∶6）］溶解并制成每 1mL 中约含对氯苯乙酰胺 1μg 与对乙酰氨基酚 20μg 的混合溶液，作为对照品溶液。照高效液相色谱法（通则 0512）试验，用辛烷基硅烷键合硅胶为填充剂；以磷酸盐缓冲液（取磷酸氢二钠 8.95g，磷酸二氢钠 3.9g，加水溶解至 1 000mL，加入 10%四丁基氢氧化铵 12mL）-甲醇（60∶40）为流动相；检测波长为 245nm；柱温为 40℃；理论板数按对乙酰氨基酚峰计算应不低于 2 000，对氯苯乙酰胺峰与对乙酰氨基酚峰的分离度应符合要求。精密量取对照溶液与供试品溶液各 20μl，分别注入液相色谱仪，记录色谱

图。按外标法以峰面积计算，含对氯苯乙酰胺不得过 0.005%。

五、酮体的检查

苯乙胺类药物多数是由其酮体经氢化还原制得，若氢化不完全，则易引入酮体杂质。所以《中国药典》（2020 年版）规定此类药物需对酮体进行检查。其检查原理是利用酮体在 310nm 波长处有最大吸收，而肾上腺素、盐酸去氧肾上腺素等药物在此波长处几乎没有吸收。因此通过限制 310nm 波长处的吸光度值，即可达到控制相应酮体含量的目的。

《中国药典》（2020 年版）规定肾上腺素中酮体的检查方法：取本品，加盐酸溶液（9→2 000）制成每 1mL 中含 2.0mg 的溶液，照紫外–可见分光光度法（通则 0401），在 310nm 的波长处测定，吸光度 A 值不得过 0.05。

本类药物酮体检查条件及要求见表 8-8。

表 8-8 紫外–可见分光光度法检查酮体的条件及要求

药 物	杂 质	溶 剂	浓度（mg/mL）	波长 λ（nm）	吸光度 A
肾上腺素	酮体	盐酸溶液（9→2000）	2.0	310	≤0.05
重晶石酸去甲肾上腺素	酮体	水	2.0	310	≤0.05
盐酸去氧肾上腺素	酮体	水，0.01mol/L 盐酸溶液	4.0	310	≤0.2
硫酸沙丁胺醇	沙丁胺酮	0.01mol/L 盐酸溶液	2.4	310	≤0.1
盐酸甲氧明	酮胺	水	1.5	347	≤0.06

第五节 含量测定

一、酸碱滴定法

苯甲酸、水杨酸和阿司匹林等药物结构中均具有游离羧基，显酸性，此类药物的原料药可采用直接酸碱滴定法测定含量。以阿司匹林原料药的含量测定为例，反应式如下：

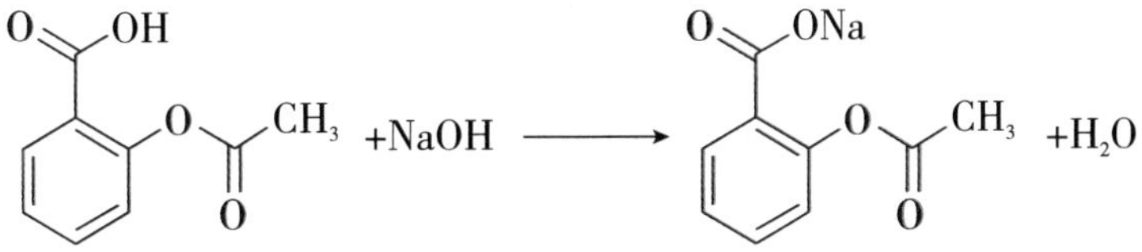

《中国药典》（2020 年版）规定阿司匹林原料药含量测定方法：取本品约 0.4g，精密称定，加中性乙醇（对酚酞指示液显中性）20mL 溶解后，加酚酞指示液 3 滴，用氢氧化钠滴定液（0.1mol/L）滴定。每 1mL 氢氧化钠滴定液（0.1mol/L）相当于 18.02mg 的阿司匹林（$C_9H_8O_4$）。

阿司匹林在水中溶解度小，在乙醇中溶解度较大，且用氢氧化钠滴定液滴定时酯键易水解而使测定结果偏高，故用中性乙醇为溶剂。因本品是弱酸，用强碱滴定时，化学计量点偏碱性，故选用在碱性区变色的酚酞作为指示剂。因乙醇对酚酞显酸性，可消耗氢氧化钠滴定液使测定结果偏高，故乙醇在使用前需用氢氧化钠中和至对酚酞显中性。

滴定应在不断振摇下稍快地进行，以防止阿司匹林酯键在滴定过程中因局部氢氧化钠浓度过大而水解。供试品中所含水杨酸含量超过规定限度时，则不宜用本法测定，否则会使测定结果偏高。

二、亚硝酸钠滴定法

苯佐卡因和盐酸普鲁卡因等药物结构中均具有芳伯氨基，或经水解后具有芳伯氨基的药物（如醋氨苯砜），在酸性溶液中可亚硝酸钠反应生成重氮化合物，此类药物可采用亚硝酸钠滴定法进行含量测定。以盐酸普鲁卡因原料药的含量测定为例，反应式如下：

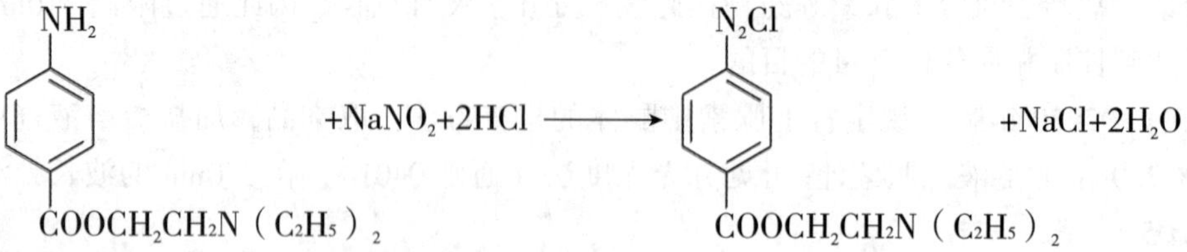

$$+NaNO_2+2HCl \longrightarrow \qquad +NaCl+2H_2O$$

《中国药典》（2020 年版）规定盐酸普鲁卡因原料药含量测定方法：取本品约 0.6g，精密称定，照永停滴定法（通则 0701），在 15~25℃，用亚硝酸钠滴定液（0.1mol/L）滴定。每 1mL 亚硝酸钠滴定液（0.1mol/L）相当于 27.28mg 的 $C_{13}H_{20}N_2O_2 \cdot HCl$。

操作：

取本品约 0.6g，精密称定，加水 40mL 与盐酸液（1→2）15mL，置电磁搅拌器上，搅拌使溶解，再加溴化钾 2g，采用永停滴定法指示终点，插入铂-铂电极后，将滴定管尖端插入液面下约 2/3 处，在 15~25℃，用亚硝酸钠滴定液（0.1mol/L）迅速滴定，随滴随搅拌，至近终点时将滴定管尖端提出液面，用少量水淋洗尖端，洗液并入溶液中，继续缓缓滴定，至电流计指针突然偏转不再回复，即为滴定终点。

反应条件：

（1）滴定应在室温（15~25℃）进行。温度过低，重氮化反应速率慢；温度过高，会使生成的亚硝酸逸失，重氮盐分解。

（2）加过量盐酸加速反应。胺类药物的盐酸盐较其硫酸盐溶解度大，且在盐酸中反应速度较快，所以重氮化反应多采用盐酸作为反应介质。按反应式，1mol 的芳胺需与 2mol 的盐酸反应，但实际测量时盐酸用量要大得多。这是因为重氮盐在酸性溶液当中比较稳定，并且过量的盐酸可以使重氮化反应速度加快，并可防止重氮盐与芳胺生成偶氮氨基化合物。但是，酸度过大，又会阻碍芳伯氨基的游离，反而影响重氮化反应速率，而且太浓的盐酸还会使亚硝酸分解。综合考虑，加入盐酸的量一般为芳胺类药物与盐酸的摩尔比为 1：2.5~6。

（3）加入适量溴化钾加快重氮化反应速率。《中国药典》（2020 年版）规定加入 2g 溴化钾作为催化剂，以加快反应速率。

（4）滴定速率与方式。滴定开始时，反应液中含有大量的被测物，反应速率较快。为避免滴定过程中亚硝酸的挥发和分解，将滴定管尖端插入液面下 2/3 处，一次性将大部分亚硝酸钠滴定液在搅拌下迅速加入，使亚硝酸在强烈搅拌下迅速反应。接近滴定终点时，由于溶液中游离的芳伯胺浓度非常低，反应速度会很慢，因此每滴入 1 滴或半滴亚硝酸钠滴定液后，需搅拌 1~5 分钟，再判断滴定终点是否真正到达。

（5）永停滴定法指示终点。《中国药典》（2015 年版）规定用永停滴定法指示亚硝酸钠滴定法的终点。永停滴定仪装置图如图 8-1 所示。用亚硝酸钠滴定液滴定时，终点前，溶液中无亚硝酸，也无电流或仅有很小电流通过，电流计指针指零。到达终点时，溶液中有微量亚硝酸存在，电极起氧化还原反应，线路中有电流通过，此时，电流计指针突然偏转，并不再回复。

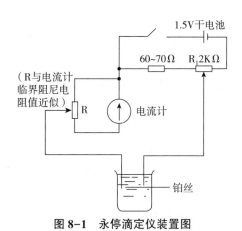

图 8-1 永停滴定仪装置图

三、双相滴定法

苯甲酸钠易溶于水，其水溶液呈弱碱性，可用盐酸滴定液直接滴定。但在滴定过程中生成的苯甲酸在水中溶解度小，易析出白色沉淀，干扰终点观察；此外苯甲酸的酸性较强，使滴定突跃变小，不利于终点的正确判断。因此，应用乙醚和水组成双相体系，在滴定过程中，在水相中析出的苯甲酸可被立即萃取到乙醚相中，不会在水相中形成持久沉淀，并且随着苯甲酸在水相的减少，降低了水相的酸性，增大了滴定突跃，有利于滴定完全和终点的判断。

方法：取苯甲酸钠约 1.5g，精密称定，置分液漏斗中，加水 25mL、乙醚 50mL 与甲基橙指示液 2 滴，用盐酸滴定液（0.5mol/L）滴定，随滴随振摇，至水层显橙红色；分取水层，置具塞锥形瓶，乙醚层用水 5mL 洗涤，洗液并入锥形瓶中，加乙醚 20mL，继续用盐酸滴定液（0.5mol/L）滴定，随滴随振摇，至水层显持续的橙红色。每 1mL 盐酸滴定液（0.5mol/L）相当于 72.06mg 的苯甲酸钠（$C_7H_5NaO_2$）。

分离水和乙醚层后，用水洗乙醚层，目的是将溶于乙醚的微量的苯甲酸钠回提到新加入的水中，合并水提取液，继续滴定，使苯甲酸钠滴定完全，减少损失。由于滴定终点偏酸性，故选择甲基橙作指示剂。

《中国药典》曾采用此法测定苯甲酸钠的含量，《中国药典》（2020 年版）采用非水溶液滴定法测定苯甲酸钠的含量。

四、溴量法

盐酸去氧肾上腺素和重酒石酸间羟胺的分子结构中含有苯酚结构，在酸性条件下，酚羟基的邻、对位活泼氢能与过量溴发生定量的溴代反应，然后再用碘量法测定剩余的溴，即可求得供试品的含量。以盐酸去氧肾上腺素的含量测定为例，反应式如下：

$$Br_2 + 2KI \longrightarrow 2KBr + I_2$$
（剩余）

$$I_2 + 2Na_2S_2O_3 \longrightarrow 2NaI + Na_2S_4O_6$$

《中国药典》（2020 年版）规定盐酸去氧肾上腺素原料药含量测定方法：取盐酸去氧肾上腺素约 0.1g，精密称定，置碘瓶中，加水 20mL 使溶解，精密加溴滴定液（0.05mol/L）50mL，再加盐酸 5mL，立即密塞，放置 15 分钟并时时振摇，注意微开瓶塞，加碘化钾试液 10mL，立即密塞，振摇后，用硫代硫酸钠滴定液（0.1mol/L）滴定，近终点时，加淀粉指示液，继续滴定至蓝色消失，并将滴定的结果用空白试验校正。每 1mL 溴滴定液（0.05mol/L）相当于 3.395mg 的盐酸去氧肾上腺素（$C_9H_{13}NO_2 \cdot HCl$）。

《中国药典》（2020 年版）规定盐酸去氧肾上腺素注射液的含量测定也采用此法。

五、紫外-可见分光光度法

对乙酰氨基酚结构中有苯环，在稀碱性溶液中，于 257nm 波长处有最大吸收，其紫外吸收光谱特征可用于原料药及部分制剂的含量测定。以对乙酰氨基酚原料药的含量测定为例，《中国药典》（2020 年版）规定测定方法如下：

取对乙酰氨基酚约 40mg，精密称定，置 250mL 量瓶中，加 0.4%氢氧化钠溶液 50mL 溶解后，加水至刻度，摇匀，精密量取 5mL，置 100mL 量瓶中，加 0.4%氢氧化钠溶液 10mL，加水至刻度，摇匀，照紫外-可见分光光度法（通则 0401），在 257nm 波长处测定吸光度，按对乙酰氨基酚（$C_8H_9NO_2$）的吸收系数（$E_{1cm}^{1\%}$）为 715 计算，即得。

$$含量（\%）= \frac{\dfrac{A}{E_{1cm}^{1\%}} \times \dfrac{1}{100} \times V \times 稀释倍数}{W} \times 100\%$$

式中：A 为供试品溶液的吸光度；$E_{1cm}^{1\%}$ 为百分吸光系数；V 为供试品的初始溶解体积，mL；W 为供试品的取样量，g。

六、高效液相色谱法

高效液相色谱法是一种效率高、灵敏度高、选择性高的色谱分离分析方法。药物制剂中的杂质、辅料及稳定剂等，常对主成分的含量测定构成干扰，故药物制剂含量测定多采用高效液相色谱法。例如阿司匹林在制片时加入了少量的酒石酸或枸橼酸作稳定剂，同时，在制片或贮存过程中阿司匹林还可能水解产生水杨酸和醋酸，这些酸性物质的存在给直接酸碱滴定带来干扰。因此《中国药典》（2020 年版）采用高效液相色谱法测定其片剂的含量。方法如下：

（1）色谱条件与系统适应性试验：用十八烷基硅烷键合硅胶为填充剂；以乙腈-四氢呋喃-冰醋酸-水（20∶5∶5∶70）为流动相；检测波长为 276nm；理论板数按阿司匹林峰计算不低于 3 000，阿司匹林峰与水杨酸峰的分离度应符合要求。

（2）测定法：取本品 20 片，精密称定，充分研细，精密称取细粉适量（约相当于阿司匹林 10mg），置 100mL 量瓶中，用 1%冰醋酸的甲醇溶液强烈振摇使阿司匹林溶解，并用 1%冰醋酸的甲醇溶液稀释至刻度，摇匀，滤膜滤过，取续滤液作为供试品溶液，精密量取 10μl，注入液相色谱仪，记录色谱图；另取阿司匹林对照品，精密称定，加 1%冰醋酸的甲醇溶液振摇使溶解并定量稀释制成每 1mL 中约含 0.1mg 的溶液，同法测定。按外标法以峰面积计算，即得。

（3）含量计算：采用外标法进行定量。

$$标示量（\%）= \frac{C_R \times \dfrac{A_X}{A_R} \times V \times n \times 平均片重}{W \times 标示量} \times 100\%$$

式中：C_R 为对照品溶液的浓度，g/mL；A_X 和 A_R 分别为供试品和对照品的峰面积；W 为供试品的取样量，g；n 为稀释倍数。

本章小结

本章概述了芳酸类药物和芳胺类药物的分类、结构以及性质；详细介绍了芳酸类药物和芳胺类药物原料药及其制剂在鉴别试验、杂质检查和含量测定方面用到的原理和方法。

复习思考题

1. 根据阿司匹林的合成工艺及化学结构，说明阿司匹林特殊杂质检查项目的制订依据与检查原理。
2. 如何用双相滴定法测定苯甲酸钠的含量？说明测定原理和方法。
3. 如何选用适当的化学方法区别盐酸普鲁卡因、盐酸利多卡因和盐酸丁卡因三种药物？
4. 紫外分光光度法测定药物含量的方法主要有哪两种？各有何优缺点？
5. 试述溴量法测定盐酸去氧肾上腺素的原理。

技能训练

实验 8-1 阿司匹林片的分析

一、实验要求
1. 掌握阿司匹林片的鉴别、检查、含量测定的原理及方法。
2. 熟悉片剂分析的项目与方法。
3. 熟悉高效液相色谱法在药物鉴别、检查、含量测定试验中的应用。

二、实验概述
阿司匹林是一种历史悠久的解热镇痛药，用于治疗感冒、发热、头痛、牙痛、关节痛、风湿病，还能抑制血小板聚集。阿司匹林为典型的芳酸类药物，通过对其片剂进行鉴别、杂质检查和含量测定的分析，学生应全面掌握芳酸类药物片剂分析的特点，能够依照药品质量标准的规定严格执行和规范操作，进一步熟悉药物分析工作中广泛使用的高效液相色谱法的操作、特点。

三、实验内容
1. 仪器与试剂

仪器：试管、分析天平、容量瓶（100mL、50mL）、移液管（5mL）、溶出度测定仪、高效液相色谱仪、微量进样器、微孔滤膜（0.45μm）。

试剂：阿司匹林片（规格自定）、三氯化铁试液、水杨酸、阿司匹林对照品、冰醋酸（色谱纯）、甲醇（色谱纯）、盐酸、乙腈（色谱纯）、四氢呋喃（色谱纯）、重蒸水。

2. 操作方法

本品含阿司匹林（$C_9H_8O_4$）应为标示量的95%~105%。

【性状】本品为白色片。

【鉴别】（1）取本品的细粉适量（约相当于阿司匹林0.1g），加水10mL，煮沸，放冷，加三氯化铁试液1滴，即显紫堇色。

（2）在含量测定项下记录的色谱图中，供试品溶液主峰的保留时间应与对照品溶液主峰的保留时间一致。

【检查】游离水杨酸 临用新制。取本品细粉适量（约相当于阿司匹林0.5g），精密称定，置100mL量瓶中，用1%冰醋酸的甲醇溶液振摇使阿司匹林溶解，并稀释至刻度，摇匀，用滤膜滤过，取续滤液作为供试品溶液；取水杨酸对照品约15mg，精密称定，置50mL量瓶中，加1%冰醋酸的甲醇溶液溶解并稀释至刻度，摇匀，精密量取5mL，置100mL量瓶中，用1%冰醋酸的甲醇溶液稀释至刻度，摇匀，作为对照品溶液。照阿司匹林游离水杨酸项下的方法测定。供试品溶液色谱图中如有与水杨酸峰保留时间一致的色谱峰，按外标法以峰面积计算，不得过阿司匹林标示量的0.3%。

溶出度 取本品，照溶出度与释放度测定法（通则0931第一法），以盐酸溶液（稀盐酸24mL加水至1 000mL，即得）500mL（50mg规格）或1 000mL（0.1g、0.3g、0.5g规格）为溶出介质，转速为每分钟100转，依法操作，经30分钟时，取溶液10mL滤过，取续滤液作为供试品溶液。另取阿司匹林对照品，精密称定，加1%冰醋酸的甲醇溶液溶解并稀释制成每1mL中含0.08mg（50mg、0.1g规格）、0.24mg（0.3g规格）或0.4mg（0.5g规格）的溶液，作为阿司匹林对照品溶液；取水杨酸对照品，精密称定，加1%冰醋酸的甲醇溶液溶解并稀释制成每1mL中含0.01mg（50mg、0.1g规格）、0.03mg（0.3g规格）或0.05mg（0.5g规格）的溶液，作为水杨酸对照品溶液。照含量测定项下的色谱条件测定，精密量取供试品溶液、阿司匹林对照品溶液与水杨酸对照品溶液各10μl，分别注入液相色谱仪，记录色谱图。按外标法以峰面积分别计算每片中阿司匹林与水杨酸含量，将水杨酸含量乘以1.304后，与阿司匹林含量相加即得每片溶出量。限度为标示量的80%，应符合规定（阿司匹林分子量为180.16，水杨酸分子量为138.12，校正因子为1.304）。

其他 应符合片剂项下有关的各项规定（通则0101）。

【含量测定】照高效液相色谱法（通则0512）测定。

色谱条件与系统适用性试验 用十八烷基硅烷键合硅胶为填充剂，以乙腈-四氢呋喃-冰醋酸-水（20∶5∶5∶70）为流动相；检测波长为276nm。理论板数按阿司匹林峰计算不低于3000，阿司匹林峰与水杨酸峰分离度应符合要求。

测定法 取本品20片，精密称定，充分研细，精密称取细粉适量（约相当于阿司匹林10mg），置100mL量瓶中，用1%冰醋酸的甲醇溶液强烈振摇使溶解，并用1%冰醋酸的甲醇溶液稀释至刻度，摇匀，用有机相滤膜（孔径：0.45μm）滤过，取续滤液作为供试品溶液，精密量取10μl注入液相色谱仪，记录色谱图；另取阿司匹林对照品，精密称定，加1%冰醋酸的甲醇溶液强烈振摇使溶解并定量稀释制成每1mL中约含0.1mg的溶液，同法测定。按外标法以峰面积计算，即得。

3. 注意事项

（1）溶出度测定中所用溶剂应经过脱气处理。溶出液必须过滤，取续滤液进行测定。

（2）高效液相色谱仪使用的流动相配制应用色谱纯试剂与重蒸馏水。

（3）分析前用流动相在分析流速下对色谱柱平衡30分钟，待基线稳定后再开始分析。

（4）严格防止气泡进入色谱系统。吸液软管必须充满流动相，吸液管的烧结不锈钢过滤器必须始终浸在溶剂内。如变换溶剂瓶，必须先停泵，再将过滤器移到新的溶剂瓶内，然后再开泵使用。

四、结果记录

记录检验结果并判断检验结果是否符合标准规定。

附：溶出度计算公式：

$$溶出度(Q) = \frac{溶出量}{标示量} \times 100\%$$

$$= \frac{(C_R \times \frac{A_X}{A_R} \times V) + 1.304 \times (C'_R \times \frac{A'_X}{A'_R} \times V)}{标示量} \times 100\%$$

式中：C_R 为对阿司匹林照品溶液的浓度，g/mL；A_X 和 A_R 分别为阿司匹林供试品和对照品的峰面积；C'_R 为对水杨酸照品溶液的浓度，g/mL；A'_X 和 A'_R 分别为水杨酸供试品和对照品的峰面积；V 为溶出介质的体积。

含量计算公式：

$$标示量(\%) = \frac{C_R \times \dfrac{A_X}{A_R} \times V \times n \times 平均片重}{W \times 标示} \times 100\%$$

式中：C_R 为阿司匹林对照品溶液的浓度，g/mL；A_X 和 A_R 分别为阿司匹林供试品和对照品的峰面积；W 为供试品的取样量，g；n 为稀释倍数；V 为供试品初始溶解体积。

实验 8-2 对乙酰氨基酚片的分析

一、实验要求

1. 掌握对乙酰氨基酚片的鉴别、检查、含量测定的原理及方法。

2. 熟悉片剂分析的项目与方法。

3. 熟悉紫外分光光度法在药物鉴别、检查、含量测定试验中的应用。

二、实验概述

对乙酰氨基酚是一种常见的解热镇痛药，用于感冒发烧、关节痛、神经痛、偏头痛、癌痛及手术后止痛等。对乙酰氨基酚为典型的芳胺类药物，通过对其片剂进行鉴别、杂质检查和含量测定的分析，学生应全面掌握芳胺类药物片剂分析的特点，能够依照药品质量标准的规定严格执行和规范操作，进一步熟悉药物分析工作中广泛使用的紫外分光光度法的操作、特点。

三、实验内容

1. 仪器与试剂

仪器：试管、分析天平、容量瓶（100mL、50mL）、移液管（5mL）、溶出度测定仪、紫外分光光度计、水浴锅。

试剂：对乙酰氨基酚片（规格自定）、三氯化铁试液、亚硝酸钠、盐酸、溴化钾、β-萘酚、丙酮、乙醇、对氨基酚对照品、对乙酰氨基酚对照品、甲醇（色谱纯）、重蒸水、氢氧化钠。

2. 操作方法

本品含对乙酰氨基酚（$C_8H_9NO_2$）应为标示量的 95.0%~105.0%。

【性状】本品为白色片、薄膜衣或明胶包衣片，除去包衣后显白色。

【鉴别】（1）取本品的细粉适量（约相当于对乙酰氨基酚 0.5g），用乙醇 20mL 分次研磨使对乙酰氨基酚溶解，滤过，合并滤液，蒸干，残渣应显三氯化铁呈色反应和芳香第一胺反应。

（2）取本品的细粉适量（约相当于对乙酰氨基酚 100mg），加丙酮 10mL，研磨溶解，滤过，滤液水浴蒸干，残渣经减压干燥，依法测定。本品的红外光谱图应与对照的红外光谱集图谱（光谱集 131 图）一致。

【检查】对氨基酚 临用新制。取本品细粉适量（约相当于对乙酰氨基酚 0.2g），精密称定，置 10mL 量瓶中，加溶剂［甲醇-水（4:6）］适量，振摇使对乙酰氨基酚溶解，加溶剂稀释至刻度，摇匀，滤过，取续滤液作为供试品溶液；另取对氨基酚对照品和对乙酰氨基酚对照品各适量，精密称定，加上述溶剂制成每 1mL 中各约含 20μg 混合的溶液，作为对照品溶液。照对乙酰氨基酚中对氨基酚及有关物质项下的色谱条件试验，供试品溶液的色谱图中如有与对照品溶液中对氨基酚保留时间一致的色谱峰，按外标法以峰面积计算，含对氨基酚不得过标示量的 0.1%。

溶出度 取本品，照溶出度与释放度测定法（通则 0931 第一法），以稀盐酸 24mL 加水至 1 000mL

为溶出介质，转速为每分钟 100 转，依法操作，经 30 分钟时，取溶液滤过，精密量取续滤液适量，用 0.04%氢氧化钠溶液稀释成每 1mL 中含对乙酰氨基酚 5~10μg 的溶液，照紫外–可见分光光度法（通则 0401），在 257nm 的波长处测定吸光度，按对乙酰氨基酚（$C_8H_9NO_2$）的吸光系数（$E_{1cm}^{1\%}$）为 715 计算每片的溶出量。限度为标示量的 80%，应符合规定。

其他　应符合片剂项下有关的各项规定（通则 0101）。

【含量测定】取本品 20 片，精密称定，充分研细，精密称取细粉适量（约相当于对乙酰氨基酚 40mg），置 250mL 量瓶中，加 0.4%氢氧化钠溶液 50mL 与水 50mL，振摇 15 分钟，用水稀释至刻度，摇匀，滤过，精密量取续滤液 5mL，置 100mL 量瓶中，加 0.4%氢氧化钠溶液 10mL，加水至刻度，摇匀，照紫外–可见分光光度法，在 257nm 波长处测定吸光度，按对乙酰氨基酚（$C_8H_9NO_2$）的吸收系数（$E_{1cm}^{1\%}$）为 715 计算，即得。

3. 注意事项

（1）对乙酰氨基酚片中含有辅料，因此紫外分析前应进行过滤操作。本实验先定容，后过滤，过滤时，所用仪器均需干燥。弃去初滤液，量取续滤液进行分析，以保持浓度的一致，从而保证结果的准确。

（2）本实验用吸收系数法测定含量，其优点是操作简便、快捷，不必用对照品。但该法受仪器精度、操作及环境因素等影响较大，因此测定前必须对紫外–可见分光光度计进行校正与检定，波长、吸光度的准确度、杂散光均应符合要求，才能保证结果的准确。

（3）吸收系数法通常都是在最大吸收波长处测定吸光度，因为在此波长处测定灵敏度高，且波长稍有偏差对吸光度影响不大。

（4）紫外–可见分光光度法测定时，除另有规定外，应以配制供试品溶液的同批溶剂为空白对照，采用 1cm 的石英吸收池，在规定的吸收峰波长±2nm 以内测试几个点的吸光度，或由仪器在规定波长附近自动扫描测定，以核对供试品的吸收峰波长位置是否正确。除另有规定外，吸收峰波长应在该品种项下规定的波长±2nm 以内，并以吸光度最大的波长作为测定波长。

四、结果记录

记录检验结果并判断检验结果是否符合标准规定。

附：含量计算公式：

$$标示量(\%) = \frac{\dfrac{A}{E_{1cm}^{1\%}} \times \dfrac{1}{100} \times V \times n \times 平均片重}{W \times 标示量} \times 100\%$$

式中：A 为供试品溶液的吸光度；$E_{1cm}^{1\%}$ 为百分吸收系数；V 为供试品的初始溶解体积，mL；n 为稀释倍数；W 为供试品的取样量，g。

第九章 磺胺类和喹诺酮类药物的分析

 本章要点

磺胺类药物和喹诺酮类药物均属于人工合成的抗菌药，临床应用较为广泛。

临床常用的磺胺类药物有磺胺甲噁唑、磺胺嘧啶、磺胺异噁唑等，都是以对位氨基苯磺酰胺为基本结构的衍生物，结构中具有芳氨基和磺酰胺基，多为酸碱两性化合物。

喹诺酮类抗菌药临床应用已从第一代的萘啶酸、第二代的吡哌酸，发展到第三代和第四代。从以诺氟沙星为代表的第三代开始，在分子结构中引入了氟原子。喹诺酮类药物为4-喹诺酮-3-羧酸的衍生物，具有1，4-二氢-4-氧代-3-喹啉羧酸（也称4-喹诺酮-3-羧酸）的基本结构。分子中因含有羧基而显酸性，同时又含有碱性的氮原子而显碱性。

本项目主要讨论磺胺类药物及喹诺酮类药物结构特点、通用的鉴别方法及通用的含量测定方法。

 学习目标

- 掌握磺胺类药物的基本结构与化学性质、鉴别试验及含量测定方法及原理。
- 了解喹诺酮类药物的基本结构与化学性质、鉴别试验及含量测定方法及原理。

 能力目标

- 应用鉴别和含量测定的原理进行磺胺类药物的分析。
- 应用鉴别和含量测定的原理进行喹诺酮类药物的分析。

第一节 磺胺类药物的分析

磺胺类药物是20世纪30年代发现的能有效治疗全身性细菌感染的第一类化学治疗药物，它具有抗菌谱较广、疗效良好、性质稳定、使用简便、价格低廉等优点。特别是1969年抗菌增效剂——甲氧苄啶（TMP）发现以后，与磺胺类联合应用可使其抗菌作用增强、治疗范围扩大，因此，虽然有大量抗生素问世，但磺胺类药仍是重要的化学治疗药物。《中国药典》（2020年版）收载的主要磺胺类药物有磺胺嘧啶、磺胺嘧啶钠、磺胺嘧啶银、磺胺嘧啶锌、磺胺醋酰钠、磺胺多辛、磺胺甲噁唑、磺胺异噁唑等。

一、结构与性质

1. 化学结构

磺胺类药物（Sulfonamides，SAs）是指具有对氨基苯磺酰胺结构的一类药物的总称。基本结构为：

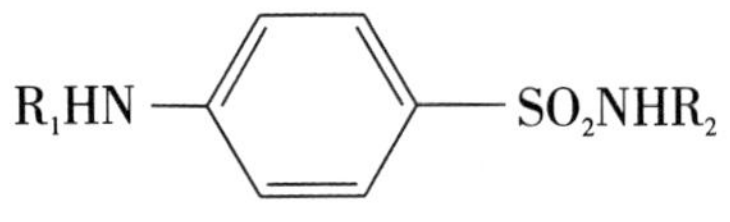

$$R_1HN \text{—} \bigcirc \text{—} SO_2NHR_2$$

典型药物为：

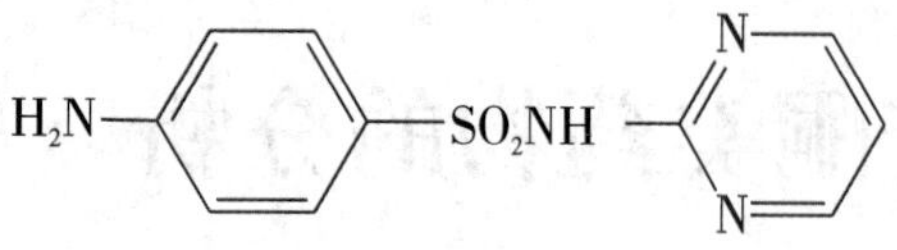

磺胺嘧啶 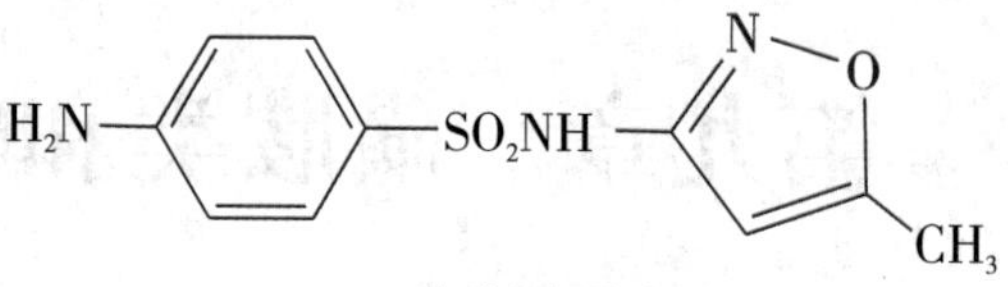   磺胺甲噁唑

2. 性质

（1）结构中具有芳氨基和磺酰胺基，多为两性化合物。

（2）磺酰胺基上的氢原子由于受磺酰基吸电效应影响，而比较活泼，使药物具有一定的酸性，能够和某些金属离子（如 Cu^{2+}、Ag^+、Co^{2+}）生成难溶性盐沉淀。

（3）芳氨基可以进行重氮化-偶合反应，这是磺胺类化合物的常用鉴别方法。

（4）一些磺胺衍生物，如磺胺嘧啶、磺胺甲噁唑等由于有含 N 杂环，因此具有生物碱的一定性质，能与生物碱沉淀试剂如碘化铋钾试液、碘-碘化钾试液发生沉淀反应。

二、鉴别试验

1. 芳香第一胺反应

由于磺胺类药物结构中具有芳氨基，因此具有芳香第一胺反应，参照《中国药典》（2020 年版）四部通则芳香第一胺类项下进行鉴别，取供试品约 50mg，加稀盐酸 1mL，必要时缓缓煮沸使溶解，放冷，加 0.1mol/L 亚硝酸钠溶液数滴，加与 0.1mol/L 亚硝酸钠溶液等体积的 1mol/L 脲溶液，振摇 1 分钟，滴加碱性 β-萘酚试液数滴，视供试品不同，可生成由粉红到猩红色沉淀。

2. 与硫酸铜的反应

磺胺类药物结构中磺酰胺基上的氢原子比较活泼，具有一定的酸性，能够和某些金属离子生成难溶性盐沉淀，其中与硫酸铜的反应常用于本类药物鉴别。

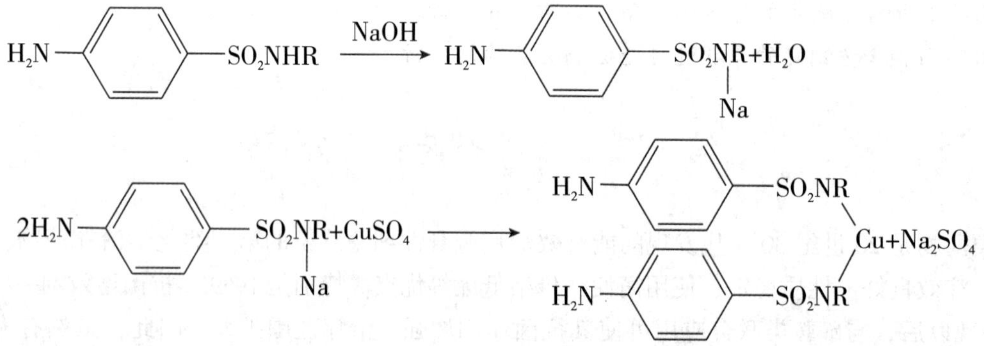

《中国药典》（2020 年版）磺胺嘧啶的鉴别方法：取本品约 0.1g，加水与 0.4% 氢氧化钠溶液各 3mL，振摇使溶解，滤过，取滤液，加硫酸铜试液 1 滴，即生成黄绿色沉淀，放置后变为紫色。

不同的磺胺药物的铜盐沉淀的颜色或颜色变化不同，因此还可以用铜盐反应区别不同的磺胺药物。几种磺胺药物铜盐反应沉淀颜色见表 9-1。

表 9-1 几种磺胺药物铜盐反应沉淀颜色表

药　　物	铜盐沉淀颜色
磺胺嘧啶	黄绿色→紫色
磺胺二甲嘧啶	黄绿色→红棕色
磺胺对甲氧嘧啶	淡咖啡色→紫红色

药 物	铜盐沉淀颜色
磺胺甲噁唑	草绿色
磺胺异噁唑	淡棕色→暗绿色
磺胺多辛	黄绿色→淡蓝色
磺胺醋酰钠	蓝绿色

3. 红外分光光度法

磺胺类药物品种较多，又都具有相同的母核。为区别不同的磺胺类药物，《中国药典》（2020 年版）收载了采用红外分光光度法鉴别磺胺的方法。

三、含量测定

1. 亚硝酸钠滴定法

磺胺类药物结构中具有游离芳伯氨基，在酸性溶液中与亚硝酸钠定量发生重氮化反应，生成重氮盐，用永停滴定法指示终点。其滴定反应为：

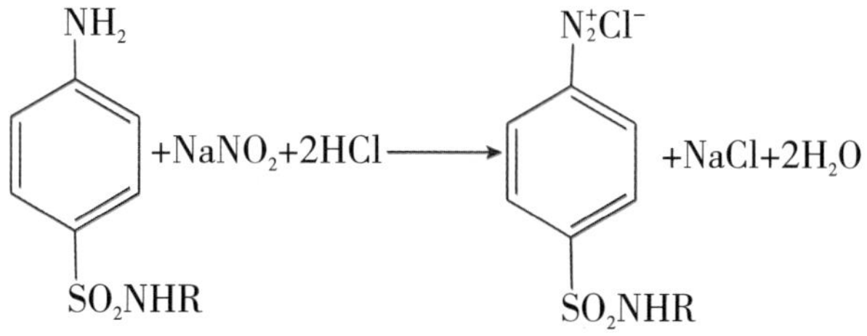

《中国药典》（2020 年版）磺胺甲噁唑的含量测定方法：取本品约 0.5g，精密称定，加盐酸溶液（1→2）25mL，再加水 25mL，振摇使溶解，加溴化钾 2g，照永停滴定法，用亚硝酸钠滴定液（0.1mol/L）滴定。每 1mL 亚硝酸钠滴定液（0.1mol/L）相当于 25.33mg 的 $C_{10}H_{11}N_3O_3S$。

2. 高效液相色谱法

《中国药典》（2020 年版）采用高效液相色谱法测定磺胺嘧啶片、磺胺嘧啶混悬液、复方磺胺甲噁唑口服混悬液、复方磺胺甲噁唑片、复方磺胺甲噁唑注射液、复方磺胺嘧啶片等的含量。

磺胺嘧啶片的含量测定：用十八烷基硅烷键合硅胶为填充剂；乙腈-0.3%醋酸铵溶液（20∶80）为流动相；检测波长为 260nm。理论板数按磺胺嘧啶峰计算不低于 3 000。取本品 20 片，精密称定，研细，精密称取适量（约相当于磺胺嘧啶 0.1g），置 100mL 量瓶中，加 0.1mol/L 氢氧化钠溶液 10mL，振摇使磺胺嘧啶溶解，加流动相至刻度，摇匀，滤过，精密量取续滤液 5mL，置 50mL 量瓶中，加流动相稀释至刻度，摇匀，精密量取 10μl 注入液相色谱仪，记录色谱图；另取磺胺嘧啶对照品约 25mg，精密称定，置 50mL 量瓶中，加 0.1mol/L 氢氧化钠溶液 2.5mL 溶解后，用流动相稀释至刻度，摇匀，精密量取 10mL，置 50mL 量瓶中，用流动相稀释至刻度，摇匀，同法测定。按外标法以峰面积计算，即得。

第二节　喹诺酮类药物的分析

喹诺酮类药物具有抗菌谱广、抗菌活性强、细菌对其不易产生耐药性等优点，近年来在临床上得到了广泛应用，目前临床应用较多的有诺氟沙星、培氟沙星、环丙沙星、氧氟沙星、左氧氟沙星、依诺沙星、洛美沙星、加替沙星、司帕沙星及氟罗沙星等，这些药物抗菌谱更加扩大，有的可以与第三代头孢类抗生素相媲美。

一、结构与性质

1. 化学结构

喹诺酮类药物为4-喹诺酮-3-羧酸的衍生物。具有1，4-二氢4-氧代-3-喹啉羧酸（也称4-喹诺酮-3-羧酸）的基本结构，结构通式如下：

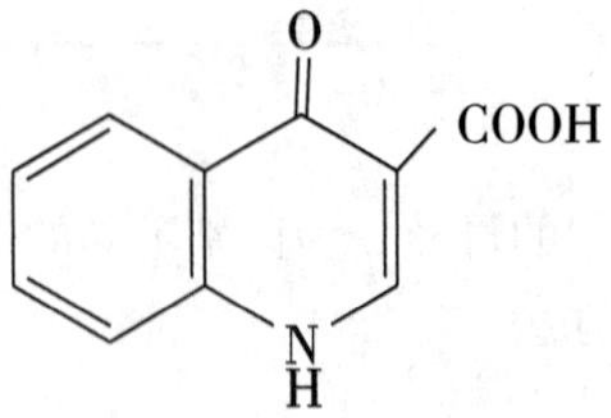

典型药物：

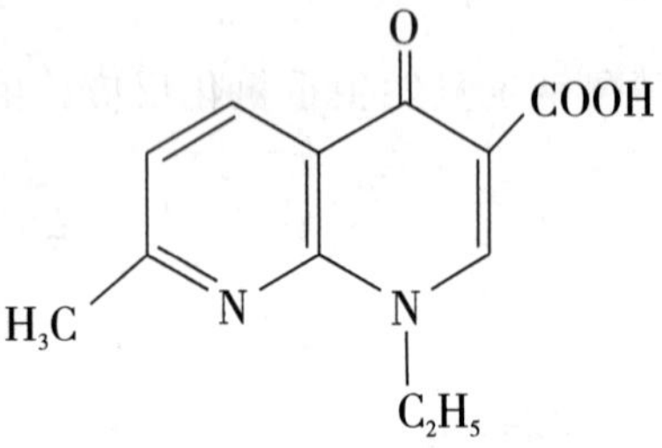

萘啶酸

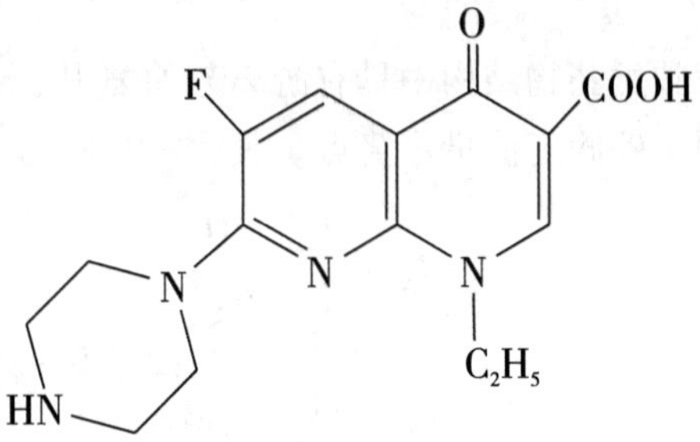

依诺沙星

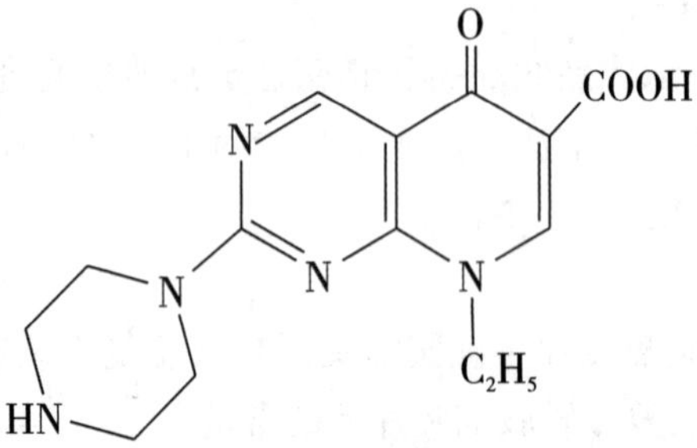

吡哌酸

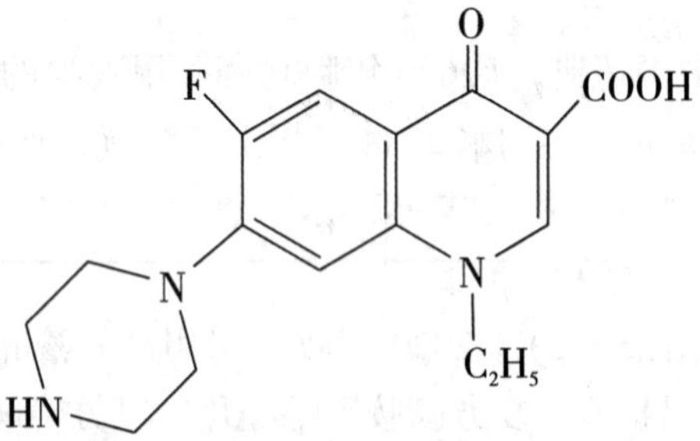

诺氟沙星

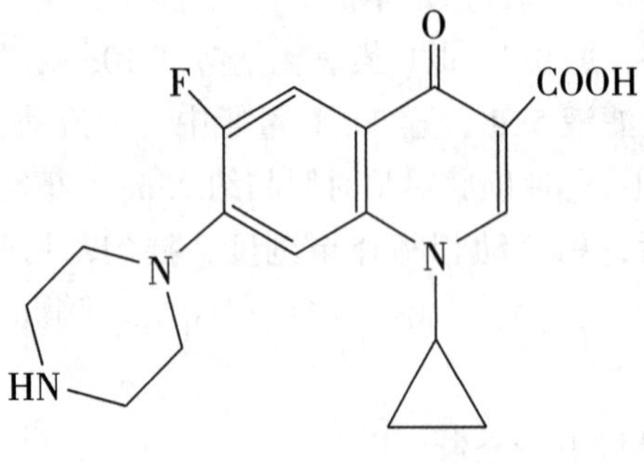

环丙沙星

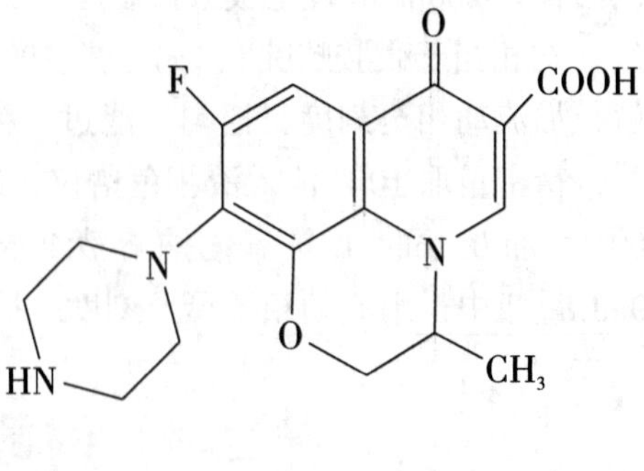

氧氟沙星

2. 性质

（1）酸碱两性

本类药物母核为4-喹诺酮，含有有机胺结构，属于弱碱性有机含氮化合物。同时多数喹诺酮类药物含有羧基，又属于中等至较强酸性化合物。故为两性化合物。

（2）与丙二酸的呈色反应

本类药物含有叔胺，在醋酐溶液中与丙二酸或枸橼酸共热，呈棕色至红棕色。

（3）紫外光谱特征

本类药物分子结构中均含有共轭体系，在紫外光区有特征性强吸收。

二、鉴别试验

1. 色谱法

本类药物用于鉴别的色谱法有薄层色谱法（TLC）及高效液相色谱法（HPLC）。

《中国药典》（2020 年版）采用 TLC 鉴别诺氟沙星：取本品与诺氟沙星对照品适量，分别加三氯甲烷-甲醇（1∶1）制成每 1mL 中含 2.5mg 的溶液，作为供试品溶液与对照品溶液，照薄层色谱法试验，吸取上述两种溶液各 10μl，分别点于同一硅胶 G 薄层板上，以三氯甲烷-甲醇-浓氨溶液（15∶10∶3）为展开剂，展开，晾干，置紫外光灯（365nm）下检视。供试品溶液所显主斑点的位置与荧光应与对照品溶液主斑点的位置与荧光相同。

《中国药典》（2020 年版）采用 HPLC 鉴别氧氟沙星：在含量测定项下记录的色谱图中，供试品溶液主峰的保留时间应与对照品溶液主峰的保留时间一致。

2. 紫外与红外光谱法

本类药物分子结构中均含有共轭体系，在紫外光区及红外光区均有特征吸收，可用于鉴别。

三、含量测定

喹诺酮类药物母核为 4-喹诺酮，含有有机胺结构，属于弱碱性有机含氮化合物，可以采用非水滴定方法测定含量。另外，喹诺酮类药物分子结构中都具有共轭双键，在紫外区有特征吸收，因此，可以采用紫外分光光度法、高效液相色谱法测定含量。

1. 非水溶液滴定法

喹诺酮类药物母核为 4-喹诺酮，含有有机胺结构，属于弱碱性有机含氮化合物，可以采用非水滴定方法测定含量。此法可用于大部分喹诺酮类原料药的含量测定，其特点是简便准确。

《中国药典》（2020 年版）吡哌酸的含量测定：取本品约 0.2g，精密称定，加冰醋酸 20mL 溶解后，加结晶紫指示液 1 滴，用高氯酸滴定液（0.1mol/L）滴定至溶液显纯蓝色，并将滴定的结果用空白试验校正。每 1mL 高氯酸滴定液（0.1mol/L）相当于 30.33mg 的 $C_{14}H_{17}N_5O_3$。

2. 紫外分光光度法

喹诺酮类药物分子结构中都含有共轭双键，因此都具有紫外吸收，可以采用紫外分光光度法测定含量。

《中国药典》（2020 年版）吡哌酸片的含量测定：照紫外-可见分光光度法（通则 0401）测定。溶剂为 0.01mol/L 盐酸溶液。

供试品溶液　取本品 10 片，精密称定，研细，精密称取适量（约相当于吡哌酸 0.2g），置 500mL 量瓶中，加溶剂适量，超声使吡哌酸溶解并稀释至刻度，摇匀，滤过，精密量取续滤液 2mL，置 250mL 量瓶中，用溶剂稀释至刻度，摇匀。

对照品溶液　取吡哌酸对照品适量，精密称定，加溶剂溶解并定量稀释制成每 1mL 中约含吡哌酸（按 $C_{14}H_{17}N_5O_3 \cdot 3H_2O$）3μg 的溶液。

测定法　取供试品溶液与对照品溶液，在 275nm 的波长处分别测定吸光度，计算出供试品中吡哌酸的含量。

3. 高效液相色谱法

高效液相色谱（HPLC）法应用范围广泛，分离效率高，分析速度快，重现性好，适用于原料药及各种剂型的测定，《中国药典》（2020 年版）喹诺酮类药物的含量测定大多采用此法。

《中国药典》（2020 年版）诺氟沙星的含量测定：用十八烷基硅烷键合硅胶为填充剂；以 0.025mol/L 磷酸溶液（用三乙胺调节 pH 至 3 ± 0.1）–乙腈（87：13）为流动相，检测波长为 278nm。称取诺氟沙星对照品、环丙沙星对照品和依诺沙星对照品各适量，加 0.1mol/L 盐酸溶液适量使溶解，用流动相稀释制成每 1mL 中含诺氟沙星 25μg、环丙沙星和依诺沙星各 5μg 的混合溶液，取 20μl 注入液相色谱仪，记录色谱图，诺氟沙星峰的保留时间约为 9 分钟。诺氟沙星峰与环丙沙星峰和诺氟沙星峰与依诺沙星峰的分离度均应大于 2。取本品约 25mg，精密称定，置 100mL 量瓶中，加 0.1mol/L 盐酸溶液 2mL 使溶解后，用水稀释至刻度，摇匀，精密量取 5mL，置 50mL 量瓶中，用流动相稀释至刻度，摇匀，精密量取 20μl 注入液相色谱仪，记录色谱图；另取诺氟沙星对照品，同法测定，按外标法以峰面积计算，即得。

本章小结

本章详细介绍了磺胺类药物及喹诺酮类的药物结构特点、通用的鉴别方法及通用的含量测定方法。通过理论的讲授与技能的训练相结合的方法，使学生掌握磺胺类药物的基本结构与化学性质、鉴别试验及含量测定方法及原理，了解喹诺酮类药物的基本结构与化学性质、鉴别试验及含量测定方法及原理。

复习思考题

1. 简述磺胺类药物化学性质。

2. 简述亚硝酸钠滴定法测定磺胺类药的原理、测定条件及终点指示方法。

3. 磺胺嘧啶片（规格为 0.5g/片）的含量测定：取本品 10 片，总重为 5.522g，研细，精密称取 0.5438g，置 200mL 烧杯中，加水使成 40mL，加盐酸溶液（1→2）5mL，溴化钾 2g，照永停滴定法滴定。消耗亚硝酸钠滴定液（0.1028mol/L）18.98mL，每 1mL 亚硝酸钠滴定液（0.1mol/L）相当于 25.03mg 的 $C_{10}H_{10}N_4O_2S$。计算磺胺嘧啶片的含量。（99.2%）

技能训练

实验 9-1 磺胺嘧啶的含量测定

一、实验要求

1. 掌握亚硝酸钠滴定法测定磺胺嘧啶含量的原理、测定条件及百分含量的计算。

2. 了解用永停滴定法指示终点。

二、实验概述

磺胺嘧啶结构中具有游离芳伯氨基，在酸性溶液中与亚硝酸钠定量发生重氮化反应，生成重氮盐，用永停滴定法指示终点。

永停滴定法是把两个相同的铂电极插入待滴定的溶液中，在铂-铂电极间加一低电压（约 50mV），并串联一个微电流计，电极浸在被滴定的溶液中，用亚硝酸钠滴定液滴定，终点前，电流计的指针指向零；终点时，溶液中微量亚硝酸存在，电极发生氧化还原反应，线路中立即有电流通过，电流计指针突然偏转，并不再回复，即为滴定终点。此时的电极反应为：

　　阴极：$HNO_2+H^++e \longrightarrow NO+H_2O$

　　阳极：$NO+H_2O \longrightarrow HNO_2+H^++e$

三、实验内容

1. 仪器与试剂

分析天平、200mL 烧杯、铂电极、电流计、干电池、电磁搅拌器、滴定管（酸式）、磺胺嘧啶、蒸馏水、盐酸、溴化钾。

2. 实验方法与操作

取磺胺嘧啶约 0.5g，精密称定，置 200mL 烧杯中，加水使成 40mL，加盐酸溶液（1→2）5mL，溴化钾 2g，置电磁搅拌器上，将滴定管的尖端插入液面下约 2/3 处。一次性将大部分亚硝酸钠滴定液（0.1mol/L）在搅拌条件下迅速加入，将滴定管尖端提出液面，用少量的水淋洗尖端，洗液并入溶液中，继续滴定至终点。每 1mL 亚硝酸钠滴定液（0.1mol/L）相当于 25.03mg 的 $C_{10}H_{10}N_4O_2S$。

限度规定：本品含 $C_{10}H_{10}N_4O_2S$ 不得少于 99.0%。

3. 注意事项

（1）重氮化反应在强酸性条件下进行，因胺类药物的盐酸盐较其硫酸盐溶解度大，反应速度也较快，所以多采用盐酸，加入盐酸的量通常按芳伯胺与酸的摩尔比为 1：2.5~6。

（2）在测定中一般加入适量溴化钾，使重氮化反应加快。

（3）温度升高，重氮化反应速度加快，一般温度每升高 10℃，重氮化反应速度加快 2.5 倍，但生成的重氮盐也随温度的升高而分解。所以滴定一般在低温下进行，但低温时反应速度太慢。经试验，可在室温（10~30℃）下进行，其中 15℃ 以下结果较准确。

（4）重氮化反应速度较慢，故滴定不宜过快。为了避免滴定过程中亚硝酸挥发和分解，滴定时将滴定管尖端插入液面下 2/3 处，一次性将大部分亚硝酸液滴定液在搅拌条件下迅速加入，使其尽快反应。然后将滴定管尖端提出液面，用少量水淋洗尖端，再缓慢滴定。尤其是近终点时，因尚未反应的芳伯氨基药物的浓度已降至极稀，须在最后一滴加入后，搅拌 1~5 分钟，再确定终点是否真正达到。这样可以缩短滴定时间，也不影响滴定结果。

（5）滴定时电磁搅拌的速度不宜过快，以不产生空气旋涡为好。

四、结果记录

记录检验结果并判断检验结果是否符合标准规定。

附：按下式计算含量

$$含量(\%) = \frac{V \times T \times F}{W} \times 100\%$$

式中：V 为供试品消耗滴定液的体积；T 为滴定度，即每 1mL 滴定液相当于被测物质的量；F 为滴定液浓度校正因数，即滴定液的实际浓度与规定浓度的比值；W 为供试品的取样量。

实验 9-2　环丙沙星的含量测定

一、实验要求

1. 掌握高效液相色谱法测定环丙沙星含量的原理及百分含量的计算。

2. 熟悉高效液相色谱仪的基本操作及使用要求。

3. 了解高效液相色谱仪的基本组成。

二、实验概述

本实验采用反相液相色谱法，以 C_{18} 键合相色谱柱分离环丙沙星中共存相关杂质，属液-液分配色谱。液-液分配色谱是根据样品各组分在不相溶的两相间分配系数的不同从而实现分离的。当试样随着流动相进入色谱柱中后，试样中的组分就在其中的两相间进行反复多次的分配，由于固定相及流动相对各种组分的溶解能力不同，因此各组分在色谱柱中的运行速度就不同，经过一定的柱长后，便彼此分离，先后离开色谱柱进入检测器，产生的离子流信号经放大后，在记录器上描绘出各组分的色谱峰。

定量的依据为：在一定条件下，被测组分的浓度与检测器给出的响应信号（如峰面积、峰高）成正比。

三、实验内容

1. 仪器与试剂

高效液相色谱仪、C_{18}柱、分析天平、量瓶、移液管，磷酸、乙腈、三乙胺、氧氟沙星对照品、环丙沙星对照品和杂质I对照品、环丙沙星、高纯水等。

2. 操作方法

色谱条件与系统适用性试验　用十八烷基硅烷键合硅胶为填充剂；以 0.025mol/L 磷酸溶液-乙腈（87：13）（用三乙胺调节 pH 至 3±0.1）为流动相。检测波长为 278nm；流速为每分钟 1.5mL。称取氧氟沙星对照品、环丙沙星对照品和杂质I对照品各适量，用流动相溶解并稀释制成每 1mL 中约含氧氟沙星 5μg、环丙沙星 0.1mg 和杂质I 10μg 的混合溶液，取 20μl 注入液相色谱仪，记录色谱图，环丙沙星峰的保留时间约为 12 分钟。环丙沙星峰与氧氟沙星峰和杂质I峰的分离度均应符合要求。

测定法　取本品约 25mg，精密称定，加 7%磷酸溶液 0.2mL 溶解后，用流动相定量稀释制成每 1mL 中约含 0.1mg 的溶液，精密量取 20μl 注入液相色谱仪，记录色谱图；另取环丙沙星对照品，同法测定。按外标法以峰面积计算供试品中 $C_{17}H_{18}FN_3O_3$ 的含量。

限度规定：本品含 $C_{17}H_{18}FN_3O_3$ 不得少于 98.5~102%。

3. 注意事项

（1）流动相过滤以除去不溶性微粒。

（2）流动相脱气以免系统内逸出气泡，影响泵正常工作。

（3）流动相不应含有任何腐蚀性物质。含缓冲液的流动相留在泵内，可能析出盐的微细晶体，这些晶体将损坏密封环且易使泵头磨损等，要注意清洗。用纯水将泵充分清洗后，再换成适合于色谱柱保存的溶剂。

四、结果记录

记录检验结果并判断检验结果是否符合标准规定。

附：按下式计算含量

$$含量(\%) = \frac{A_X \times C_R \times V \times n}{A_R \times W} \times 100\%$$

式中：A_X 为供试品主峰的峰面积；A_R 为对照品的峰面积；C_R 为对照品溶液的浓度；V 为供试品初始溶解体积；n 为供试品溶液的稀释倍数；W 为供试品的取样量。

结合所测得含量结果与方法中的规定的含量限度，判断本品含量是否符合规定。

第十章 杂环类药物的分析

 本章要点

分子结构中含有氧、氮、硫等非碳原子的环状有机化合物称为杂环化合物。自然界中有不少具有生理活性的化合物都为杂环化合物；在化学合成药物中，杂环化合物亦占有相当数量。

杂环类化合物按所具有的杂原子数目、种类及环状的差异可分为呋喃类、吡唑酮类、吡啶及哌啶类、嘧啶类、喹啉类、托烷类、吩噻嗪类、苯并二氮杂䓬类等。每类又衍生出数目众多的同系列药物。本章主要介绍应用比较广泛的吡啶类、噻嗪类、苯并二氮杂䓬类药物。

 学习目标

- 掌握吡啶类和吩噻嗪类的典型药物鉴别方法和含量测定方法。
- 熟悉苯并二氮杂䓬类药物的鉴别方法和含量测定方法；吡啶环的开环反应；典型药物特殊杂质的检查方法。
- 了解杂环类药物的结构和理化性质与分析方法的关系。

 能力目标

- 掌握吡啶类和吩噻嗪类的典型药物鉴别方法。
- 掌握吡啶类和吩噻嗪类的典型药物含量测定方法。

第一节 吡啶类药物分析

本类药物均含吡啶环结构，现以最具代表性药物异烟肼、尼可刹米、硝苯地平等为例，就该类药物的结构、理化性质、鉴别、特殊杂质检查及含量测定进行介绍。

一、结构与性质

1. 基本结构与典型药物

吡啶类药物分子结构中，均含有吡啶环，即含有 N 原子的六元单环。

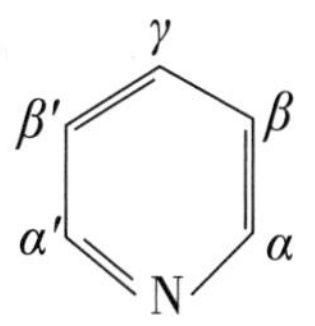

常见的有抗结核药异烟肼，中枢兴奋药尼可刹米，抗高血压药硝苯地平等。

2. 理化性质

（1）性状及溶解性

异烟肼为无色结晶或白色粉末，在水中易溶，在乙醇中微溶，在乙醚中极微溶解；尼可刹米为无色至淡黄色的油状液体，能与乙醇、三氯甲烷或乙醚以任意比例混合；硝苯地平为黄色结晶性粉末，在水中几乎不溶，在乙醇中略溶，在丙酮或三氯甲烷中易溶。

（2）弱碱性

该类药物母核吡啶环上的氮原子由于其电性环境而具有叔胺性质，为碱性氮原子，具有弱碱性，可用于含量测定。

（3）吡啶环的特性

该类药物分子结构中均含吡啶环，能发生开环反应（特性反应），可用于鉴别和含量测定。

（4）水解性

尼可刹米分子中，吡啶环 β 位上被酰氨基取代，遇碱水解后，释放出具有碱性的二乙胺，可用于鉴别。

（5）还原性

异烟肼的分子结构中，吡啶环 γ 位上被酰肼基取代，酰肼基具有较强的还原性，可被不同的氧化剂氧化，也可与某些含羰基的化合物发生缩合反应。

（6）光谱特征

该类药物的分子结构中均具有芳杂环，在紫外、红外光区有特征吸收，可用于鉴别。

二、鉴别试验

1. 吡啶环的开环反应

该反应适用于吡啶环的 α、α′ 位未取代以及 β、γ′ 位为烷基或羧基的吡啶衍生物。异烟肼和尼可刹米均可用此反应鉴别。

（1）戊烯二醛反应　吡啶环首先在溴化氰作用下，吡啶环水解生成戊烯二醛，再与芳伯胺缩合，生成有色的戊烯二醛衍生物。沉淀的颜色随所用芳胺不同有所差异。如与苯胺缩合呈黄色至黄棕色；与联苯胺则呈粉红色至红色。

例如，《中国药典》（2020 年版）中尼可刹米的鉴别。

鉴别方法为：取本品 10 滴，加氢氧化钠试液 3mL，加热，即发生二乙胺的臭气，能使湿润的红色石蕊试纸变蓝色。

取本品 1 滴，加水 50mL，摇匀，分别取 2mL，加溴化氰试液 2mL 与 2.5% 苯胺溶液 3mL，摇匀，溶液渐显黄色。

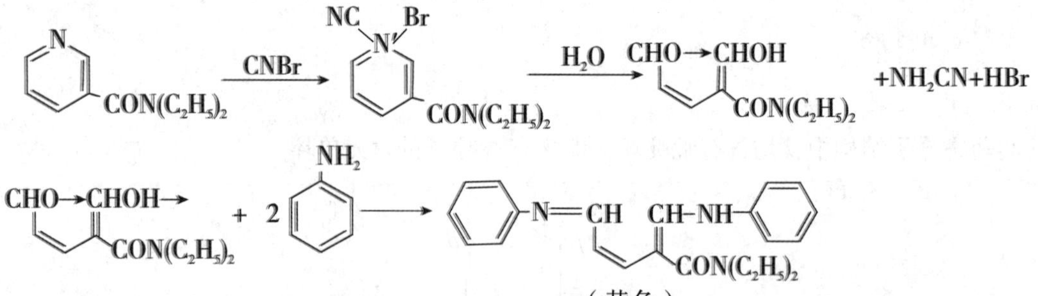

（黄色）

该法若用于异烟肼的鉴别，则应先用高锰酸钾或溴水将其氧化为异烟酸，再与溴化氰作用，然后再与芳伯胺缩合形成有色的戊烯二醛衍生物。

（2）2，4-二硝基氯苯反应　在无水条件下，吡啶及其衍生物与 2，4-二硝基氯苯混合或共热至熔融，冷却后，加醇制氢氧化钠（钾）溶液使溶解，即显鲜红色或紫红色。采用本法鉴别异烟肼、尼可刹米时，需经适当处理后进行。

例如，《中国药典》（2020 年版）规定异烟肼的鉴别。

鉴别方法为：取本品的乙醇溶液，加硼砂及 5% 的 2，4－二硝基氯苯的乙醇溶液，蒸干，继续加热 10 分钟，放冷，残渣加乙醇溶解，显紫红色。

如异烟肼不经处理，则酰肼基在乙醇溶液中，亦可与 2，4－二硝基氯苯反应，生成 2，4－二硝基苯肼衍生物，碱性条件下显红棕色，而使显色发生改变。

2. 酰胺的分解反应

尼可刹米与氢氧化钠试液共热，即分解产生二乙胺臭气，能使湿润的红色石蕊试纸变蓝。

异烟肼、尼可刹米与无水碳酸钠或氢氧化钙共热，可发生降解脱羧，有吡啶臭味逸出。

3. 酰胺的反应

异烟肼的酰肼基具有还原性，并可与某些羰基试剂发生缩合反应，可用于鉴别。

（1）还原反应

异烟肼与硝酸银反应，即生成可溶于稀硝酸的白色异烟酸银沉淀，并生成氮气和金属银，在试管壁上产生银镜。

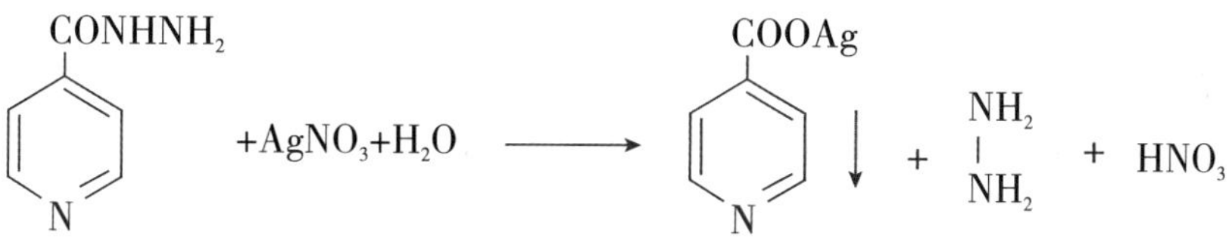

$$H_2N\text{—}NH_2 + 4AgNO_3 \longrightarrow 4Ag\downarrow + N_2\uparrow + 4HNO_3$$

例如，《中国药典》（2020 年版）采用该法鉴别异烟肼（原料药、片剂及注射剂用异烟肼）。

鉴别方法为：取本品约 10mg，置试管中，加水 2mL 溶解后，加氨制硝酸银试液 1mL，即发生气泡与黑色混浊，管壁上形成银镜。

此外，异烟肼还可与亚硒酸作用，将其还原产生红色的硒沉淀。

（2）缩合反应

异烟肼的酰肼基与芳醛缩合形成黄色的异烟腙，具有固定的熔点，可用于鉴别。常用芳醛试剂有香草醛、水杨醛、对二甲氨基苯甲醛等。

例如，《中国药典》（2020 年版）采用该法鉴别异烟肼。

鉴别方法为：取本品 0.1g，加水溶解后，加香草醛的乙醇溶液摇匀，微热，放冷，即析出黄色结晶；滤过，用稀乙醇重结晶，在 105℃ 干燥后依法测定，熔点为 228～231℃，熔融时同时分解。

4. 形成沉淀的反应

本类药物可与重金属盐类及苦味酸等沉淀剂形成沉淀。

（1）与硫酸铜反应

异烟肼、尼可刹米可与硫酸铜反应，形成有色沉淀。

异烟肼与硫酸铜－枸橼酸作用产生淡绿色配位化合物沉淀，加热后，铜离子氧化肼基生成氮气，自身被还原成红棕色氧化亚铜沉淀。

《中国药典》（2020 年版）对尼可刹米原料药采用硫酸铜－硫氰酸铵试液鉴别。

鉴别方法为：取本品 2 滴，加水 1mL，摇匀，加硫酸铜试液 2 滴，硫氰酸铵试液 3 滴，即生成草绿色沉淀。

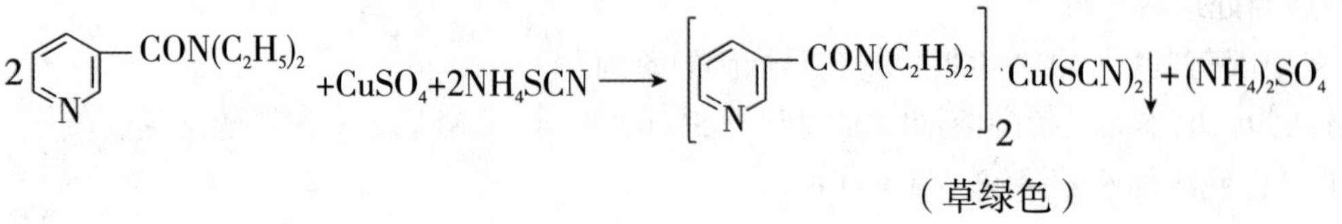

$$2\ \text{(pyridine)}-CON(C_2H_5)_2 + CuSO_4 + 2NH_4SCN \longrightarrow \left[\text{(pyridine)}-CON(C_2H_5)_2\right]_2 Cu(SCN)_2\downarrow + (NH_4)_2SO_4$$

（草绿色）

（2）与氯化汞反应

异烟肼、尼可刹米可与氯化汞形成白色沉淀。

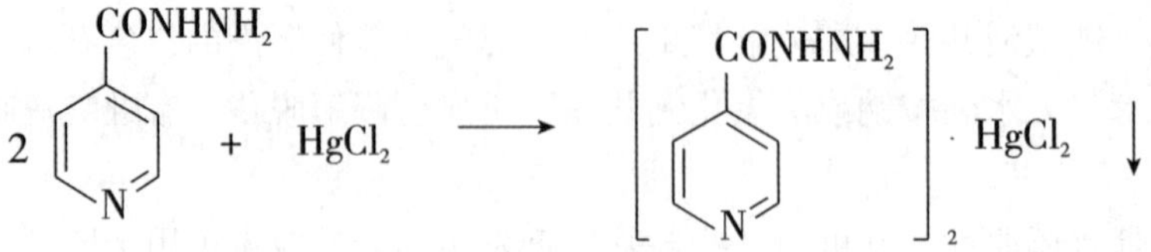

$$2\ \text{(pyridine-}CONHNH_2) + HgCl_2 \longrightarrow \left[\text{(pyridine-}CONHNH_2)\right]_2 \cdot HgCl_2 \downarrow$$

（3）与碘化铋钾反应

异烟肼可与酸性碘化铋钾试液作用，生成棕红色沉淀；而尼可刹米则不与碘化铋钾反应生成沉淀，但可与碱性碘化汞钾试液产生沉淀。据此可对二者进行区别。

5. 光谱法

（1）紫外-可见分光光度法

此类药物均具有芳杂环结构，在紫外光区有吸收，其最大、最小吸收波长及百分吸收系数可供鉴别。

例如，《中国药典》（2020年版）用紫外-可见分光光度法鉴别烟酰胺。

鉴别方法为：取本品，加水溶解并稀释制成每1mL中约含20μg的溶液，照紫外-可见分光光度法（通则0401）测定，在261nm的波长处有最大吸收，在245nm的波长处有最小吸收，245nm波长处的吸光度与261nm波长处的吸光度的比值应为0.63~0.67。

（2）红外吸收光谱法

《中国药典》（2020年版）均可用红外吸收光谱法鉴别异烟肼、尼可刹米、硝苯地平。规定上述药品的红外光吸收图谱应与《药品红外光谱集》中的标准对照图谱一致。

6. 高效液相色谱法

《中国药典》（2020年版）用高效液相色谱法鉴别该类药物时，要求供试品溶液主峰的保留时间应与对照品溶液主峰的保留时间一致。

三、特殊杂质检查

1. 异烟肼中游离肼的检查

异烟肼性质不稳定，在制备时可能由原料引入游离肼，或在贮藏过程中发生降解，而产生游离肼。肼又是一种诱变剂和致癌物质，故药典规定必须对异烟肼中游离肼进行检查。

（1）薄层色谱法

《中国药典》（2020年版）规定用薄层色谱法检查异烟肼原料药及片剂中的游离肼。

检查方法：照薄层色谱法（通则0502）试验。

溶剂　丙酮-水（1:1）。

供试品溶液　取本品适量，加溶剂溶解并定量稀释制成每1mL中约含0.1g的溶液。

对照品溶液　取硫酸肼对照品适量，加溶剂溶解并定量稀释制成每1mL中约含80μg（相当于游离肼20μg）的溶液。

系统适用性溶液　取异烟肼与硫酸肼各适量，加溶剂溶解并稀释制成每1mL中分别含异烟肼0.1g

与硫酸肼 80μg 的混合溶液。

　　色谱条件　采用硅胶 G 薄层板，以异丙醇-丙酮（3:2）为展开剂。

　　系统适用性要求　系统适用性溶液所显游离肼与异烟肼的斑点应完全分离，游离肼的 R_f 值约为 0.75，异烟肼的 R_f 值约为 0.56。

　　测定法　吸取供试品溶液、对照品溶液与系统适用性溶液各 5μl，分别点于同一薄层板上，展开，晾干，喷以乙醇制对二甲氨基苯甲醛试液，15 分钟后检视。

　　限度　在供试品溶液主斑点前方与对照品溶液主斑点相应的位置上，不得显黄色斑点。

　　（2）比浊法

　　游离肼可与水杨醛反应生成不溶于水的水杨醛腙，呈现混浊。

　　检查方法：取异烟肼 0.1g，加水 5mL 使溶解，加水杨醛乙醇溶液（1→20）0.1mL，迅速振摇混合，放置 5 分钟内溶液不得混浊。

　　比浊法操作简单，但专属性差。放置时间过长，异烟肼的反应产物也会产生混浊。

2. 尼可刹米中有关物质检查

　　尼可刹米在生产和贮藏过程中易引入有关杂质，《中国药典》（2020 年版）采用高效液相色谱法进行检查。检查方法：照高效液相色谱法（通则 0512）测定。

　　供试品溶液取本品，加水溶解并稀释制成每 1mL 中约含 4mg 的溶液。

　　对照溶液精密量取供试品溶液 1mL，置 100mL 量瓶中，用水稀释至刻度，摇匀。

　　色谱条件　用十八烷基硅烷键合硅胶为填充剂；以甲醇-水（30:70）为流动相；检测波长为 263nm；进样体积 10μl。

　　系统适用性要求　理论板数按尼可刹米峰计算不低于 2000，尼可刹米峰与其相邻杂质峰之间的分离度应符合要求。

　　测定法　精密量取供试品溶液与对照溶液，分别注入液相色谱仪，记录色谱图至主成分峰保留时间的 2 倍。

　　限度　供试品溶液色谱图中如有杂质峰，各杂质峰面积的和不得大于对照溶液主峰面积的 0.5 倍（0.5%）。

　　易氧化物　取本品 1.2g，加水 5mL 与高锰酸钾滴定液（0.02mol/L）0.05mL，摇匀，粉红色在 2 分钟内不得消失。

　　水分　取本品 0.5g，加二硫化碳 5mL，立即摇匀观察，溶液应澄清。

3. 硝苯地平中有关物质检查

　　硝苯地平在生产和贮藏过程中遇光极不稳定，分子内部发生光化学歧化作用，降解为硝苯地平衍生物（杂质 I）及亚硝苯地平衍生物（杂质 II），因此，国内外药典均规定对该项进行检查，杂质 I 和杂质 II 的结构式为：

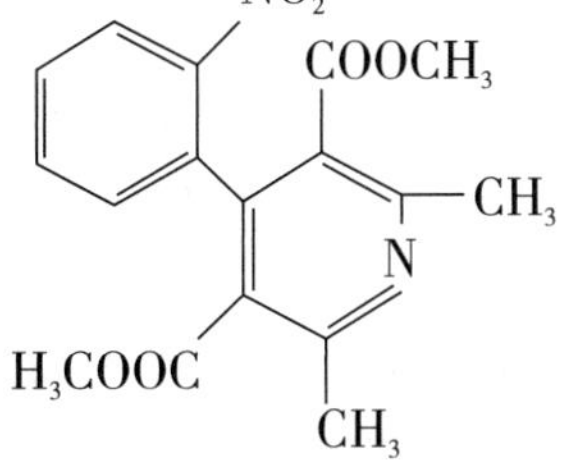

杂质 I 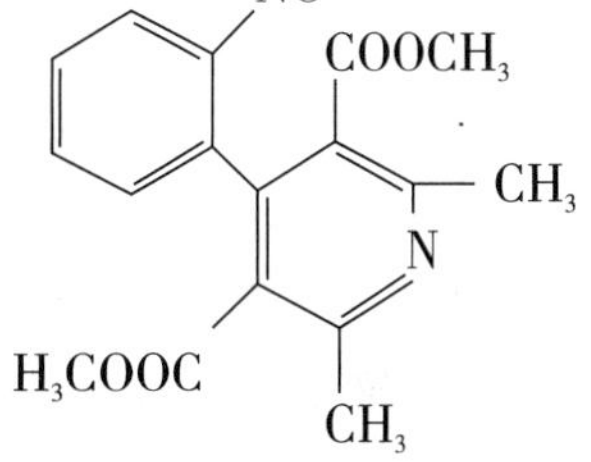　　　　　　　杂质 II

　　《中国药典》（2020 年版）采用高效液相色谱法检查，要求在避光条件下操作。具体方法如下：

有关物质　照高效液相色谱法（通则0512）测定。避光操作。

供试品溶液　取本品，精密称定，加甲醇溶解并定量稀释制成每1mL中约含1mg的溶液。

对照品贮备液　取杂质Ⅰ对照品与杂质Ⅱ对照品，精密称定，加甲醇溶解并定量稀释制成每1mL中各约含10μg的混合溶液。

对照溶液　精密量取供试品溶液与对照品贮备液各适量，用流动相定量稀释制成每1mL中分别含硝苯地平2μg、杂质Ⅰ1μg与杂质Ⅱ1μg的混合溶液。

系统适用性溶液　取硝苯地平、杂质Ⅰ对照品与杂质Ⅱ对照品各适量，精密称定，加甲醇溶解并稀释制成每1mL中分别约含1mg、10μg与10μg的混合溶液。

色谱条件　用十八烷基硅烷键合硅胶为填充剂；以甲醇-水（60∶40）为流动相；检测波长为235nm；进样体积20μl。

系统适用性要求　系统适用性溶液色谱图中，杂质Ⅰ峰、杂质Ⅱ峰与硝苯地平峰之间的分离度均应符合要求。

测定法　精密量取供试品溶液与对照溶液，分别注入液相色谱仪，记录色谱图至主成分峰保留时间的2倍。

限度　供试品溶液色谱图中如有与杂质Ⅰ峰、杂质Ⅱ峰保留时间一致的色谱峰，按外标法以峰面积计算，均不得过0.1%；其他单个杂质峰面积不得大于对照溶液中硝苯地平峰面积（0.2%）；杂质总量不得过0.5%。

四、含量测定

吡啶类药物的含量测定主要是利用其吡啶环的碱性、酰肼基的还原性以及与某些试剂缩合呈色的性质，采用铈量法等氧化还原滴定法、非水溶液滴定法、紫外-可见分光光度法及高效液相色谱法等。

1. 铈量法

《中国药典》（2020年版）中硝苯地平原料药的含量测定采用此法。

取本品约0.4g，精密称定，加无水乙醇50mL，微热使溶解，加高氯酸溶液（取70%高氯酸8.5mL，加水至100mL）50mL、邻二氮菲指示液3滴，立即用硫酸铈滴定液（0.1mol/L）滴定，至近终点时，在水浴中加热至50℃左右，继续缓缓滴定至橙红色消失，并将滴定结果用空白试验校正。每1mL硫酸铈滴定液（0.1mol/L）相当于17.32mg的$C_{17}H_{18}N_2O_6$。

2. 非水溶液滴定法

杂环类药物分子中的吡啶环具有弱碱性，可在非水溶剂中与高氯酸定量生成高氯酸盐。大多采用以冰醋酸为溶剂，结晶紫为指示剂，用高氯酸的冰醋酸标准进行滴定。

3. 紫外-可见分光光度法

（1）吸收系数法

《中国药典》多采用非水溶液滴定法对此类药物的原料药进行含量测定。而对于制剂，为避免辅料对非水溶液滴定法的干扰，《中国药典》（2020年版）采用紫外-可见分光光度法进行含量测定。

例如，《中国药典》（2020年版）采用紫外-可见分光光度法测定尼可刹米注射液含量。

原理　尼可刹米分子中的吡啶环为芳香环，在紫外光区263nm波长处有最大吸收。尼可刹米与硫酸成盐后易溶于水，因此采用0.5%的硫酸溶液溶解样品。

测定方法　用内容量移液管精密量取本品2mL，置200mL量瓶中，用0.5%硫酸溶液分次洗涤移液管内壁，洗液并入量瓶中，加0.5%硫酸溶液稀释至刻度，摇匀；精密量取适量，加0.5%硫酸溶液定量稀释成每1mL约含尼可刹米20μg的溶液，照紫外-可见分光光度法在263nm波长处测定吸光度，按$C_{10}H_{14}N_2O$的吸收系数（$E_{1cm}^{1\%}$）为292计算，即得。

（2）比色法

异烟肼中的酰肼基可与试剂缩合呈色或还原呈色，因此，可用比色法测定含量。比色法具有较高的灵敏度及专属性，但准确性稍差。故在异烟肼及其制剂中应用较少，而较多地应用于含量较低或有共存物干扰的样品（如生物样品）中异烟肼的测定。

（3）差示分光光度法

基本原理：取两份相等的供试品溶液，其中一份加酸，另一份加碱或缓冲溶液或其他某种能发生化学反应的试剂，有时也可不加任何溶液，然后，两者分别稀释到相同浓度，一份置样品池中，一份置参比池中，测定吸光度差值 ΔA，在供试液一定浓度范围内 ΔA 与 Δc 呈线性关系。

优点：在两种不同的 pH 介质中，或经适当的化学变化后，供试物发生了特征性的光谱变化，而赋形剂或其他共存物不受 pH 条件或化学试剂的影响，未引起光谱变化。

应用：此法多用于制剂分析，以消除共存药物或辅料对测定的干扰。《中国药典》收载了此法在托吡卡胺含量测定中的应用。

4. 高效液相色谱法

《中国药典》（2020 年版）采用高效液相色谱法测定异烟肼、硝苯地平等药物原料药及制剂的含量。异烟肼原料药的含量测定方法如下：

照高效液相色谱法（通则 0512）测定。

供试品溶液　取本品适量，精密称定，加水溶解并定量稀释制成每 1mL 中约含 0.1mg 的溶液。

对照品溶液　取异烟肼对照品适量，精密称定，加水溶解并定量稀释制成每 1mL 中约含 0.1mg 的溶液。

色谱条件用十八烷基硅烷键合硅胶为填充剂；以 0.02mol/L 磷酸氢二钠溶液（用磷酸调 pH 至 6）-甲醇（85∶15）为流动相；检测波长为 262nm，进样体积 10μl。

系统适用性要求　理论板数按异烟肼峰计算不低于 4000。

测定法　精密量取供试品溶液与对照品溶液，分别注入液相色谱仪，记录色谱图。按外标法以峰面积计算。

第二节　苯并噻嗪类药物分析

一、结构与性质

1. 基本结构与典型药物

（1）基本结构

苯并噻嗪类药物在化学结构上属苯并噻嗪（亦称吩噻嗪）类衍生物，其分子结构中均含有硫氮杂蒽母核。其基本结构如下：

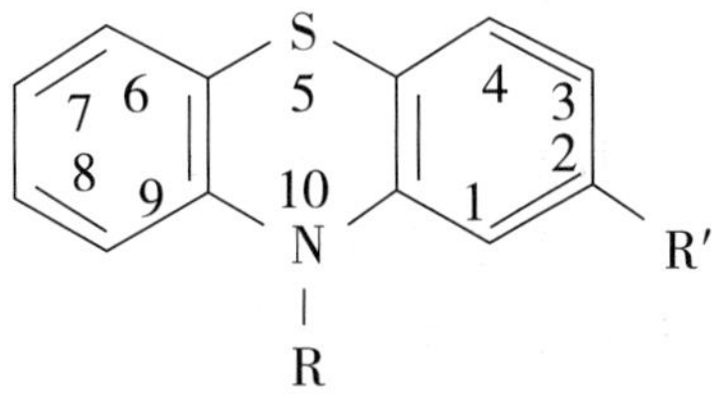

该类药物在结构上的差异，主要表现在 10 位氮原子上的 R 取代基和 2 位碳原子上的 R′取代基的不同。R′基团通常为-H、-Cl、-CF₃、-COCH₃、-SCH₂CH₃ 等；R 基则为具有 2~3 个碳链的二甲基或二

乙胺基，或为含氮杂环如哌嗪或哌啶的衍生物等。

（2）**典型药物**

常见的药物：盐酸氯丙嗪、盐酸异丙嗪、奋乃静、盐酸氟奋乃静、盐酸三氟拉嗪、氟奋乃静和盐酸硫利达嗪等，其结构式如下：

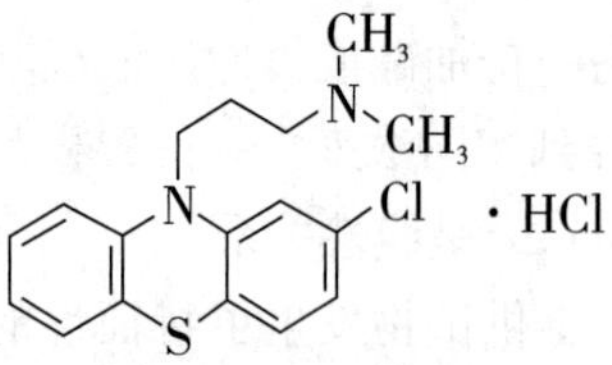

盐酸氯丙嗪

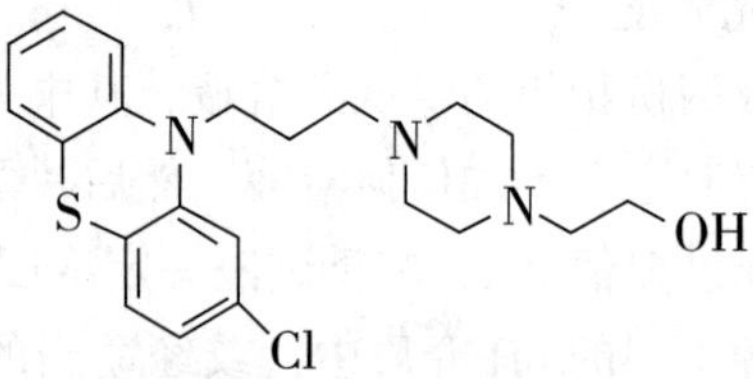

奋乃静（羟哌氯丙嗪）

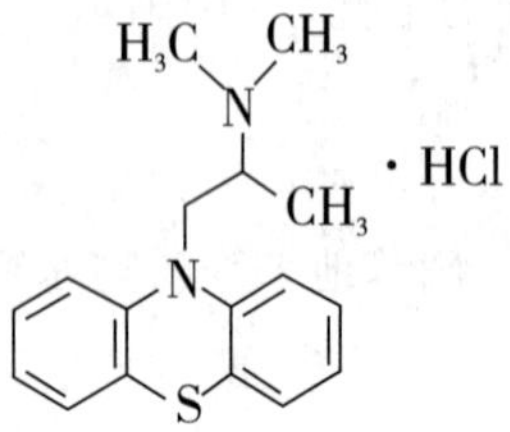

盐酸异丙嗪

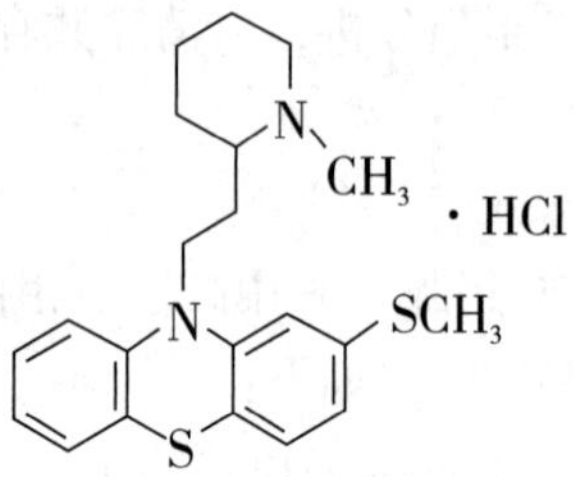

盐酸硫利达嗪

2. 理化性质

（1）**性状与溶解性**

盐酸异丙嗪为白色粉末或颗粒，盐酸氯丙嗪为白色或类白色结晶性粉末，氟奋乃静为黏稠液体。盐酸盐均易溶于水和极性有机溶剂中，在非极性有机溶剂中微溶或不溶。奋乃静和氟奋乃静易溶于有机溶剂，而不溶于水。

（2）**弱碱性**

该类药物母核上氮原子的碱性极弱，10 位侧链上烃胺（$-NR_2$）、哌嗪基或哌啶基碱性较强。可用非水滴定法进行含量测定。

（3）**强还原性**

本类药物吩噻嗪环上的二价硫易氧化，遇空气和氧化剂如硫酸、硝酸、三氯化铁试液及过氧化氢等，易被氧化成砜、亚砜等不同产物，随着取代基的不同，而呈不同的颜色。可用于该类药物的鉴别或含量测定。

（4）**与金属离子络合呈色**

该类药物分子结构中未被氧化的硫，可与金属钯离子形成有色配位化合物，其氧化产物砜和亚砜则无此反应。此性质可用于药物的鉴别和含量测定，并具有专属性，可消除氧化产物的干扰。

（5）**氯化物的鉴别反应**

该类药物大多为盐酸盐，其水溶液显氯化物的鉴别反应。

（6）**紫外特征吸收**

该类药物中的硫氮杂蒽母核为共轭三环系统，一般在紫外区有三个吸收峰值。氧化产物亚砜和砜具有 4 个峰值，与未氧化的吩噻嗪母核的吸收光谱有明显不同，可用来判断样品中是否存在氧化产物；也可在药物含量测定时，用于校正氧化产物产生的干扰。

二、鉴别试验

1. 氧化显色反应

吩噻嗪类药物可被不同氧化剂（如硫酸、硝酸、过氧化氢等）氧化，可呈樱红-红色。由于取代基不同，各种药物所显颜色有差异。如盐酸氯丙嗪加硝酸氧化显红色，渐变淡黄色。盐酸异丙嗪加硫酸氧化后显樱红色，放置色渐变深，加硝酸后生成红色沉淀，加热沉淀溶解，溶液由红色转为橙黄色。

2. 与钯离子络合显色

该类药物分子结构中未被氧化的硫能与金属钯离子络合形成有色络合物。

例如，《中国药典》（2020年版）用此法鉴别氟奋乃静。鉴别方法如下：

取本品50mg，加甲醇2mL溶解后，加0.1%氯化钯溶液3mL，即有沉淀生成，并显红色，再加过量的氯化钯溶液，颜色变深。

3. 分解产物的反应

氟奋乃静为含氟有机药物，经与碳酸钠及碳酸钾在600℃炽灼，分解为氟化物，加酸性茜素锆试液，生成 $[ZrF_6]^{2-}$ 配离子，茜素游离使溶液由红色变为黄色。

例如，《中国药典》（2020年版）用该法对氟奋乃静进行鉴别。鉴别方法如下：

取本品15~20mg，加碳酸钠与碳酸钾各约0.1g，混匀，在600℃炽灼15~20分钟，放冷，加水2mL使溶解，加盐酸溶液（1→2）酸化，滤过，滤液加茜素锆试液0.5mL，应显黄色。

4. 氯化物的鉴别反应

该类药物大多为盐酸盐，其水溶液应显氯化物的鉴别反应。

5. 紫外-可见分光光度法

国内外药典常利用该类药物紫外吸收光谱中最大吸收波长、最小吸收波长进行鉴别，或利用最大吸收波长处的吸光度或吸收系数进行鉴别。

例如，《中国药典》（2020年版）用该法对盐酸氯丙嗪进行鉴别。鉴别方法如下：

取本品，加盐酸溶液（9→1 000）制成5μg/mL的溶液，在254nm和306nm处有最大吸收，在254nm处吸光度约为0.46。

三、特殊杂质检查

1. 盐酸氯丙嗪中有关物质的检查

盐酸氯丙嗪中的有关物质来源于两种情况：一是合成过程中引入的多种有机杂质；二是贮存过程中因易氧化可能引入的分解产物。

盐酸氯丙嗪合成工艺反应式如下：

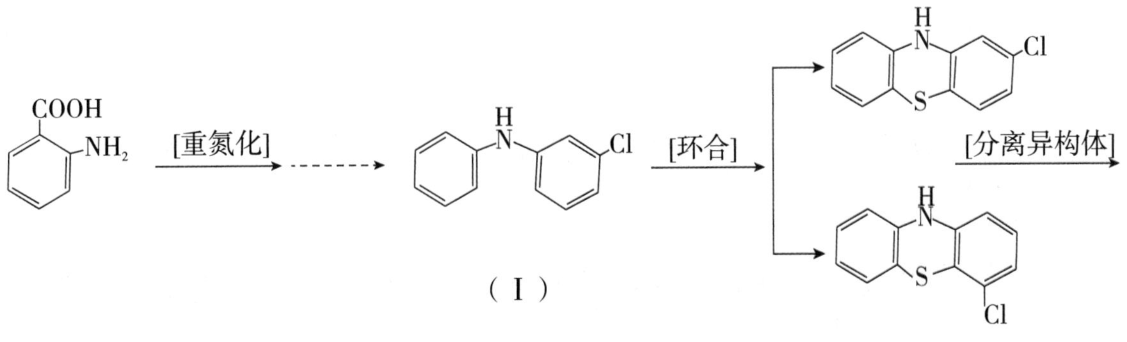

（I）

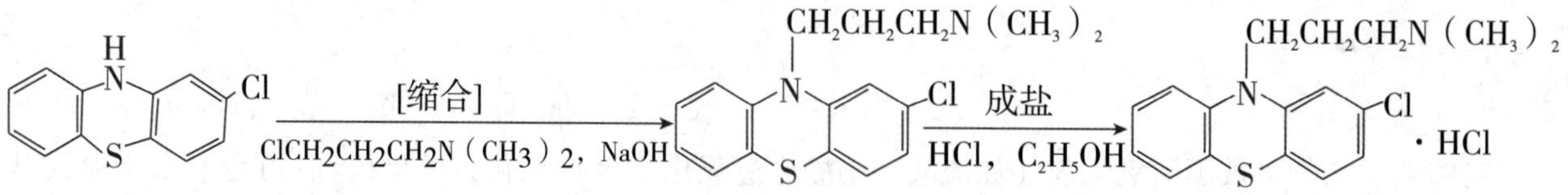

（Ⅱ）

《中国药典》（2020 年版）采用高效液相色谱法检查盐酸氯丙嗪中有关物质。

检查方法：避光操作。取本品 20mg，置 50mL 量瓶中，加流动相溶解并稀释至刻度，摇匀，作为供试品溶液；精密量取适量，用流动相定量稀释制成每 1mL 中含 2μg 的溶液，作为对照溶液。照高效液相色谱法（通则 0512）试验，用辛烷基硅烷键合硅胶为填充柱；以乙腈-0.5%三氟乙酸（用四甲基乙二胺调节 pH 至 5.3）（50∶50）为流动相；检测波长为 254nm。精密量取对照溶液与供试品溶液各 10mL，分别注入液相色谱仪，记录色谱图至主成分峰保留时间的 4 倍。供试品溶液的色谱图中如有杂质峰，单个杂质峰面积不得大于对照溶液主峰面积（0.5%），各杂质峰面积的和不得大于对照溶液主峰面积的 2 倍（1.0%）。

2. 盐酸硫利达嗪中有关物质的检查

盐酸硫利达嗪遇光不稳定，在生产和贮藏过程中易引入有关物质，《中国药典》（2020 年版）采用高效液相色谱法检查盐酸硫利达嗪中有关物质。

检查方法：避光操作。取本品，精密称定，加甲醇溶解并定量稀释制成每 1mL 中约含盐酸硫利达嗪 250μg 的溶液，作为供试品溶液；精密量取适量，用甲醇稀释制成每 1mL 中约含盐酸硫利达嗪 1.25μg 的溶液，作为对照溶液。照高效液相色谱法（通则 0512）试验，用十八烷基硅烷键合硅胶为填充剂；以三乙胺-乙腈-水（2∶400∶600）为流动相 A，以三乙胺-乙腈（2∶1 000）为流动相 B；流速为每分钟 1.0mL，按下表进行线性梯度洗脱，检测波长为 275nm。精密量取对照溶液与供试品溶液各 20μl，分别注入液相色谱仪，记录色谱图。供试品溶液色谱图中如有杂质峰，单个杂质峰面积不得大于对照溶液主峰面积的 0.2 倍（0.1%），各杂质峰面积的和不得大于对照溶液主峰面积（0.5%）。

时间（分钟）	流动相 A（%）	流动相 B（%）
0	100	0
5	100	0
35	5	95
40	5	95
41	100	0
46	100	0

四、含量测定

吩噻嗪类药物含量测定方法常用的有非水溶液滴定法、紫外-可见分光光度法和高效液相色谱法等。

1. 非水溶液滴定法

（1）直接滴定

《中国药典》（2020 年版）用该法测定的药物有盐酸氯丙嗪、盐酸硫利达嗪、盐酸三氟拉嗪、氟奋乃静、奋乃静等原料药。杂环类药物母核上氮原子的碱性极弱，10 位取代基的烃胺（二甲氨基）或哌嗪基碱性较强，可在非水介质中以高氯酸滴定。大多以冰醋酸为溶剂，以结晶紫为指示剂或电位法指示终点。

例如，盐酸氯丙嗪的含量测定方法为：取本品约 0.2g，精密称定，加冰醋酸 10mL 与醋酐 30mL 溶解后，照电位滴定法（通则 0701），用高氯酸滴定液（0.1mol/L）滴定，并将滴定结果用空白试验校正，每 1mL 高氯酸滴定液（0.1mol/L）相当于 35.53mg 的 $C_{17}H_{19}CIN_2S \cdot HCl$。

（2）提取后再滴定

对于杂环类药物的制剂，由于赋形剂的干扰，往往不能直接采用非水碱量法测定，需经碱化提取后再用该法测定。例如，《中国药典》（2020 年版）用该法测定奋乃静注射液的含量。

测定方法：精密量取本品适量（约相当于奋乃静 125mg），置分液漏斗中，加氢氧化钠 2mL 使成碱性，用三氯甲烷振摇提取 4 次，每次 20mL，合并提取液，以置有无水硫酸钠 5g 的干燥滤纸滤过，滤液置水浴上蒸干，加冰醋酸 10mL 溶解，加结晶紫指示液 1 滴，用高氯酸滴定液（0.1mol/L）滴定，并将滴定结果用空白试验校正。每 1mL 高氯酸滴定液（0.1mol/L）相当于 20.20mg 的 $C_{21}H_{26}ClN_{23}OS$。

2. 紫外–可见分光光度法

吩噻嗪类药物基本母核为三环共轭系统，在紫外光区具有特征吸收。《中国药典》（2020 年版）用该法测定的药物有盐酸氯丙嗪片剂和注射剂、奋乃静片。

3. 高效液相色谱法

《中国药典》（2020 年版）用高效液相色谱法测定的药物有盐酸异丙嗪片及注射液、盐酸氟奋乃静（原料、片剂、注射剂）、盐酸硫利达嗪片、氟奋乃静注射液等。

第三节　苯并二氮杂䓬类药物分析

一、结构与性质

苯并二氮杂䓬类药物是目前临床应用广泛的抗焦虑、抗惊厥药。

1. 基本结构与典型药物

苯并二氮杂䓬类药物结构中具有苯并七元氮杂环基本母核，代表药物有氯氮䓬、地西泮、阿普唑仑，以及硝西泮、艾司唑仑、三唑仑、氯硝西泮、奥沙西泮、盐酸氟西泮等。地西泮、氯氮䓬、阿普唑仑的结构式为：

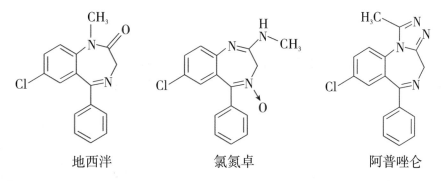

地西泮　　　　　　　　氯氮卓　　　　　　　　阿普唑仑

2. 理化性质

（1）性状与溶解性

该类药物大多为淡黄色结晶性粉末。微溶或溶于有机溶剂中，在水中微溶或几乎不溶。

（2）碱性

该类药物分子结构中，二氮杂䓬七元环上氮原子具有强碱性，但苯基并合后使碱性降低，故含量测定不能用酸碱滴定法直接测定，而需要采用非水溶液滴定法。该类药物也能与生物碱显色剂显色，可用于鉴别。

（3）水解性

在强酸性溶液中，可水解，形成相应的二苯甲酮衍生物，其水解产物所呈现的某些特性，可用于药物的鉴别和含量测定。

（4）光谱特征

该类药物分子结构中具有共轭体系，故对紫外和红外光谱有特征吸收，可利用这一特性进行鉴别。

二、鉴别方法

1. 化学鉴别法

（1）与生物碱沉淀剂反应

氯氮䓬和阿普唑仑的盐酸溶液遇碘化铋钾试液，生成橙红色沉淀。阿普唑仑的盐酸溶液遇硅钨酸试液，生成白色沉淀。盐酸氟西泮的水溶液和氯硝西泮的稀盐酸溶液遇碘化铋钾试液，生成橙红色沉淀，而后者放置后，沉淀颜色变深。据此可以相互区别。

（2）水解后呈芳伯胺反应

氯氮䓬和奥沙西泮的盐酸溶液，缓缓加热煮沸，放冷后加亚硝酸钠和碱性β-萘酚试液，产生橙红色沉淀，而后者放置后，沉淀颜色变深。这是由于环上1位未被取代的氯氮䓬在酸性环境下煮沸，1，2位双键水解断裂，形成具有芳伯氨基的2-氨基-5-氯-二苯甲酮。而1位具有取代基的苯并二氮杂䓬类药物，如地西泮等则无此反应。

（3）水解后呈茚三酮反应

地西泮经酸水解后得到甘氨酸，水解液经碱中和后，加茚三酮试液，加热，溶液呈紫色。

（4）硫酸-荧光反应

苯并二氮杂䓬类药物溶于硫酸后，在紫外光（365nm）下，显不同颜色的荧光。如地西泮显黄绿色，氯氮䓬显黄色，硝西泮则显淡蓝色，艾司唑仑显亮绿色。若在稀硫酸中，则荧光颜色略有差异，如地西泮显黄色，氯氮䓬显紫色，硝西泮显蓝绿色，艾司唑仑显天蓝色，奥沙西泮显黄绿色。

（5）分解产物的反应

该类药物均为有机氯化合物，用氧瓶燃烧法破坏，生成氯化氢，用氢氧化钠吸收液吸收，加硝酸酸化，显氯化物的鉴别反应。《中国药典》（2020年版）用于地西泮和三唑仑药物的鉴别。

2. 分光光度法

（1）紫外鉴别法

苯并二氮杂䓬类药物分子结构中有共轭体系，在紫外光区有特征吸收。目前各国药典利用这一特性来鉴别该类药物。某些药物的紫外-可见分光光度法鉴别特征见表10-1。

表10-1 苯并二氮杂䓬类药物的紫外-可见分光光度法鉴别特征

药物名称	溶 剂	浓度（μg/mL）	λ_{max}（nm）	吸光度（A）
地西泮	0.5%硫酸甲醇溶液	5	242,282,366	242nm处约0.51
氯氮䓬	盐酸溶液（9→1 000）	7	245,308	282nm处约0.23
阿普唑仑	盐酸溶液（9→1 000）	12	264	比值1.95~2.50
盐酸氟西泮	硫酸甲醇（1→36）	10	239±2,284±2,362±2	
氯硝西泮	0.5%硫酸甲醇溶液	10	239±2,307±2	
奥沙西泮	乙醇	10	229,315±2（较弱）	

（2）红外鉴别法

要求供试品的红外吸收图谱应与对照的图谱一致，目前已用于氯氮䓬、地西泮、阿普唑仑、艾司唑仑、氯硝西泮、奥沙西泮及盐酸氟西泮的鉴别。

3. 薄层色谱法

苯并二氮杂䓬类药物结构相似，不易分离鉴别，因此薄层色谱法常被用于此类药物的系统鉴别。

例如，对下表中5种药物按常规法点样于硅胶薄层板上，以苯-丙酮（3：2）为展开剂，饱和15分钟，用上行法展开15cm，晾干，用稀硫酸显色，于105℃干燥30分钟，置紫外灯下检视斑点，结果见表10-2。

表10-2 5种常用的苯并二氮杂䓬类药物的薄层色谱

药物名称	R_f值		斑点的荧光颜色*		
	单一点样	混合点样	自然光	254nm	365nm
地西泮	0.80	0.78	无色	黄色（m）	黄色（m）
氯氮䓬	0.34	0.34	无色	蓝紫色（s）	蓝紫色（w）
艾司唑仑	0.22	0.20	无色	灰紫色（m）	蓝紫色（m）
硝西泮	0.72	0.72	黄色	紫色（w）	紫色（w）
奥沙西泮	0.49	0.52	黄色	亮灰蓝色（s）	亮灰蓝色（s）

*：s、m、w分别代表荧光强度的强、中、弱。

三、杂质检查

杂环类药物在生产或贮藏过程中，容易引入药物的中间体、副产物等有关物质和分解产物。《中国药典》（2020年版）收载的此类药物中，硝西泮、氯硝西泮、奥沙西泮、盐酸氟西泮及阿普唑仑等用薄层色谱法检查；地西泮、氯氮䓬、三唑仑及艾司唑仑等用高效液相色谱法检查。

1. 硝西泮中有关物质的检查

硝西泮在生产或贮藏过程中，容易引入药物的中间体、副产物等有关物质。采用薄层色谱法检查，具体方法为：照薄层色谱法（通则0502）试验。

溶剂 三氯甲烷-甲醇（1：1）。

供试品溶液 取本品，精密称定，加溶剂溶解并定量稀释制成每1mL中约含25mg的溶液。

对照品溶液 取杂质Ⅰ对照品，精密称定，加溶剂溶解并定量稀释制成每1mL中约含5mg的溶液。

对照溶液 精密量取供试品溶液2mL，置10mL量瓶中，用溶剂稀释至刻度，摇匀，精密量取1mL与对照品溶液1mL，置同一100mL量瓶中，用溶剂稀释至刻度，摇匀。

色谱条件 采用硅胶GF₂₅₄薄层板，以硝基甲烷-乙酸乙酯（85：15）为展开剂。

测定法 吸取供试品溶液与对照溶液各10μl，分别点于同一薄层板上，展开后，晾干，置紫外光灯（254nm）下检视。

系统适用性要求 对照溶液应显示两个清晰分离的斑点。

限度 供试品溶液中如显杂质Ⅰ斑点，与对照溶液中杂质Ⅰ斑点比较，不得更深；如显其他杂质斑点，与对照溶液中硝西泮的斑点比较，不得更深，杂质斑点个数不得多于3个。

2. 地西泮中有关物质的检查

地西泮在合成过程中由于副反应，可能引入去甲基苯甲二氮䓬及化学结构不清的有关物质。《中国药典》（2020年版）对其原料药及制剂采用高效液相色谱法检查。检查方法如下：

色谱条件与系统适用性试验 用十八烷基硅烷键合硅胶为填充剂；以甲醇-水（70：30）为流动相；

检测波长为254nm。理论板数按地西泮峰计算不低于1 500。

检查方法 取本品，加甲醇溶解并稀释制成每1mL中含地西泮1mg的溶液作为供试品溶液；精密量取供试品溶液1mL，置200mL量瓶中，用甲醇稀释至刻度，摇匀，作为对照溶液。

取对照品溶液10μl注入液相色谱仪，调节检测灵敏度，使主成分色谱峰的峰高约为满量程的25%；再精密量取供试品溶液与对照溶液各10μl，分别注入液相色谱仪，记录色谱图至主成分峰保留时间的4倍。供试品溶液色谱图中如有杂质峰，各杂质峰面积的和不得大于对照品溶液主峰面积的0.6倍（0.3%）。

四、含量测定

杂环类药物含量测定的方法有非水溶液滴定法、紫外-可见分光光度法及高效液相色谱法等。

1. 非水溶液滴定法

该类药物为有机弱碱，在冰醋酸或醋酐溶液中碱性增强，《中国药典》（2020年版）对原料药采用高氯酸非水溶液滴定法测定含量，指示剂采用结晶紫，也可采用电位滴定法指示终点。

例如，地西泮原料药的含量测定方法：取本品约0.2g，精密称定，加冰醋酸与醋酐各10mL使溶解，加结晶紫指示液1滴，用高氯酸滴定液（0.1mol/L）滴定，至溶液显绿色。每1mL高氯酸滴定液（0.1mol/L）相当于28.47mg的$C_{16}H_{13}ClN_2O$。

2. 紫外-可见分光光度法

紫外-可见分光光度法多用于苯并二氮䓬类药物制剂的含量测定。

例如，硝西泮片的含量测定方法为：取本品10片，精密称定，研细，精密称取适量（约相当于硝西泮4mg），置100mL量瓶中，加无水乙醇适量，充分振摇使硝西泮溶解，用无水乙醇稀释至刻度，摇匀，用干燥滤纸滤过，精密量取续滤液10mL，置50mL量瓶中，用无水乙醇稀释至刻度，摇匀，照紫外-可见分光光度法，在260nm波长处测定吸光度；另取硝西泮对照品适量，精密称定，用无水乙醇溶解并定量稀释制成每1mL中约含8μg的溶液，同法测定，计算，即得。

3. 高效液相色谱法

《中国药典》（2020年版）中地西泮注射液、三唑仑原料及其片剂、艾司唑仑注射剂等，均采用高效液相色谱法测定含量。

例如，地西泮注射液曾用萃取后分光光度法测定含量，但存在萃取不完全、有关物质和分解产物等对测定有干扰等缺点。因此，《中国药典》改用操作简便，并可消除干扰的高效液相色谱法测定。测定方法如下：

色谱条件与系统适用性试验 用十八烷基硅烷键合硅胶为填充剂；以甲醇-水（70∶30）为流动相；检测波长为254nm，理论板数按地西泮峰计算应不低于1 500。

测定方法 精密量取本品适量（约相当于地西泮10mg）置50mL量瓶中，用甲醇稀释至刻度，摇匀，精密量取10μl注入液相色谱仪，记录色谱图；另取地西泮对照品约10mg，精密称定，同法测定。按外标法以峰面积计算，即得。

本章小结

本章详细介绍了杂环类药物的结构、理化性质；典型药物的鉴别方法、杂质检查方法和含量测定方法。

复习思考题

1. 异烟肼、尼可刹米、氯氮䓬、地西泮的鉴别方法有哪些？

2. 如何通过氧化剂的显色反应来鉴别常见的吩噻嗪类药物？

3. 为什么要对异烟肼药物中的游离肼进行检查，检查方法是什么？

4. 试述盐酸异丙嗪中杂质的来源与检查方法。

5. 异烟肼的含量测定方法有哪些，分别利用了异烟肼结构中的哪些特点？

6. 采用非水溶液滴定法测定吩噻嗪类药物含量时，应注意哪些事项？

7. 对地西泮的原料药、片剂及注射液进行含量测定，应分别采用什么方法，为什么？

技能训练

实验 10-1 异烟肼的分析

一、实验要求

1. 掌握吡啶类药物的鉴别反应。

2. 熟知吡啶类药物的检查方法和含量测定方法。

二、实验概述

本品是抗结核病药，用于各型结核病的治疗。

根据吡啶类药物的相关内容完成质量检验。

三、实验内容

1. 仪器与试剂

仪器：熔点测定仪、分析天平、液相色谱仪、恒温烘箱等。

试剂：硝酸银、比色用重铬酸钾、比色用硫酸铜、丙酮、硫酸肼、磷酸、磷酸氢二钠、甲醇等。

2. 操作方法

本品为4-吡啶甲酰肼。按干燥品计算，含 $C_6H_7N_3O$ 应为 98%~102%。

【性状】 本品为无色结晶，白色或类白色的结晶性粉末；无臭，遇光渐变质。

本品在水中易溶，在乙醇中微溶，在乙醚中极微溶解。

熔点 本品的熔点为 170~173℃。

【鉴别】（1）取本品约 10mg，置试管中，加水 2mL 溶解后，加氨制硝酸银试液 1mL，即发生气泡与黑色浑浊，并在试管壁上生成银镜。

（2）在含量测定项下记录的色谱图中，供试品溶液主峰的保留时间应与对照品溶液主峰的保留时间一致。

（3）本品的红外光吸收图谱应与对照的图谱（光谱集 166 图）一致。

【检查】酸碱度 取本品 0.50g，加水 10mL 溶解后，依法测定（通则 0631），pH 应为 6~8。

溶液的澄清度与颜色 取本品 1.0g，加水 10mL 溶解后，溶液应澄清无色；如显浑浊，与 1 号浊度标准液（通则 0902 第一法）比较，不得更浓；如显色，与同体积的对照液（取比色用重铬酸钾液 3.0mL 与比色用硫酸铜 0.10mL，用水稀释至 250mL）比较，不得更深。

游离肼 取本品，加丙酮-水（1:1）溶解并稀释制成每 1mL 中约含 100mg 的溶液，作为供试品溶液；另取硫酸肼对照品，加丙酮-水（1:1）溶解并稀释制成每1mL中约含0.08mg（相当于游离肼20μg）的溶液，作为对照品溶液；取异烟肼与硫酸肼各适量，加丙酮-水（1:1）溶解并稀释制成每1mL中分别含异烟肼100mg及硫酸肼0.08mg的混合溶液，作为系统适用性溶液。照薄层色谱法（通则0502）试验，吸取上述三种溶液各5μl，分别点于同一硅胶G薄层板上，以异丙醇-丙酮（3:2）为展开剂，展开，晾干，喷以乙醇制对二甲氨基苯甲醛试液，15分钟后检视。系统适用性溶液所显游离肼与异烟肼的斑点应完全分离，游离肼的 R_f 值约为0.75，异烟肼的 R_f 值约为0.56。在供试品溶液主斑点前方与对照品溶液主斑点相应的位置上，不得显黄色斑点。

有关物质　取本品，加水溶解并稀释制成每1mL中约含0.5mg的溶液，作为供试品溶液；精密量取1mL，置100mL量瓶中，用水稀释至刻度，摇匀，作为对照溶液。照含量测定项下的色谱条件，精密量取供试品溶液与对照溶液各10μl，分别注入液相色谱仪，记录色谱图至主成分峰保留时间的3.5倍。供试品溶液的色谱图中如有杂质峰，单个杂质峰面积不得大于对照溶液主峰面积的0.35倍（0.35%），各杂质峰面积的和不得大于对照溶液主峰面积（1.0%）。

干燥失重　取本品，在105℃干燥至恒重，减失重量不得过0.5%（通则0831）。

炽灼残渣　取本品1.0g，依法检查（通则0841），遗留残渣不得过0.1%。

重金属　取炽灼残渣项下遗留的残渣，依法检查（通则0821第二法），含重金属不得过百万分之十。

无菌　取本品，用适宜溶剂溶解后，经薄膜过滤法处理，依法检查（通则1101），应符合规定（供无菌分装用）。

【含量测定】　照高效液相色谱法（通则0512）测定。

色谱条件与系统适用性试验　用十八烷基硅烷键合硅胶为填充剂；以0.02mol/L磷酸氢二钠溶液（用磷酸调pH至6）-甲醇（85:15）为流动相；检测波长为262nm。理论板数按异烟肼峰计算不低于4 000。

测定法　取本品，精密称定，加水溶解并定量稀释制成每1mL中约含0.1mg的溶液，作为供试品溶液，精密量取10μl注入液相色谱仪，记录色谱图；另取异烟肼对照品，同法测定。按外标法以峰面积计算，即得。

四、结果记录

记录检验结果并判断检验结果是否符合标准规定。（按干燥品计算，本品含异烟肼（$C_6H_7N_3O$）应为98%~102%。）

第十一章　生物碱类药物的分析

 本章要点

　　生物碱是一种重要的天然有机药物，绝大多数有复杂的氮杂环结构，大多具有特殊而显著的生理活性。由于生物碱大多具有毒性，故应严格控制其质量，但生物碱种类繁多、结构复杂、基本母核多种多样，控制其质量有一定的难度。

　　本章重点讨论苯羟胺类、托烷类、喹啉类、异喹啉类、黄嘌呤类、吲哚类等6类生物碱药物的结构性质、鉴别、检查或含量测定有关内容。

 学习目标

- 熟悉生物碱类药物的一般鉴别试验。
- 掌握生物碱类药的特征鉴别试验、杂质检查和含量测定。
- 了解各类生物碱类药物的结构与性质。

 能力目标

　　掌握依据药品质量标准正确进行生物碱类药物的鉴别试验、检查、含量测定。

第一节　生物碱类药物概述

　　生物碱是生物体内含氮的有机化合物的总称。生物碱绝大部分存在于植物体内，少数存在于动物体内（如蟾蜍碱）。大部分生物碱具有特殊而显著的生理活性和毒性。

　　生物碱类药物在结构上的共同点是其分子中多数具有含氮杂环结构，少数氮在侧链上；在化学性质上的主要特点是类似碱的性质，与酸成盐，其碱性强弱随氮原子所连接的基团不同而异；分子中同时含有羧基和酚羟基者，具酸碱两性；含有可解离的活泼氢者，只显酸性。

　　大多数生物碱或其盐类都是结晶或非晶形的固体（固体生物碱一般多为无色或白色结晶，少数为有色结晶），具有一定的熔点；仅有少数在常温下为液体，如烟碱、毒芹碱等。

　　大多数生物碱或其盐类，都有苦味，有的味极苦而辛辣，有的能刺激唇舌而有麻痹感；一般无臭，少数具不适臭，如烟碱、毒蕈碱。

　　游离的生物碱大部分都不溶或难溶于水（某些游离的生物碱也能溶于水，如麻黄碱、烟碱、毒扁豆碱、秋水仙碱、咖啡因等），而能溶或易溶于有机溶剂，也可在稀酸溶液中成盐而溶解；具有两性或酸性的生物碱，可溶于碱的水溶液中；生物碱的盐溶液，多易溶于水，不溶或难溶于有机溶剂中。

　　大多数生物碱分子中有手性碳原子，具光学活性，且多为左旋；少数生物碱在中性溶液中为左旋，而在酸性溶液中为右旋，如烟碱、北美黄连碱；也有少数生物碱分子中不含手性碳原子，无旋光性（如胡椒碱）。一般生物碱以左旋体具有疗效；少数为右旋体（如奎尼丁）或消旋体（如阿托品）具疗效。

生物碱类药物常按其化学结构进行分类，本章重点讨论 6 类生物碱药物的结构性质、鉴别、检查或含量测定有关内容。

第二节　典型药物的结构与性质

一、苯羟胺类

本类生物碱又称为有机胺类生物碱，其结构特点是氮原子不在环状结构内。常用的药物有麻黄碱、伪麻黄碱、秋水仙碱、益母草碱等。以盐酸麻黄碱和盐酸伪麻黄碱为例，结构如下：

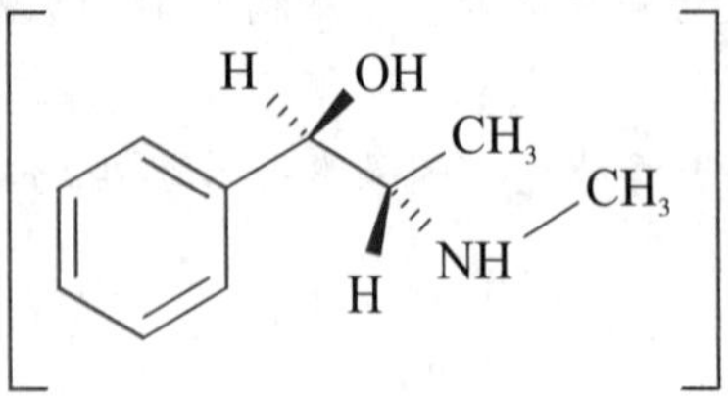

盐酸麻黄碱 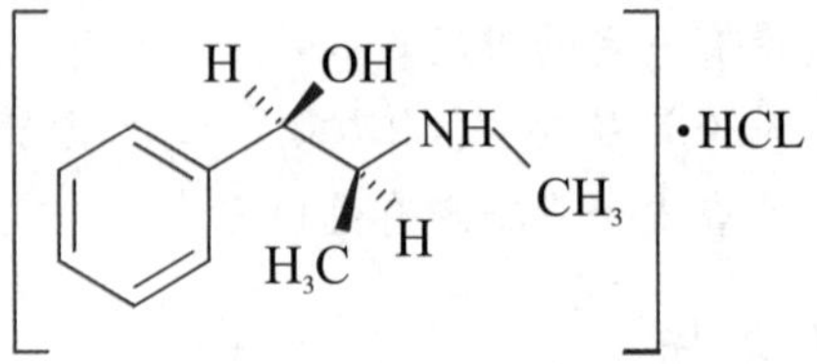　　　　　　　　　　　　　盐酸伪麻黄碱

麻黄碱和伪麻黄碱具有苯羟胺结构，其氮原子在侧链上，碱性较一般生物碱强，易与酸成盐。侧链上具有不对称碳原子，麻黄草中存在的麻黄碱为左旋体，盐酸麻黄碱的比旋度为 $-33°\sim-35.5°$；麻黄草中存在的伪麻黄碱为右旋体，盐酸伪麻黄碱的比旋度为 $+61.0°\sim+62.5°$。

二、托烷类

本类生物碱是由莨菪醇与莨菪酸缩合而成的酯类化合物，常见的有颠茄生物碱类和古柯生物碱类。以硫酸阿托品和氢溴酸山莨菪碱为例，结构如下：

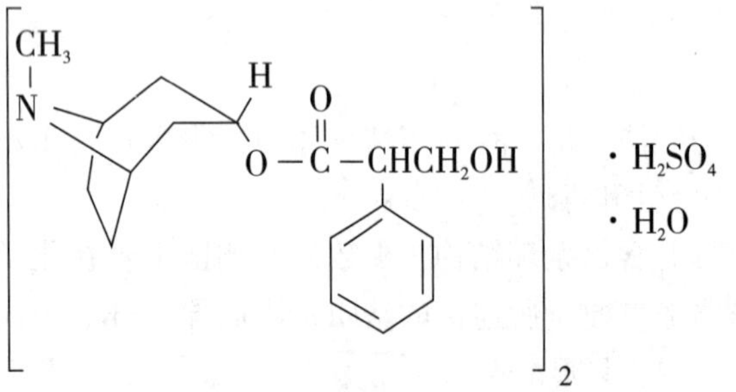

硫酸阿托品 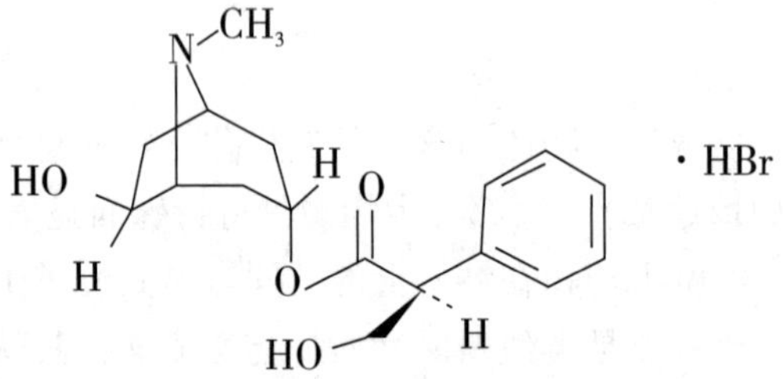　　　　　　　　　　　　　氢溴酸山莨菪碱

阿托品和山莨菪碱是由托烷衍生的醇（莨菪醇）和莨菪酸缩合而成，具有酯结构。分子结构中，氮原子位于五元脂环上，故碱性也较强，易与酸成盐。硫酸阿托品为无色结晶或白色结晶性粉末，结构中虽具有不对称碳原子，但为消旋体，故无旋光性；氢溴酸山莨菪碱为白色结晶或结晶性粉末，呈左旋体，比旋度为 $-9.0°\sim-11.5°$。酯类结构易水解，水解产物可用于鉴别。

三、喹啉类

本类生物碱常见的有奎宁、奎尼丁、喜树碱等。以硫酸奎宁和硫酸奎宁丁为例，结构如下：

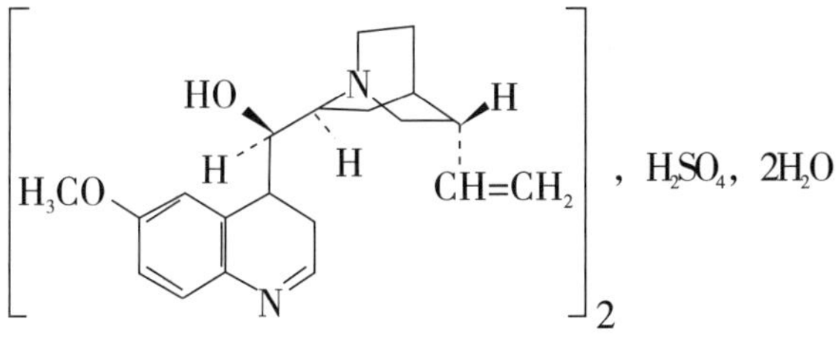

硫酸奎宁 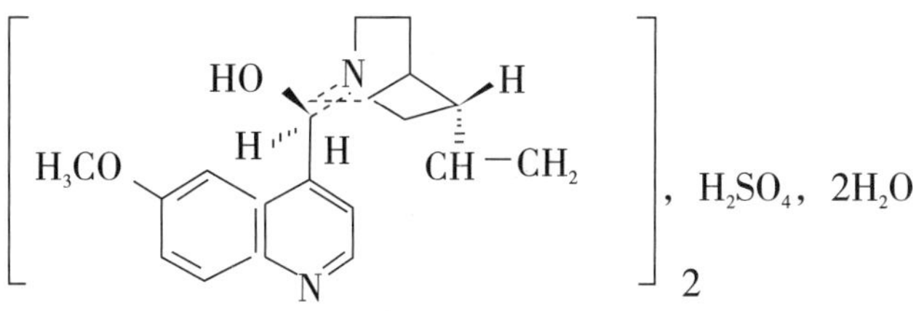　　　　　　　　　　　硫酸奎宁丁

奎宁和奎宁丁为喹啉衍生物，其结构分为喹啉环和喹核碱两个部分，各含有一个氮原子，喹啉环含有芳香族氮，碱性较弱；喹核碱为脂环氮，碱性强。奎宁和奎宁丁的分子式完全相同，均为 $(C_{20}H_{24}N_2O_2)_2 \cdot H_2SO_4 \cdot 2H_2O$，其硫酸盐均为白色细针状结晶。但喹核碱部分立体结构不同，前者为左旋体，后者则为右旋体；溶解性能亦不同，前者在氯仿-无水乙醇（2:1）的混合液中易溶，后者在沸水或乙醇中易溶；水溶液中均显中性反应，硫酸奎尼丁还可显碱性反应。

四、异喹啉类

本类生物碱常见的有吗啡、可待因、罂粟碱、那可汀和小檗碱等。以盐酸吗啡和磷酸可待因为例，结构如下：

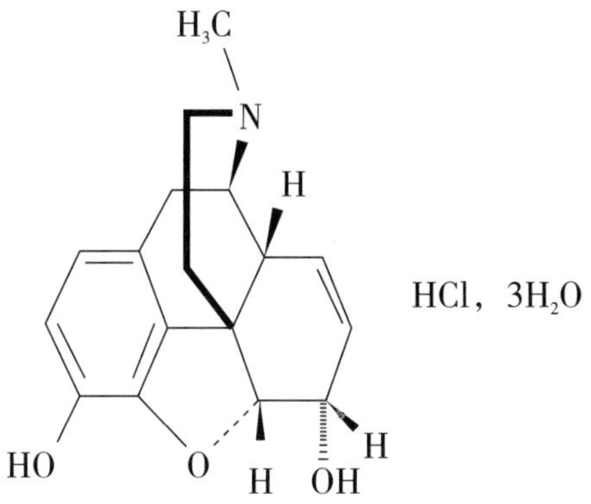

盐酸吗啡 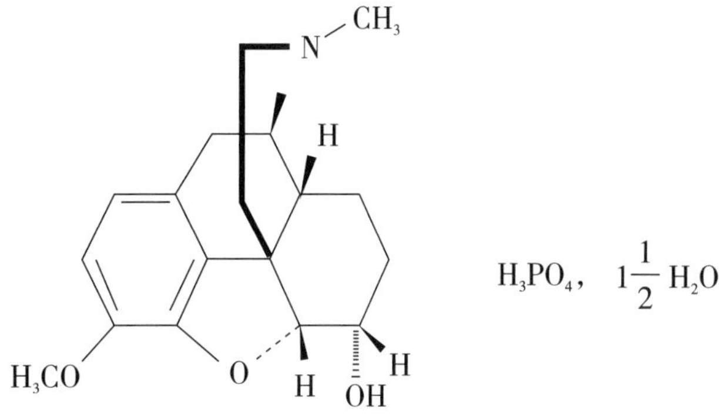　　　　　　　　　　　磷酸可待因

吗啡分子中含有酚羟基和叔胺基团，故属两性化合物，但碱性略强；可待因分子中无酚羟基，仅存在叔胺基团，碱性较吗啡强。盐酸吗啡和磷酸可待因均为白色针状结晶性粉末，前者略带丝光；两者在常用的有机溶剂（如氯仿和乙醚）中的溶解度都不大，采用提取中和法测定时，应注意这些性质。

五、吲哚类

本类生物碱常见的有士的宁、利血平、长春碱、毒扁豆碱等。以士的宁和利血平为例，结构如下：

士的宁和利血平分子中有两个碱性不同的氮原子，N^1 处与脂肪族碳链上，碱性较 N^2 略强，故士的宁碱基与一分子硝酸成盐。硝酸士的宁为无色针状结晶或白色结晶性粉末，在沸水中易溶，在水中略溶，在乙醇或氯仿中微溶，在乙醚中几乎不溶；利血平为白色或淡褐色的结晶或结晶性粉末，在氯仿中易溶，在丙酮或苯中微溶，在水、甲醇、乙醇或乙醚中几乎不溶，因此其比旋度测定用氯仿为溶剂，比旋度为-115°~-131°。

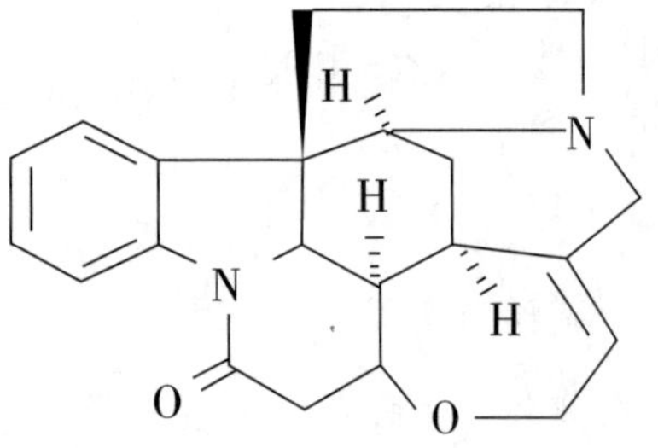

硝酸士的宁 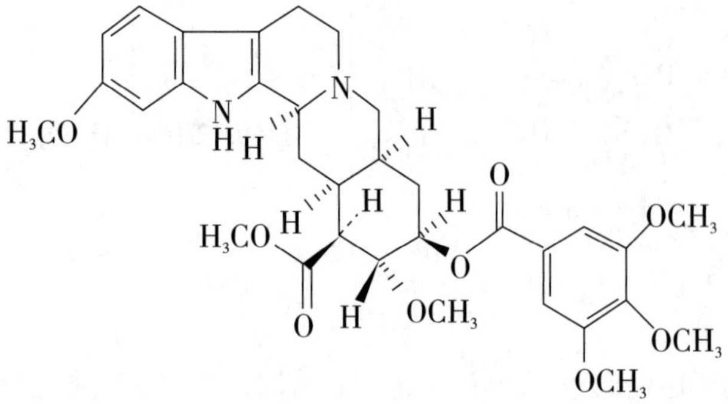   利血平

六、黄嘌呤类

本类生物碱常见的有咖啡因和茶碱等，其结构如下：

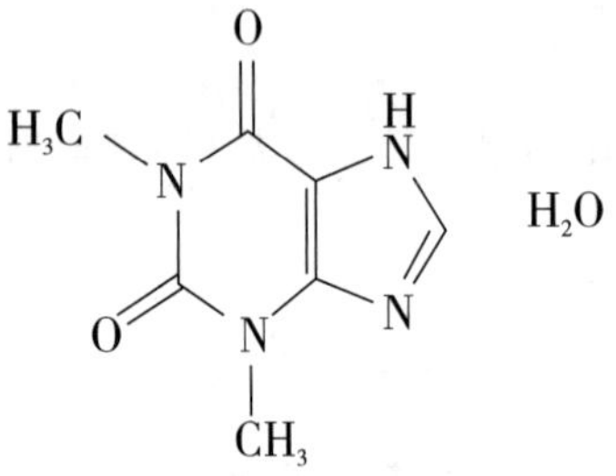

咖啡因 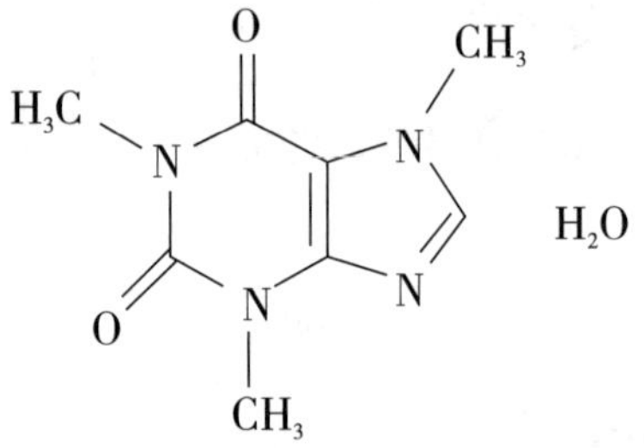   茶碱

咖啡因和茶碱分子结构中虽含有四个氮原子，但受邻位羰基吸电子共轭影响，碱性很弱，不易与酸结合成盐，其游离碱可供药用。

第三节　鉴别试验

一、一般鉴别试验

1. 熔点测定法　熔点测定法是一种常用的初步鉴别药物的方法，在各国药典中都规定有熔点测定方法。大多数生物碱为固体，且具有一定熔点，但由于结晶条件、测定条件不同，可出现差异，或由于药物本身熔点太高不易测准，以及由于药物之间熔点相近易于混淆等，因此，对某些生物碱类药物，药典在其鉴别项下规定了测定其游离碱的熔点或与三硝基苯酚等生成衍生物后测熔点。

2. 化学鉴别法

（1）沉淀反应　生物碱在酸性溶液中可与生物碱沉淀试剂作用，生成难溶或不溶于水的盐类或配位化合物。常用的生物碱沉淀试剂有碘化汞钾、碘化铋钾、碘-碘化钾、铁氰化钾、三硝基苯酚及二氯化汞等。若供试品与沉淀试剂呈现阴性反应，可以认为不含生物碱；若呈阳性反应，必须进一步试验，才可确证。

例如：取咖啡因的饱和水溶液 5mL，加碘试液 5 滴，不生成沉淀；再加稀盐酸 3 滴，即生成红棕色的沉淀，该沉淀能溶于稍过量的氢氧化钠试液中。

（2）显色反应　生物碱可与生物碱显色试剂作用，呈现不同的颜色。常用的生物碱显色试剂有对二甲氨基苯甲醛、香草醛、甲醛-硫酸试剂、硫酸铈铵溶液、硝酸、溴试液、钼酸钠或钼酸铵的硫酸试液、氯酸钾、铁氰化钾、三氯化铁等。其中三氯化铁可与含酚羟基的生物碱作用而显色；吲哚类生物碱可与对二甲氨基苯甲醛或香草醛缩合而显色；硫酸铈铵、硝酸、溴试液、钼酸铵试液、氯酸钾、铁氰化钾等可使生物碱氧化、脱水或缩合而显色。托烷类生物碱（如：阿托品、莨菪碱、东莨菪碱、山莨菪碱、可卡因等）与发烟硝酸生成黄色残渣，放冷，加乙醇湿润，加氢氧化钾少许，即显深紫色。

3. 紫外吸收光谱法 生物碱类药物大都含有芳环或共轭双键，因此在紫外光区域的一个或几个波长具有特征的吸收峰，可供鉴别用。利用紫外吸收特征进行鉴别有以下几种类型：

（1）对比吸收光谱曲线 按药物质量标准，将供试品和对照品用规定溶剂分别配成一定浓度的溶液，在规定波长区域内绘制吸收曲线，供试品和对照品的吸收曲线的峰位、峰形和相对强度均应一致。

（2）对比最大吸收波长和相应的吸收系数 按药物质量标准，将供试品用规定溶剂配成一定浓度的供试液，在规定波长区域内测定最大吸收波长（或最大吸收波长吸收范围）和相应的吸收系数。与药物质量标准中指明的最大吸收波长和相应的吸收度对比，如果相同就是同一种物质。

例如：《中国药典》（2020年版）对磷酸伯氨喹的鉴别：取本品，加0.01mol/L盐酸溶液溶解并定量稀释制成每1mL中约含15μg的溶液，照紫外-可见分光光度法（通则0401）测定，在265nm和282nm的波长处有最大吸收，吸收系数（$E_{1cm}^{\%}$）分别为335～350和327～340。

（3）对比最大吸收和最小吸收波长

例如：《中国药典》（2020年版）中乙胺嘧啶的鉴别：取本品，精密称定，加0.1mol/L盐酸溶液溶解，并定量稀释制成每1mL中约含13μg的溶液，照紫外-可见分光光度法（通则0401），在272nm的波长处有最大吸收，在261nm的波长处有最小吸收。

（4）对比最大吸收、最小吸收波长和相应的吸收度比值

例如：《中国药典》（2020年版）中秋水仙碱的鉴别：取本品，加乙醇溶解并稀释制成每1mL中约含10μg的溶液，照紫外-可见分光光度法（通则0401），在243nm与350nm的波长处测定吸光度，243nm波长处的吸光度与350nm波长处的吸光度的比值应为1.7～1.9。

4. 红外光谱法 各国药典一般常用直接法查对红外光谱图，即将供试品的红外光谱与相应的标准红外光谱直接比较，核对是否一致；或将供试品与相应的对照品在同样条件下绘制红外光谱，直接对比是否一致。如不一致，应该按药物光谱图中备注的方法进行预处理后再行绘制。

中国药典自1990年版起，将药物的标准红外光谱以《药物红外光谱集》的形式单成一册，不再附于药典后。用红外光谱鉴别药物时，中国药典要求按《药物红外光谱集》中规定的方法绘制供试品的红外吸收光谱，再与《药物红外光谱集》中的相应标准图谱对比，如果峰位、峰形、相对强度都一致，即为同一种药物。

例如：中国药典收载的马来酸麦角新碱、秋水仙碱以及氢溴酸山莨菪碱、氢溴酸东莨菪碱、盐酸可卡因、硫酸阿托品、硫酸长春新碱、注射用硫酸长春新碱和高三尖杉酯碱等生物碱类药物可用红外光谱法鉴别。

外界条件的影响，容易使红外图谱发生变异。为了确保鉴别结果的准确无误，中国药典不单独用本法进行鉴别，常与其他理化方法联合进行鉴别。

5. 薄层色谱法 常用以硅胶为吸附剂的硬板和以氧化铝为吸附剂的软板，其中以前者应用更为普遍。

二、特征鉴别反应

1. 双缩脲反应 系芳香环侧链具有氨基醇结构的特征反应。

盐酸麻黄碱在碱性溶液中与硫酸铜反应，Cu^{2+} 与仲胺基形成紫堇色配位化合物，加入乙醚后，无水铜配位化合物 [（$C_{10}H_{15}NO$）$_2$CuO] 及其有2个结晶水的铜配位化合物 [（$C_{10}H_{15}NO$）$_2$CuO·2H$_2$O] 进入

醚层，呈紫红色，具有 4 个结晶水的铜配位化合物 [（$C_{10}H_{15}NO$）$_2$CuO．$4H_2O$] 则溶于水层呈蓝色。

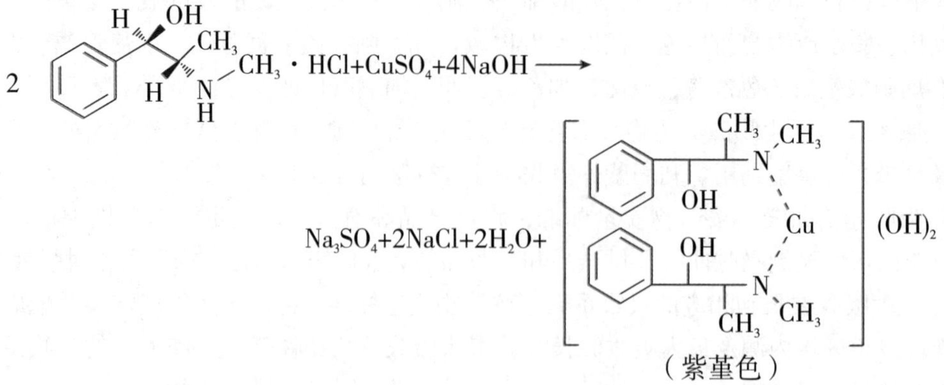

（紫堇色）

例如：《中国药典》（2020 年版）盐酸麻黄碱的鉴别为取供试品 10mg，加水 1mL 溶解后，加硫酸铜试液 2 滴与 20%氢氧化钠溶液 1mL，即显蓝紫色；加乙醚 1mL 振荡后，放置，乙醚层即显紫红色，水层变成蓝色。

2. Vitali 反应　系托烷生物碱的特征反应。

硫酸阿托品和氢溴酸山莨菪碱等托烷类药物均显莨菪酸结构反应，与发烟硝酸共热，即得黄色的三硝基（或二硝基）衍生物，放冷后，加醇制氢氧化钾少许，即显深紫色。

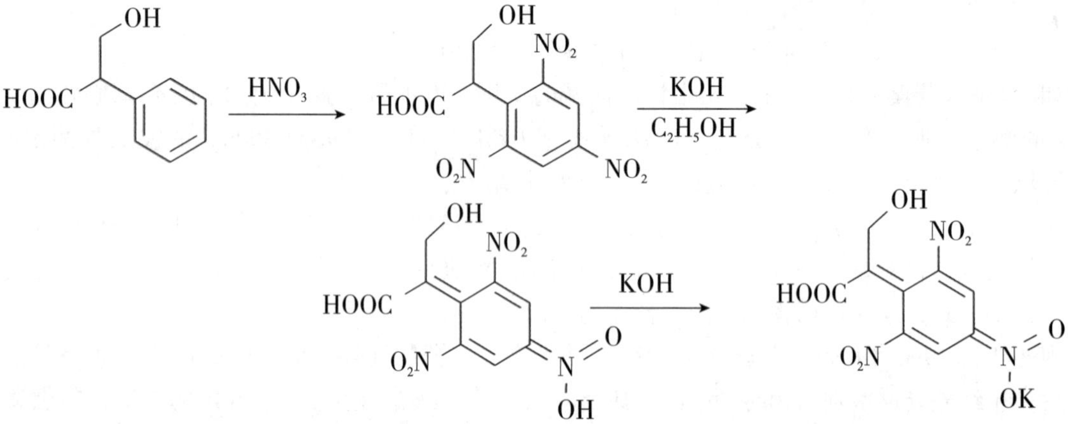

若供试品量少，形成紫色不明显时，可投入氢氧化钾颗粒少许，即可在氢氧化钾表面形成深紫色。

例如：《中国药典》（2020 年版）硫酸阿托品的鉴别：本品显托烷生物碱类的鉴别反应（通则0301）。取供试品约 10mg，加发烟浓硝酸 5 滴，置水浴中蒸干，得黄色残渣，放冷，加乙醇 2~3 滴湿润，加固体氢氧化钾一小粒，即显深紫色。

3. 绿奎宁反应　系含氧喹啉（喹啉环上含氧）衍生物的特征反应。

硫酸奎宁和硫酸奎尼丁都显绿奎宁反应，在药物的微酸性水溶液中，滴加微过量的溴水或氯水，再加入过量的氨水溶液，即显翠绿色。

例如：《中国药典》（2020 年版）硫酸奎宁的鉴别：取本品约 20mg，加水 20mL 溶解后，分取溶液10mL，加稀硫酸使成酸性，即显蓝色荧光。

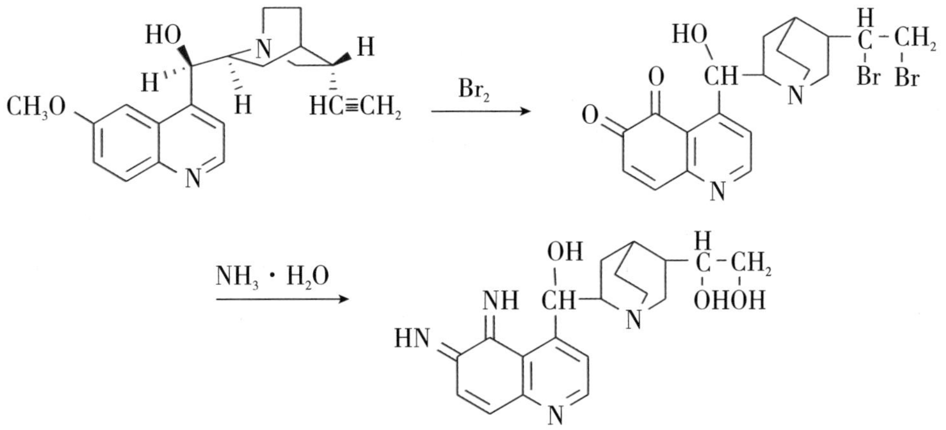

4. Marquis 反应　系吗啡生物碱的特征反应。

取盐酸吗啡约 1mg，加甲醛硫酸试液（Marquis 试液）1 滴，即显紫堇色。

5. Frohde 反应　系吗啡生物碱的特征反应。

取盐酸吗啡约 1mg，加钼硫酸试液 0.5mL，即显紫色，继变为蓝色，最后变为棕绿色。

6. 还原反应　系盐酸吗啡与磷酸可待因的区分反应。

吗啡具有弱还原性。本品水溶液加稀铁氰化钾试液，吗啡被氧化成伪吗啡，而铁氰化钾被还原为亚铁氰化钾，再与试液中的三氯化铁反应生成普鲁士蓝。

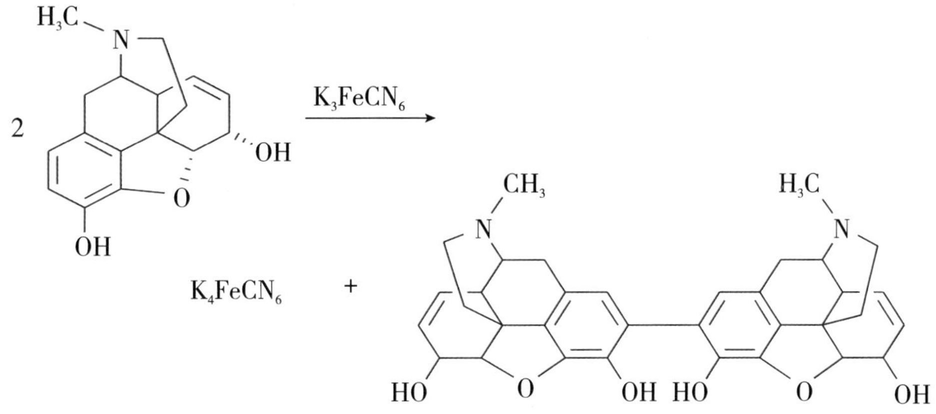

伪吗啡

$$K_4FeCN_6 + FeCl_3 \longrightarrow Ke_4[Fe(CN)_6]_3 + KCl$$

蓝绿色

可待因无还原性，不能还原铁氰化钾，故此反应为吗啡与可待因的区分反应。

7. 官能团反应　系吲哚生物碱的特征反应。利血平结构中的吲哚环上的 β 位氢原子较活泼，能与芳醛缩合显色。

（1）与香草醛反应　利血平与新制香草醛试液反应，显玫瑰红色。

（2）与对-二甲氨基苯甲醛反应　取利血平约 0.5mg，加对-二甲氨基苯甲醛 5mg，冰醋酸 0.2mL 与硫酸 0.2mL，混匀，即显绿色；再加冰醋酸 1mL，转变为红色。

8. 紫脲酸胺法反应　系黄嘌呤类生物碱的特征反应。

咖啡因和茶碱中加盐酸与氯酸钾，在水浴上蒸干，遇氨气即生成四甲基紫脲酸铵显紫色；加氢氧化钠试液，紫色即消失。

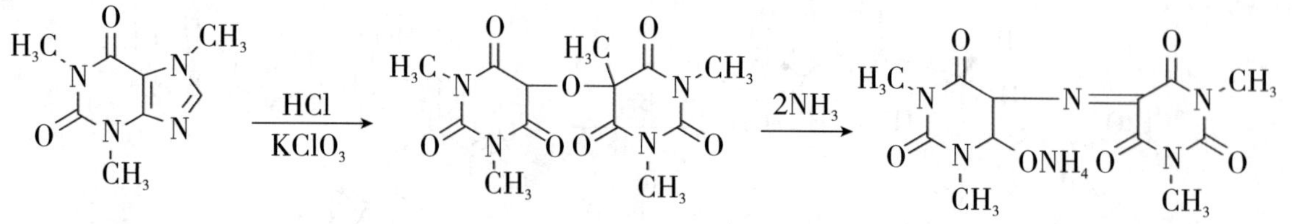

紫脲酸铵

例如：《中国药典》（2020 年版）茶碱的鉴别为取供试品 10mg，加盐酸 1mL 与氯酸钾 0.1g，置水浴中蒸干，遗留浅红色的残渣，遇氨水即变紫色；再加氢氧化钠试液数滴，紫色即消失。

第四节　特殊杂质检查

由于生物碱类药物大都具有生物活性和毒性，生产工艺又较复杂，引入药物中的共存杂质亦多，为此应严格控制药物中存在的特殊杂质。

一、有关药物中存在的主要特殊杂质

生物碱中存在的特殊杂质见表 11-1。

表 11-1　生物碱类药物与存在的特殊杂质

药　物	特殊杂质
硫酸阿托品	莨菪碱；有关物质
硫酸奎宁	三氯甲烷-乙醇中不溶物；其他金鸡纳碱
盐酸吗啡	阿扑吗啡，罂粟酸；有关物质
磷酸可待因	有关物质
利血平	氧化产物、有关物质

二、检查方法

1. 利用药物和杂质在物理性质上的差异

（1）溶解行为的差异　如硫酸奎宁中"三氯甲烷-乙醇中不溶物"的检查。"三氯甲烷-乙醇中不溶物"为硫酸奎宁制备过程中易引入的无机盐与其他生物碱。检查方法：取供试品 2.0g，溶于三氯甲烷-无水乙醇（2:1）混合液 15mL，在 50℃加热 10 分钟后，用称定重量的垂熔坩埚滤过，滤渣用上述混合液分 5 次洗涤，每次 10mL，在 105℃干燥至恒重，遗留残渣不得过 2mg。

（2）旋光性质的差异　用于硫酸阿托品中"莨菪碱"的检查。莨菪碱因消旋不完全而引入。莨菪碱具有左旋性，规定检查的供试品溶液浓度为 50mg/mL 水溶液时，旋光度不得过-0.4°。

（3）对光选择性吸收的差异　利血平生产或贮存过程中，光照和有氧条件下均易氧化变质，氧化产物发出荧光。规定：取本品 20mg，置 100mL 量瓶中，加冰醋酸溶解并稀释至刻度，摇匀，照紫外可见分光光度法（通则 0401），在 388nm 的波长处测定吸光度，不得过 0.10。

2. 利用药物和杂质在化学性质上的差异与一定试剂作用产生颜色反应

（1）盐酸吗啡中阿扑吗啡的检查　吗啡在酸性溶液中加热，可以脱水，经分子重排，生成阿扑吗啡；如吗啡中含有阿扑吗啡，其水溶液在碳酸氢钠碱性条件下，经碘试液氧化，生成水溶性绿色化合物，此产物能溶于乙醚，显深宝石红色，水层仍显绿色。药典规定 50mg 药物经检查醚层和水层不得显色。具体过程为取本品 50mg，加水 4mL 溶解，加碳酸氢钠 0.10g 与 0.1mol/L 碘溶液 1 滴，加乙醚 5mL，振摇提取，静置分层后，乙醚层不得显红色，水层不得显绿色。

（2）盐酸吗啡中罂粟酸的检查　阿片中含有罂粟酸，在提取吗啡时，可能引入。罂粟酸在微酸性溶液中遇三氯化铁生成红色的罂粟酸铁。药典规定：盐酸吗啡 0.15g 不得显色。即取本品 0.15g，加水 5mL 溶解，加稀盐酸 5mL 与三氯化铁试液 2 滴，不得显红色。

3. 利用药物和杂质在吸附性质上的差异

（1）薄层色谱法

硫酸奎宁制备过程中可能存在"其他金鸡纳碱"。利用吸附性质的差异，采用硅胶 G 薄层进行检查。具体过程为取样品，加稀乙醇制成 10mg/mL 溶液作为供试品溶液，制成的 50μg 的溶液，作为对照溶液；点样量为 5μl，以氯仿-丙酮-二乙胺（5∶4∶1.25）为展开剂，展开后，展开剂挥发尽再喷碘铂酸钾试液显色。供试品如显杂质斑点，与对照液主斑点比较，不得更深。

（2）高效液相色谱法

高效液相色谱法分离效能高、专属性强、灵敏度高，是生物碱中有机杂质检查的有效方法。硫酸阿托品、盐酸吗啡、磷酸可待因、利血平中有关物质检查方法就采用的高效液相色谱法。

第五节　含量测定

生物碱类药物的含量测定方法常用非水溶液滴定法、提取中和法、酸性染料比色法和紫外分光光度法、色谱法等。以下分述各分析方法的基本原理、应用或特点等。

一、非水溶液滴定法

生物碱类药物一般具有弱碱性，通常可在冰醋酸或酸酐等酸性溶液中，用强酸高氯酸滴定液直接滴定，以指示剂或电位法确定滴定终点。

采用非水溶液滴定法测定的生物碱类药物中，除少数药物（如咖啡因）以游离碱的形式供分析外，绝大多数为盐类。生物碱盐类的滴定，实质上是一个置换滴定，即强酸滴定液置换出和生物碱结合的较弱的酸。

$$BH^+ \cdot A^- + HClO_4 \rightleftharpoons BH^+ \cdot ClO_4^- + HA$$

式中：$BH^+ \cdot A^-$ 表示生物碱盐类；HA 表示被置换出的弱酸。

当被置换出的 HA 酸性较强，则上述反应不能定量进行，因此须设法将滴定过程中产生的 HA 除去，使反应顺利完成。

1. 氢卤酸盐的测定　氢卤酸在冰醋酸中的酸性虽不如高氯酸强，但也是一个较强的酸，常见的无机酸在冰醋酸中的酸性以下列次序递减：

$$HClO_4 > HBr > H_2SO_4 > HCl > HSO_4^- > HNO_3$$

因此，在滴定生物碱的氢卤酸盐时，一般均预先在冰醋酸中加入醋酸汞的冰醋酸溶液，使氢卤酸生成在冰醋酸中难解离的卤化汞，从而消除氢卤酸对滴定反应的不良影响。

$$2BH^+ \cdot X^- + Hg(Ac)_2 \longrightarrow 2BH^+ \cdot Ac^- + HgX_2$$

实验表明，加入的醋酸汞量不足时，可影响滴定终点而使结果偏低，过量的醋酸汞（理论量的 1~3 倍）并不影响测定的结果。

例如：《中国药典》（2020 年版）测定盐酸吗啡的含量为取盐酸吗啡 0.2g，精密称定，加冰醋酸 10mL 与醋酸汞试液 4mL 溶解后，加结晶紫指示液 1 滴，用高氯酸滴定液（0.1mol/L）滴定，至溶液显绿色，并将滴定结果用空白试验校正。每 1mL 的高氯酸滴定液（0.1mol/L）相当于 32.18mg 的 $C_{17}H_{19}NO_3 \cdot HCl$。

2. 硫酸盐的测定 硫酸为二元酸，在水溶液中能进行二级离解，生成 SO_4^{2-}，但在冰醋酸介质中，只能离解为 HSO_4^-，不再发生二级离解。因此，生物碱的硫酸盐，在冰醋酸的介质中只能被滴定至生物碱的氢硫酸盐。

$$(BH^+)_2 \cdot SO_4^{2-} + HClO_4 \Longleftrightarrow BH^+ \cdot ClO_4 + BH^+ \cdot HSO_4^-$$

（1）硫酸阿托品的含量测定 硫酸阿托品分子结构可简写为 $(BH^+)_2SO_4^{2-}$，在用高氯酸滴定时的反应式同上。因而可以根据 1 摩尔的硫酸阿托品消耗 1 摩尔的高氯酸的关系计算含量，方法为取本品约 0.5g，精密称定，加冰醋酸与酸酐各 10mL 溶解后，加结晶紫指示液 1~2 滴，用高氯酸滴定液（0.1mol/L）滴定，至溶液显纯蓝色，并将滴定的结果用空白试验校正。每 1mL 的高氯酸滴定液（0.1mol/L）相当于 67.68mg 的 $(C_{17}H_{23}NO_2)_2 \cdot H_2SO_4$。

（2）硫酸奎宁片的含量测定 具体方法为取本品 10 片，除去糖衣后，精密称定，研细，精密称取适量（约相当于硫酸奎宁 0.3g），置分液漏斗中，加氯化钠 0.5g 与 0.1mol/L 氢氧化钠溶液 10mL，混匀，精密加氯仿 50mL，振摇 10 分钟，静置，分取氯仿液，用干燥滤纸过滤，弃去初滤液，精密量取续滤液 25mL，加醋酐 5mL 与二甲基黄指示液 2 滴，用高氯酸滴定液（0.1mol/L）滴定，至溶液显玫瑰红色，并将滴定的结果用空白试验校正。每 1mL 的高氯酸滴定液（0.1mol/L）相当于 19.57mg 的 $(C_{20}H_{24}N_2O_2)_2 \cdot H_2SO_4 \cdot 2H_2O$。

硫酸奎宁经强碱溶液碱化，生成奎宁游离碱，再与高氯酸反应：

$$(QH^+)_2 \cdot SO_4^{2-} + 2NaOH \rightarrow 2Q + Na_2SO_4 + 2H_2O$$

$$2Q + 4HClO_4 \Longleftrightarrow 2\left[(QH_2^{2+}) \cdot (ClO_4^-)_2 \right]$$

因此，1 摩尔的硫酸奎宁可消耗 4 摩尔的高氯酸。片剂分析的滴定度与原料药的滴定度不同，原料药用高氯酸进行非水滴定时，1 摩尔的硫酸奎宁消耗 3 摩尔的高氯酸。

3. 硝酸盐的测定 硝酸在冰醋酸中虽为弱酸，但它具有氧化性可以使指示剂变色，所以采用非水溶液滴定法测定生物碱硝酸盐时，一般不用指示剂而用电位法指示终点。

例如：硝酸毛果芸香碱的含量测定方法为取本品约 0.2g，精密称定，加冰醋酸 30mL，微热使溶解，放冷，照电位滴定法（通则 0701），用高氯酸滴定液（0.1mol/L）滴定，并将滴定的结果用空白试验校正。每 1mL 高氯酸滴定液（0.1mol/L）相当于 27.13mg 的 $C_{11}H_{16}N_2O_2 \cdot HNO_3$。

4. 磷酸盐的测定 磷酸在冰醋酸介质中的酸性极弱，不影响滴定反应的定量完成，可按常法测定。

例如：磷酸可待因的含量测定方法为取本品约 0.25g，精密称定，加冰醋酸 10mL 溶解后，加结晶紫指示液 1 滴，用高氯酸滴定液（0.1mol/L）滴定，至溶液显绿色，并将滴定的结果用空白试验校正。每 1mL 的高氯酸滴定液（0.1mol/L）相当于 39.74mg 的 $C_{18}H_{21}NO_3 \cdot H_3PO_4$。

5. 有机酸的测定 由于有机酸系弱酸，被高氯酸置换出的 HA 对滴定无干扰，因此反应能顺利进行完全。

例如：《中国药典》（2020 年版）中马来酸麦角新碱的测定方法为取本品约 60mg，精密称定，加冰醋酸 20mL 溶解后，加结晶紫指示液 1 滴，用高氯酸滴定液（0.05mol/L）滴定，至溶液显蓝绿色，并将滴定结果用空白试验校正。每 1mL 的高氯酸滴定液（0.05mol/L）相当于 22.07mg 的 $C_{19}H_{23}N_3O_2 \cdot C_4H_4O_4$。

若被置换出的有机酸不溶于冰醋酸，应先将样品碱化，用有机溶剂提取游离碱，再用非水法测定。

非水溶液滴定时应注意以下几个方面的问题：

（1）由于冰醋酸及高氯酸中均有少量水分而影响滴定突跃，所以应加入计算量的醋酐。

（2）若滴定样品与标定高氯酸时的温度差未超过 10℃，应将高氯酸的浓度加以校正；超过 10℃，应重新标定。

（3）浓高氯酸与醋酐混合，剧烈反应可引起爆炸。因此，在配制高氯酸液时应先用冰醋酸稀释后，再加醋酐；量高氯酸的量筒也不能直接量取醋酐。

（4）电位法指示终点准确。

溶剂选择：当生物碱的 $K_b < 10^{-8}$ 时，即不宜在水溶液中直接滴定。一般来说，当生物碱的 K_b 为 $10^{-8} \sim 10^{-10}$ 时，选用冰醋酸作溶剂；当 K_b 为 $10^{-10} \sim 10^{-12}$ 时，选用冰醋酸与醋酐的混合溶液为溶剂；当 $K_b < 10^{-12}$ 时，应用醋酐作溶剂。

二、提取酸碱滴定法

1. 基本原理与方法　是根据生物碱盐类能溶于水而生物碱不溶水，可以采用有机溶剂提取后测定的方法进行。一般提取酸碱滴定法的过程为：

（1）碱化　将供试品溶于水或加矿酸使溶解、过滤，加入适量的碱性试剂（氨试液或氢氧化钠试液）使生物碱游离。

（2）提取　用适当的有机溶剂分次振摇提取，合并提取液，用水洗涤除去混存的碱性试剂和水溶性杂质，再用无水硫酸钠或植物胶（多用西黄蓍胶）去水，过滤，得纯生物碱的有机溶剂提取液。

（3）滴定分析　按下列任何一种方法处理后测定：

①将有机溶剂蒸干，于残渣中加定量过量的酸滴定液使溶解，再用碱滴定液回滴剩余的酸。若生物碱易挥发或分解，应在蒸至近干时，先加入酸滴定液"固定"生物碱，再继续加热除去残余的有机溶剂，放冷后完成滴定。

②将有机溶剂蒸干，于残渣中加少量中性乙醇使溶解，然后用酸滴定液直接滴定。

③不蒸去有机溶剂，而直接于其中加定量过量的酸滴定液，振摇，将生物碱转提入酸液中，分出酸液置另一锥形瓶中，有机溶剂层再用水分次振摇提取，合并水提取液和酸液，最后用碱滴定液回滴之。有些生物碱（如可卡因、奎宁等）的盐酸盐可溶于氯仿，因此，如用氯仿为提取溶剂时，酸滴定液不宜用盐酸，而应选用硫酸。

2. 测定条件的选择

（1）碱化试剂　能使生物碱游离的碱化试剂有氨水、碳酸钠、碳酸氢钠、氢氧化钠、氢氧化钙和氧化镁等。在选择使用上述试剂时应注意：

①生物碱含酯结构时：如阿托品和利血平等，与强碱接触或受热，易引起分解；含酚结构的生物碱如吗啡、吐根酚碱等，可与强碱形成酚盐而溶于水，难以被有机溶剂提取。

②含脂肪性共存物的生物碱药物时：如有脂肪性物质与碱共存时，碱化后易发生乳化，使提取不易完全。

因此，氨水是最常用的碱化试剂。这是由于一般生物碱的 pK_b 为 $6 \sim 9$，氨水的 pK_b 为 4.76，具有足以使大部分生物碱游离的碱性，也不会产生上述的水解和乳化作用，而且氨水具有挥发性，易于在滴定前处理过程中随蒸发溶剂时除去，消除了对测定的干扰。

（2）提取溶剂　应具备下列条件：

①与水不相混溶，沸点低，对生物碱的溶解度大，而对其他共存物质的溶解度为最小，必要时可用混合溶剂。

②所选溶剂与生物碱或碱化试剂不起任何反应。

根据提取溶剂的条件，常用者是乙醚和氯仿。但乙醚的缺点是沸点太低，易挥发，易被氧化而生成爆炸性的过氧化物；而且乙醚在水中溶解度较大，加上醚溶性的生物碱也少，所以乙醚的应用不如氯仿广泛。

（3）提取溶剂的用量

提取溶剂的用量和提取次数一般在药典分析方法中都有规定。通常应提取 4 次。第一次用量至少应为水液体积的一半，以后几次所用溶剂的体积应各为第一次的一半。如果水液体积很小时，第一次提取溶剂的用量则应与水液相等。

（4）提取终点的确定　取最后一次的提取液约 0.5mL，置小试管中，加盐酸或硫酸（0.1mol/L）1mL，放水浴上将有机溶剂蒸去，放冷，滴加生物碱沉淀剂（如碘化铋钾试液等）1 滴，无沉淀产生，即为提取完全。

（5）乳化的预防

（6）指示剂的选择　提取中和法中指示剂的选择很重要，所选用的指示剂，在被滴定的生物碱的 pT 值（即化学计量点的 pH）时的颜色变化应很明显，而且生物碱的 pT 值应在其指示范围内。

因为生物碱为弱碱，滴定剂为强酸，生成强酸弱碱盐。化学计量点时，即无游离碱，也无过量酸，此时的溶液 pH（pT）决定于盐的水解，故应先根据强酸弱碱盐溶液的 pH 计算通式求出化学计量点 pH，而后选择指示剂。故所选用的指示剂均为在酸性范围内变色的指示剂。一般在水溶液中，生物碱的 pK_b 为 6~7 时，可用甲基红为指示剂［变色范围 pH4.2（红）~6.3（黄）］；pK_b 为 8 左右时，可用溴酚蓝为指示剂［变色范围在 pH3（黄）~4.6（蓝）］；pK_b 大于 8 时，碱性太弱，不能在水溶液中直接滴定，应采用非水碱量法。

一般常见生物碱的 pK_b 值、化学计量点 pH（pT）以及滴定突越时的 pH 变化范围和可选用的指示剂见表 11-2。

表 11-2　常用生物碱提取中和法的指示剂的选择

药物名称	pK_b	化学计量点的 pH（pT）		滴定突跃的 pH	适宜的指示剂
		（0.1mol/L）	（0.01mol/L）		
奎宁（K1）	5.96	6.05	6.05	5.5~6.5	溴甲酚紫
奎宁丁（K1）	6.00	6.05	6.05	5.5~6.5	溴甲酚紫
士的宁（K1）	6.00	5.15	5.15	3.8~6.0	甲基红
吗啡	6.13	4.55	5.05	4.0~5.2	甲基红
可待因	6.04	4.64	5.15	3.6~6.3	甲基红
罂粟碱	8.10	−3.60	4.10	3.8~4.6	溴酚蓝

3. 应用示例

盐酸阿扑吗啡注射液的含量测定

精密量取本品适量（约相当于盐酸阿扑吗啡 50mg），置分液漏斗中，用新沸过的冷水稀释使成 25mL，加碳酸氢钠 0.5g，振摇溶解后，用无过氧化物的乙醚振摇提取 5 次，第一次 25mL，以后每次各 15mL，合并乙醚液，用水洗涤 3 次，每次 5mL，合并洗液，用无过氧化物的乙醚 5mL 振摇提取，合并前后两次得到的乙醚液，精密加盐酸滴定液（0.02mol/L）20mL，振摇提取，静置使分层，分取酸层，乙醚层用水振摇洗涤 2 次，每次 5mL，洗液并入酸液中，加甲基红指示液 1~2 滴，用氢氧化钠滴定液（0.02mol/L）进行滴定。每毫升盐酸滴定液（0.02mol/L）相当于 6.256mg 的 $C_{17}H_{17}NO_2 \cdot HCl \cdot \frac{1}{2}H_2O$。

三、酸性染料比色法

在适当的 pH 介质中，有机碱类（B）可与氢离子结合成盐（BH^+），一些酸性染料（如溴酚蓝、溴麝香草酚蓝、溴甲酚绿、溴甲酚紫等）在此条件下解离为阴离子（In^-），可与阳离子（BH^+）定量地结合成有色的配位化合物（BH^+In^-），即离子对。此离子对可溶于某些有机溶剂，生成有色的溶液，测定溶液的吸光度，即可计算出有机碱的含量。这种方法由于使用的试剂是酸性染料，所以称为酸性染料比色法。

本法灵敏度高，供试品需要量少，并具有一定的专属性和准确度，多用于小剂量药物及其制剂，以及生物检品或体液中生物碱的分析。

四、紫外–可见分光光度法

根据 Beer 定律，物质在一定波长处的吸收度与浓度之间有线性关系。因此，只要选择一定的波长测定溶液的吸收度，即可求出浓度。通常应选被测物质吸收光谱中的吸收峰处，以提高灵敏度并减少测定误差。被测物如有几个吸收峰，可选不易有其他物质干扰的、较高的吸收峰。

许多溶剂本身在紫外光区有吸收峰，所以选用的溶剂应不干扰被测组分的测定。吸收池在所用的波长范围内，透光性好，即不吸收光或极弱吸收，吸收池两端面应平行。

1. 吸收系数法　根据 Beer 定律 $A = \varepsilon c L$，若 L 和吸光系数 ε 或百分吸收系数 $E_{1cm}^{1\%}$ 已知，即可根据测得的 A，求出被测物的浓度。

$$c = A/\varepsilon L$$

通常 ε 或百分吸收系数 $E_{1cm}^{1\%}$ 可以从手册或文献中查到，这种方法也称绝对法。

2. 标准曲线法　先配制一系列浓度不同的标准溶液，在测定条件相同的情况下分别测定其吸收度，然后以标准溶液的浓度为横坐标，以相应的吸收度为纵坐标，绘制 $A–C$ 关系图，如果符合 Beer 定律，可获得一条通过原点的直线。

在相同条件下测出样品溶液的吸收度，就可以从标准曲线上查出样品溶液的浓度。如果要求精确测定时，可用回归直线方程计算样品溶液的浓度。

3. 对照法　在同样条件下配制标准溶液和样品溶液，在选定波长处，分别测量吸收度，根据定律：

$$A_{标} = \varepsilon C_{标} L \qquad A_{样} = \varepsilon C_{样} L$$

因是同种物质、同台仪器及同一波长测定，故 L 和 ε 相等，所以：

$$A_{标}/A_{样} = C_{标}/C_{样}$$

《中国药典》（2020 年版）用紫外分光光度法测定多种生物碱类药物的含量。表 11–3 为生物碱类药物的紫外分光光度测定条件。

表 11–3　生物碱类药物的紫外分光光度测定

药　物	溶　剂	浓度（μg/mL）	波长（nm）	吸收系数（$E_{1cm}^{1\%}$）
硫酸长春碱	无水乙醇	20	264	179
注射用硫酸长春碱	无水乙醇	20	264	179
硫酸长春新碱	甲醇	20	297	177
注射用硫酸长春新碱	甲醇	20	297	177

4. 硫酸长春碱的紫外法测定

照紫外–可见分光光度法（通则 0401）测定。

供试品溶液　取本品约 5mg，精密称定，置 50mL 量瓶中，精密加水 5mL 溶解后，随振摇随加无水乙醇至刻度，摇匀，精密量取 10mL，置另一 50mL 量瓶中，再加无水乙醇稀释至刻度，摇匀。

测定法　取供试品溶液，在 264nm 的波长处测定吸光度，$C_{46}H_{58}N_4O_9 \cdot H_2SO_4$ 的吸收系数（$E_{1cm}^{1\%}$）为 179 计算。

五、高效液相色谱法

为了消除其他生物碱、有关物质和辅料的干扰，《中国药典》（2020 年版）用高效液相色谱法测定生物碱类药物的含量。

本章小结

本章主要介绍了生物碱类药物典型药物的结构与性质、鉴别试验、杂质检查及含量测定等几个方面的内容，具体如下：

1. 一般鉴别试验方法
   - 熔点测定法
   - 化学鉴别法
     - 沉淀反应
     - 显色反应
   - 紫外吸收光谱法
   - 红外光谱法

2. 特征鉴别反应
   - 双缩脲反应
   - Vitali 反应
   - 绿奎宁反应
   - Marquis 反应
   - Frohde 反应
   - 薄层色谱法
   - 还原反应
   - 官能团反应
   - 紫脲酸铵反应

3. 特殊杂质检查：
   利用药物和杂质在物理性质上的差异。
   利用药物和杂质在化学性质上的差异。

4. 含量测定方法
   - 非水溶液滴定法
   - 提取酸碱滴定法
   - 酸性染料比色法
   - 可见–紫外分光光度法
   - 高效液相色谱法

通过本章学习应重点掌握生物碱类药物主要特征鉴别反应、特殊杂质检查方法及常用的含量测定方法。

复习思考题

1. 简述生物碱类药物的结构分类。
2. 生物碱类药物的一般鉴别试验包括哪些？并举例药物说明。
3. 生物碱类药物的特征鉴别试验包括哪些？并举例药物说明。
4. 分析盐酸吗啡中阿扑吗啡的杂质方法。
5. 采用非水溶液滴定法测定有机酸时，应注意哪些事项？
6. 采用提取酸碱滴定法测定生物碱时，提取溶剂应具备什么条件？

技能训练

实验11-1 硫酸阿托品的分析

一、实验要求

1. 掌握托烷类生物碱的鉴别反应。

2. 熟知托烷类生物碱的检查方法和含量测定方法。

二、实验概述

本品是抗胆碱药，用于胃肠道、胆绞痛，散瞳检查验光，角膜炎，有机磷农药中毒、感染性休克等综合征的治疗。

根据托烷类生物碱的相关内容完成质量检验。

三、实验内容

1. 仪器与试剂

仪器：熔点测定仪、分析天平、液相色谱仪、恒温烘箱等。

试剂：甲基红、结晶紫、高氯酸、三氯甲烷、磷酸二氢钾、庚烷磺酸钠、乙腈、氢氧化钠、冰醋酸、醋酐等。

2. 操作方法

本品按干燥品计算，含（$C_{17}H_{23}NO_3$）$2 \cdot H_2SO_4$ 不得少于 98.5%。

【性状】 本品为无色结晶或白色结晶性粉末；无臭。

本品在水中极易溶解，在乙醇中易溶。

熔点 取本品，在120℃干燥3小时后，立即依法测定（通则0612），熔点不得低于189℃，熔融时同时分解。

【鉴别】（1）本品的红外光吸收图谱应与对照的图谱（光谱集487图）一致。

（2）本品显托烷生物碱类的鉴别反应（通则0301）。

（3）本品的水溶液显硫酸盐的鉴别反应（通则0301）。

【检查酸度】 取本品0.5g，加水10mL溶解后，加甲基红指示液1滴，如显红色，加氢氧化钠滴定液（0.02mol/L）0.15mL，应变为黄色。

莨菪碱 取本品，按干燥品计算，加水制成每1mL中含50mg的溶液，依法测定（通则0621），旋光度不得过-0.4°。

有关物质 取本品，加水溶解并稀释制成每1mL中含0.5mg的溶液，作为供试品溶液；精密量取1mL，置100mL量瓶中，用水稀释至刻度，摇匀，作为对照溶液。照高效液相色谱法（通则0512）试验。用十八烷基硅烷键合硅胶为填充剂，以0.05mol/L磷酸二氢钾溶液（含0.002 5mol/L庚烷磺酸钠）-乙腈（84：16）（用磷酸或氢氧化钠试液调节pH至5）为流动相，检测波长为225nm，阿托品峰与相邻杂质峰的分离度应符合要求。精密量取对照溶液与供试品溶液各20μl，分别注入液相色谱仪，记录色谱图至主成分峰保留时间的2倍。供试品溶液色谱图中如有杂质峰，扣除相对保留时间0.17之前的色谱峰，各杂质峰面积的和不得大于对照溶液主峰面积（1%）。

干燥失重 取本品，在120℃干燥4小时，减失重量不得过5%（通则0831）。

炽灼残渣 不得过0.1%（通则0841）。

【含量测定】 取本品约0.5g，精密称定，加冰醋酸与醋酐各10mL溶解后，加结晶紫指示液1~2

滴，用高氯酸滴定液（0.1mol/L）滴定至溶液显纯蓝色，并将滴定的结果用空白试验校正。每1mL高氯酸滴定液（0.1mol/L）相当于67.68mg的（$C_{17}H_{23}NO_3$）$_2$·H_2SO_4。

结果计算：

$$标示量（\%）= \frac{(V-V_0) \times 67.68 \times F}{W} \times 100\%$$

式中：V为供试品消耗滴定液的体积；V_0为空白消耗滴定液的体积；F为滴定液的浓度校正因数；W为供试品的取样量。

四、结果记录

记录检验结果并判断检验结果是否符合标准规定。

第十二章 抗生素类药物的分析

 本章要点

本章以《中国药典》（2020 年版）收载的典型抗生素类药物为主，根据其结构特点对其进行分类，讨论其结构与性质、鉴别试验、杂质检查与含量测定。以实例释理论，通过本章的学习，掌握典型抗生素类药物的质量标准与质量分析方法。

 学习目标

- 掌握 β-内酰胺类、氨基糖苷类、四环素类、大环内酯类抗生素的鉴别、特殊杂质检查和含量测定方法。
- 了解 β-内酰胺类、氨基糖苷类、四环素类、大环内酯类抗生素的结构特征。
- 理解 β-内酰胺类、氨基糖苷类、四环素类、大环内酯类抗生素的理化性质与分析方法的关系。

 能力目标

- 能够根据抗生素的化学结构特点，选择合适的鉴别、杂质检查及含量测定方法。
- 能够依据药典，正确分析抗生素类药物的质量。

第一节 β-内酰胺类抗生素的分析

β-内酰胺类抗生素包括青霉素族和头孢菌素族，分子结构中均含有 β-内酰胺环，以及与 β-内酰胺环并合的杂环–氢化噻唑环或氢化噻嗪环。

一、结构与性质

1. 结构

结构通式如下所示：

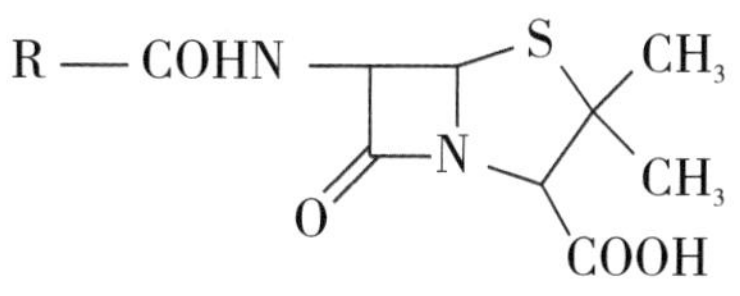

6-氨基青霉烷酸（6-APA）
青霉素类药物

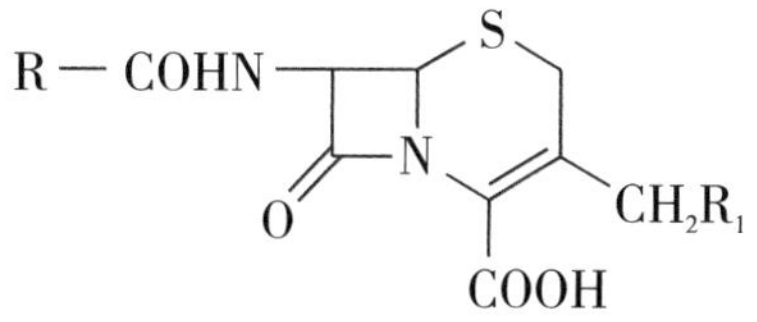

7-氨基头孢菌烷酸（7-ACA）
头孢菌素类药物

青霉素和头孢菌素分子中都有一个游离羧基和酰胺侧链。青霉素族分子中的母核称为 6-氨基青霉烷酸（6-aminopenicillanic acid，简称 6-APA）；头孢菌素族分子中的母核称为 7-氨基头孢菌烷酸（7-aminocephalosporanic acid，简称 7-ACA）。酰胺基上 R 及 R₁ 的不同，构成不同的 β-内酰胺类抗生素。《中国药典》（2020 年版）收载的此类抗生素见表 12-1、表 12-2。

表 12-1　《中国药典》（2020 年版）收载的主要青霉素类抗生素

名称与结构

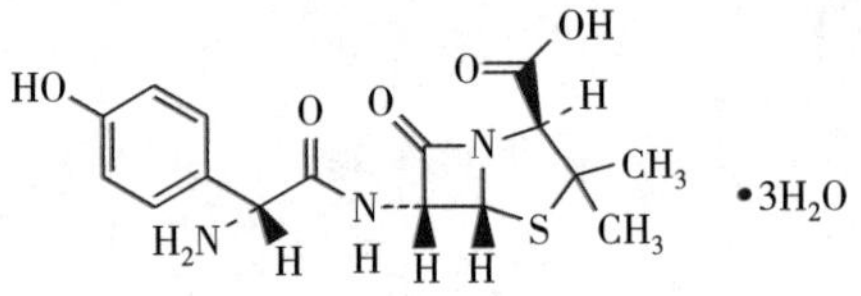

阿莫西林

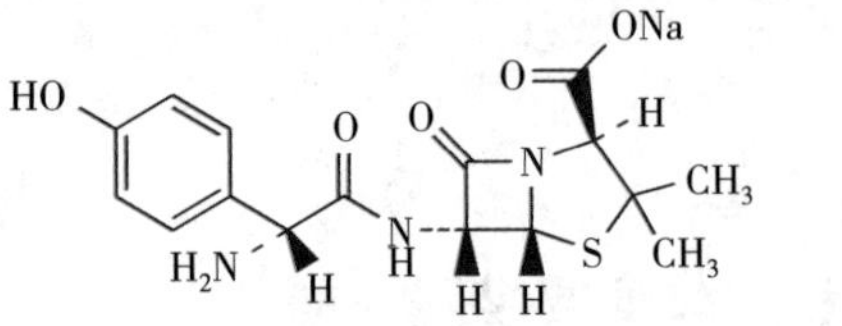

阿莫西林钠

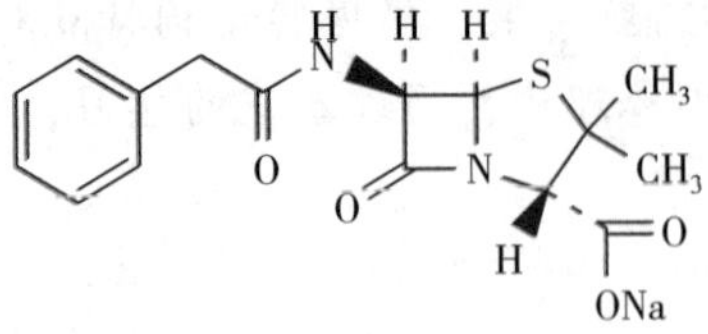

青霉素钠

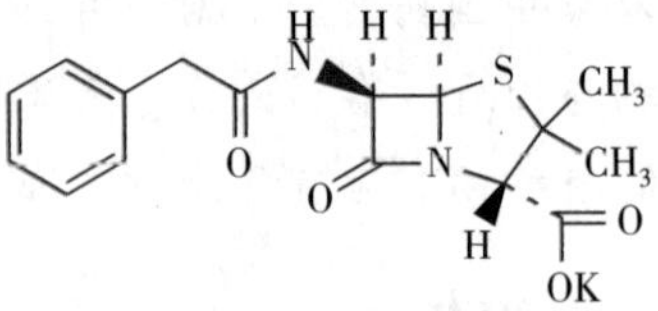

青霉素钾

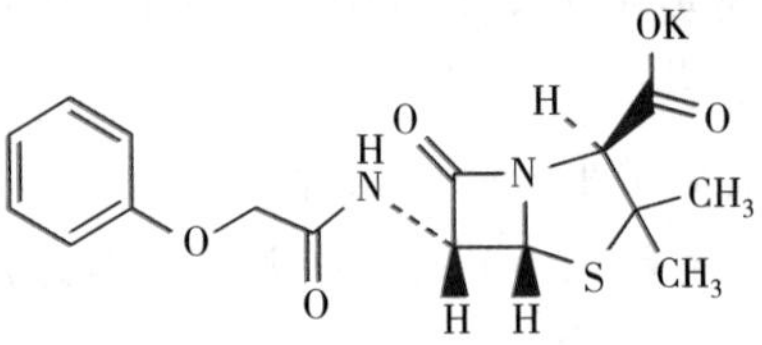

青霉素 V 钾

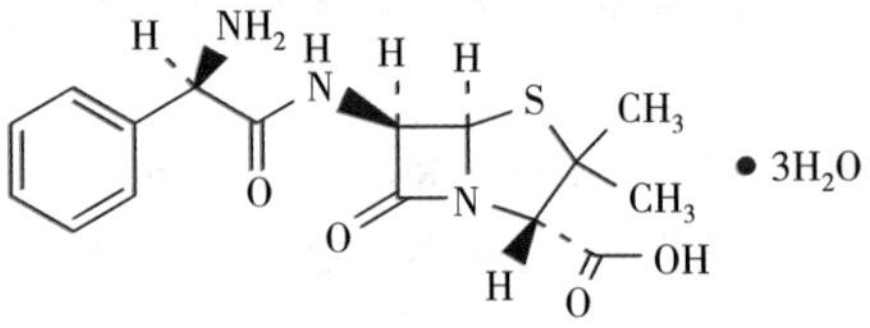

氨苄西林

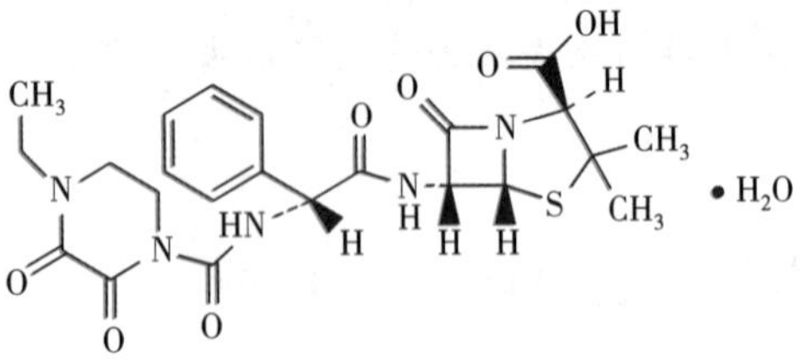

哌拉西林

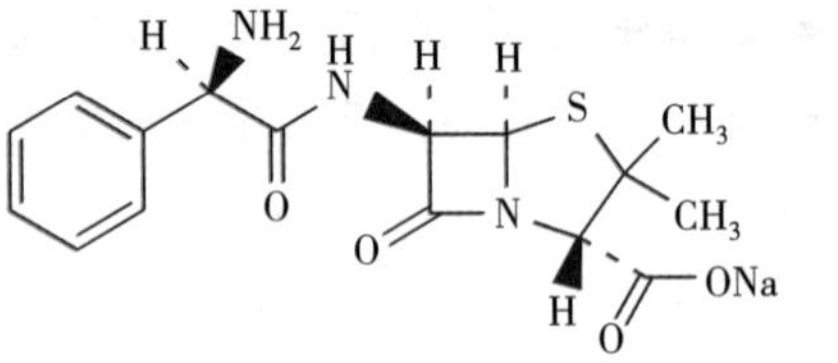

氨苄西林钠

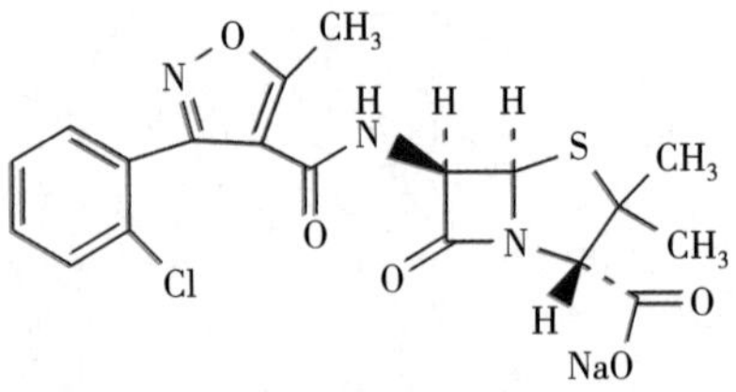

氯唑西林钠

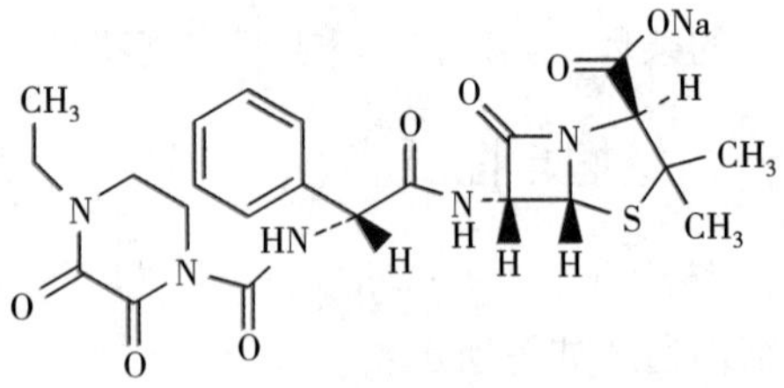

哌拉西林钠

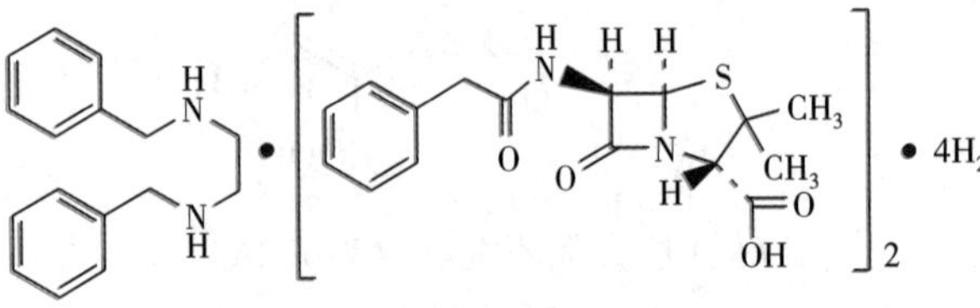

苄星青霉素

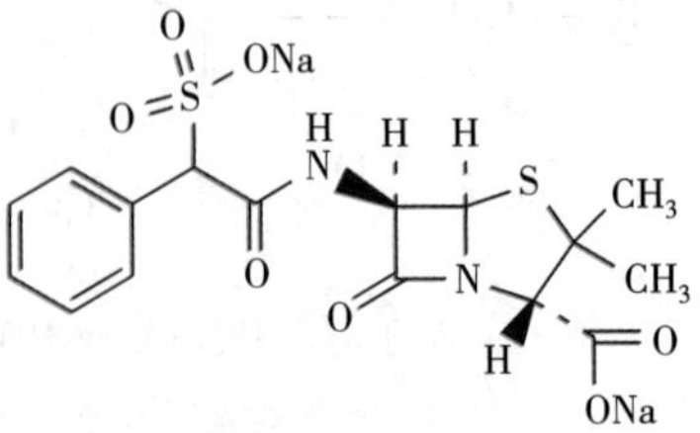

磺苄西林钠

表 12-2　《中国药典》（2020 年版）收载的主要头孢菌素类抗生素

名称与结构

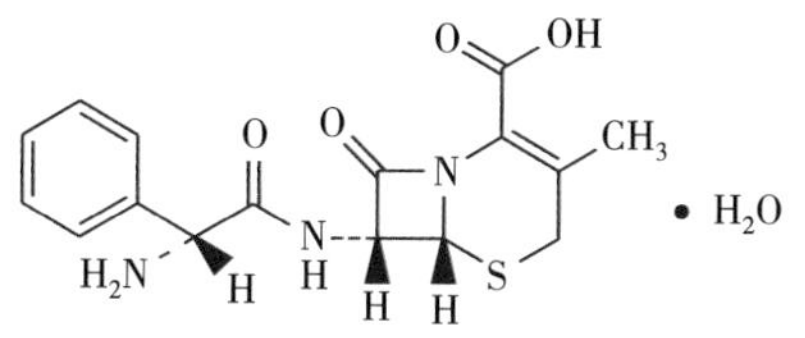

头孢氨苄

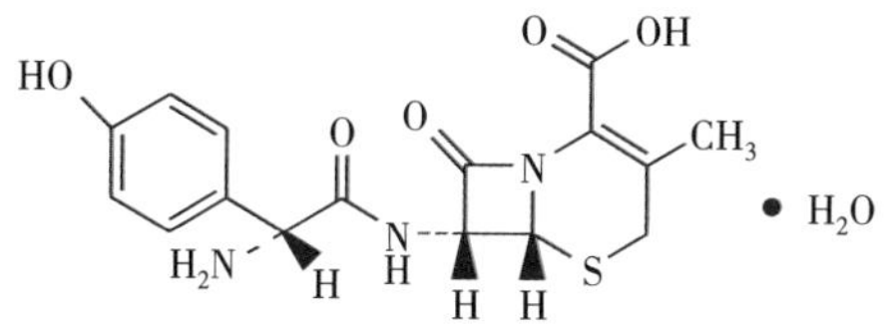

头孢羟氨苄

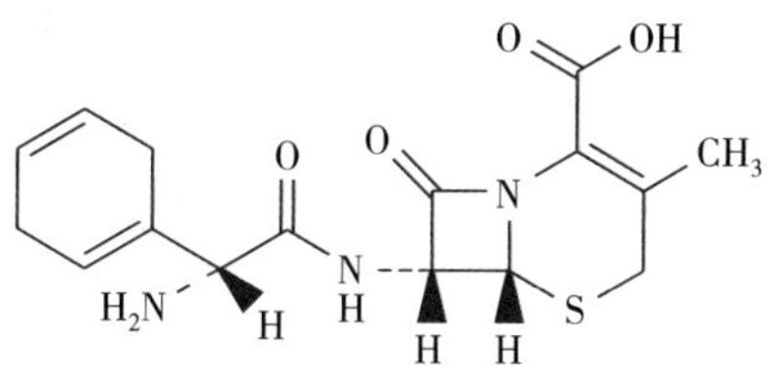

头孢拉定

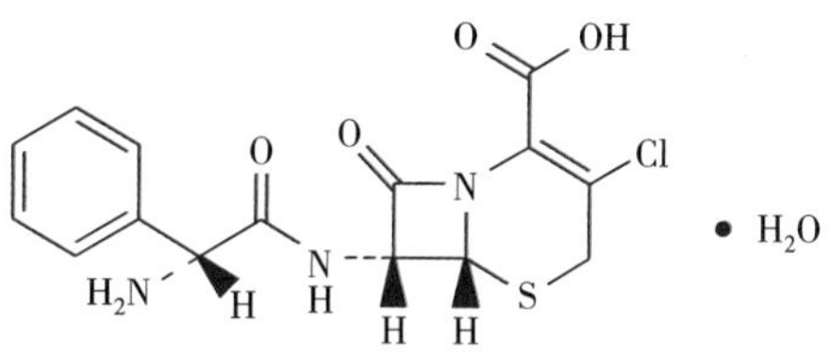

头孢克洛

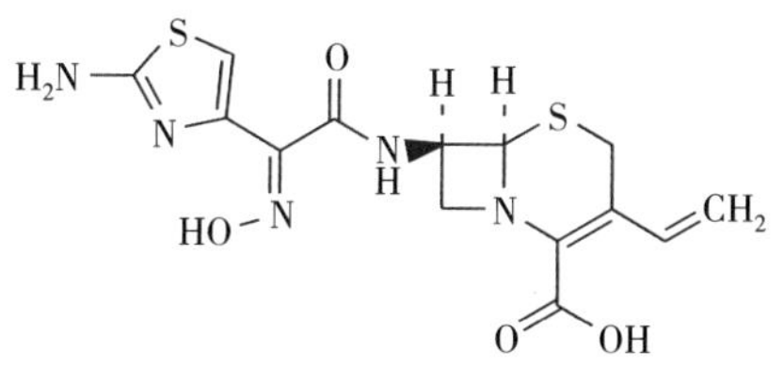

头孢地尼

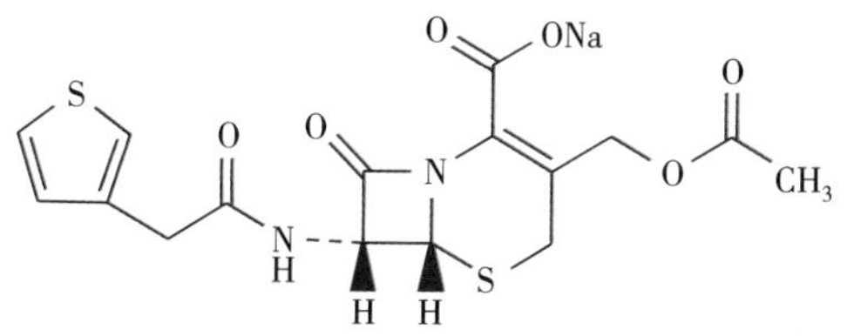

头孢噻吩钠

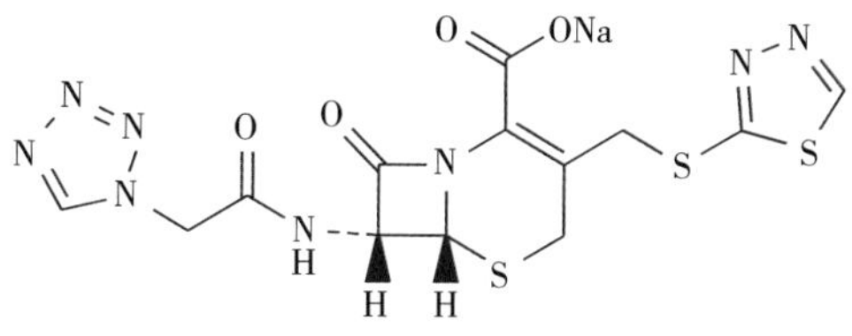

头孢替唑钠

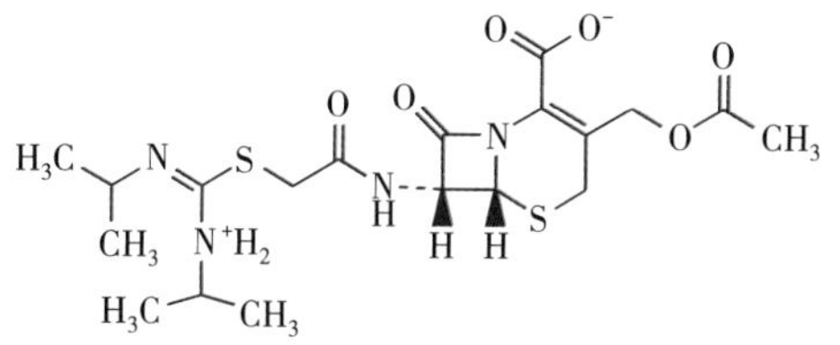

头孢硫脒

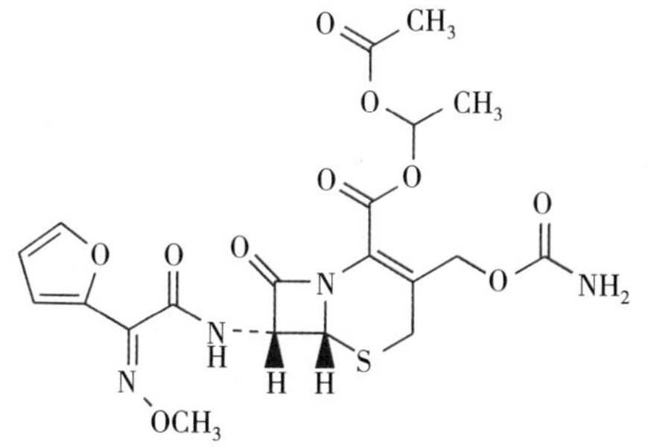

头孢呋辛酯

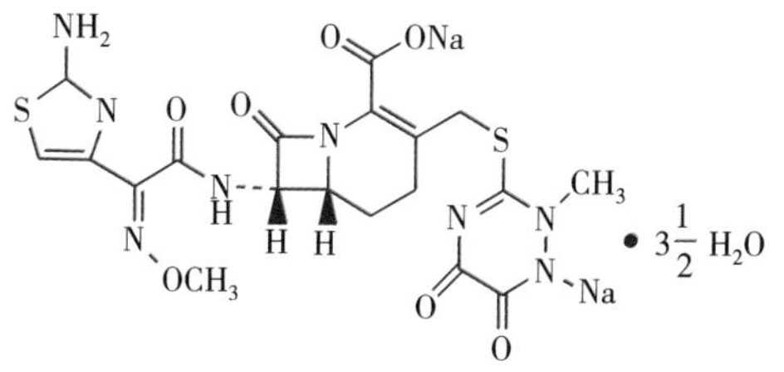

头孢曲松钠

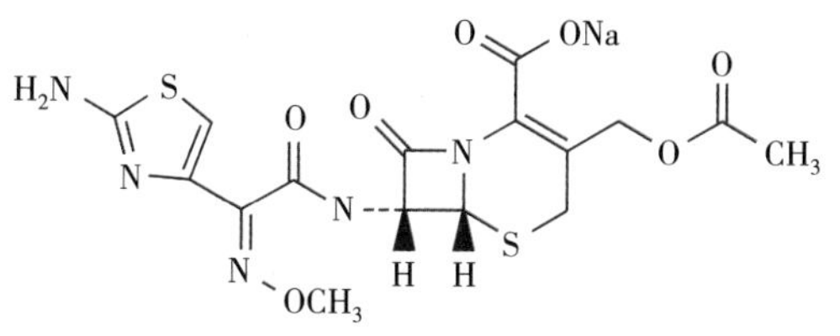

头孢噻肟钠

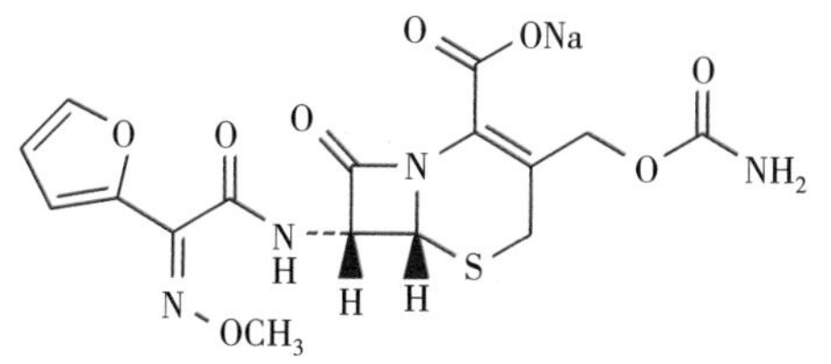

头孢呋辛钠

2. 性质

（1）酸性　此类抗生素均具有游离羧基，显酸性，大多数青霉素类抗生素的 pKa 介于 2.5~2.8，能与无机碱或某些有机碱成盐。

（2）钠盐性质　注射剂型多以钠盐使用，易溶于水，遇酸可析出白色沉淀，而有机碱盐难溶于水，易溶于甲醇等有机溶剂。

（3）旋光性　青霉素类药物有 3 个手性碳，头孢菌素类药物具有 2 个手性碳，均具有旋光性，可用于定性和定量。

（4）紫外吸收　头孢菌素类抗生素母核结构中含有共轭结构，具有紫外吸收，青霉素类抗生素的母核结构不具有紫外吸收，但取代基若含有苯环等共轭结构，则具有紫外吸收特征，可用于药物的鉴别。

（5）β-内酰胺环的不稳定性　β-内酰胺环性质活泼，是分子结构中最不稳定部分，易于被酸、碱、酶、金属离子等作用发生环结构的水解或重排而失去活性。干燥条件下青霉素和头孢菌素类药物均较稳定，水溶液很不稳定，随 pH 和温度而有很大变化。

（6）特征取代基反应　抗生素类药物特征取代基的性质可用于具体药物的鉴别。如，氨苄基取代，具有典型的 α-氨基酸性质，可发生双缩脲和茚三酮反应；酚羟基取代，可与重氮苯磺酸试液发生偶合反应。

二、鉴别试验

1. 呈色反应

（1）羟肟酸铁反应

在碱性条件下羟胺可使青霉素或头孢菌素的 β-内酰胺环破裂，生成羟肟酸，在稀酸中与高铁离子生成有色配合物。《中国药典》（2020 年版）中，哌拉西林、头孢哌酮、磺苄西林钠等的鉴别仍旧采用此反应。反应式如下：

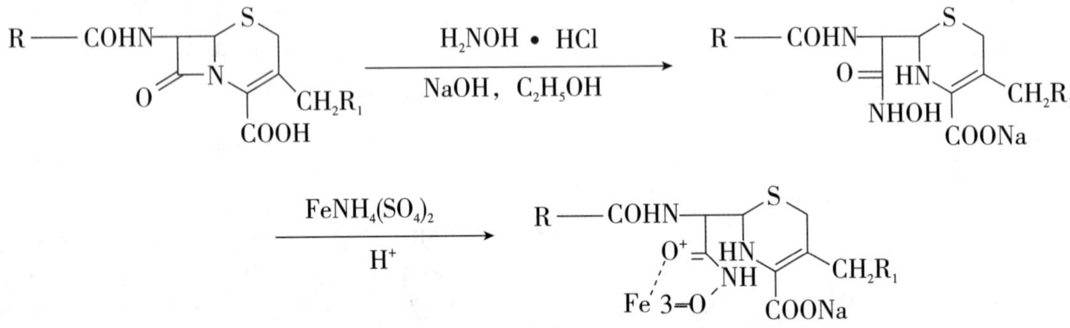

方法：以哌拉西林为例，取本品 10mg，加水 2mL 与盐酸羟胺溶液 [取 34.8% 盐酸羟胺溶液 1 份，醋酸钠-氢氧化钠溶液（取醋酸钠 10.3g 与氢氧化钠 86.5g，加水溶解使成 1 000mL）1 份与乙醇 4 份，混匀] 3mL，振摇溶解后，放置 5 分钟，加酸性硫酸铁铵试液 1mL，摇匀，显红棕色。

（2）肽键特征反应

β-内酰胺类药物中，头孢氨苄、头孢拉定等结构中具有氨基苄，取代基的-CONH-具有典型的 α-氨基酸性质，可发生双缩脲和茚三酮反应，《中国药典》（2020 年版）对头孢克洛、头孢拉定采用 TLC 鉴别时，显色试剂即采用茚三酮。

（3）其他呈色反应

若该类药物的侧链取代基含有酚羟基时，可与三氯化铁试液发生显色反应，如头孢羟氨苄。

2. 光谱法

（1）红外吸收光谱

红外吸收光谱能够反映分子结构，特征性强，在药物鉴别中占据重要地位，各国药典对 β-内酰胺类抗生素的鉴别几乎均采用本法。该类抗生素的 β–内酰胺环羰基的伸缩振动 $\sigma_{c=o}$（1 750~1 800cm^{-1}）、侧链仲酰胺胺基、羰基的伸缩振动 σ_{N-H} 3 300cm^{-1}、σ_{C-N} 1 525cm^{-1}、$\sigma_{C=O}$ 1 680cm^{-1} 是该类抗生素共有的特征峰。《中国药典》（2020 年版）对本类药物的鉴别几乎均采用了红外分光光谱法，药物红外光吸收图谱与标准图谱比较应一致。

（2）紫外吸收光谱

具有紫外吸收特征的本类药物通常利用最大吸收波长法直接进行鉴别。如头孢替唑钠和头孢唑啉钠的紫外鉴别方法：取本品，加水制成每 1mL 中含 16μg 的溶液，照紫外–可见分光光度法（通则 0401）测定，在 272nm 的波长处应有最大吸收。

3. 色谱法

药典中规定薄层色谱法（TLC）和高效液相色谱法（HPLC）可用于本类药物的鉴别，通过比较供试品与对照品的主峰保留时间（t_R）、主斑点颜色、比移值（R_f）是否一致进行鉴别。

三、聚合物的检查

抗生素中易引入较多杂质，主要有高分子聚合物、有关物质、异构体、细菌内毒素、热原、溶液澄清度与颜色、水分等。其中，有关物质、异构体等主要来源于生产工艺本身，属于外源性杂质，目前在各国 β–内酰胺类药物生产中，通过不断改进和提高生产工艺，此类杂质含量日趋减少，多数不作为重点检查内容。而高分子杂质是来源于生产、贮藏或使用多种途径的内源性杂质，由于其具有多价半抗原性质，可引发速发型过敏反应，作为检查重点。

《中国药典》（2020 年版）规定头孢他啶、头孢曲松钠、头孢呋辛钠、头孢拉定、头孢噻肟钠、阿莫西林、青霉素 V、头孢唑啉钠等药物应检查相关药物的聚合物，检查方法采用分子排阻色谱法，使用葡聚糖凝胶 G–10 为填充剂。

分子排阻色谱法的分离原理为凝胶色谱柱的分子筛机制。色谱柱多以亲水硅胶、凝胶或经修饰凝胶如葡聚糖凝胶（sephadex）和聚丙烯酰胺凝胶（sepharose）等为填充剂。流动相通常为水溶液或缓冲液，流动相中可加入适量有机溶剂，但一般不应超过 30%，流速不宜过快，一般为 0.5~1.0mL/min。系统适用性试验一般情况下同 HPLC 法，但在高分子杂质检查时，某些药物分子的单体与其二聚体不能达到基线分离时，其分离度的计算公式为：

$$R = \frac{二聚体的峰高}{单体与二聚体之间的谷高}$$

除另有规定外，分离度应大于 2。

分子排阻色谱法定量聚合物杂质有以下几种方法：

1. 主成分自身对照法 一般用于高分子杂质含量较低的品种；
2. 面积归一化法；
3. 限量法 一般用于混合物中高分子物质的控制。通常规定不得检出保留时间小于对照品保留时间的组分；
4. 自身对照外标法 一般用于 Sephadex G–10 凝胶色谱系统中 β–内酰胺类抗生素中高分子杂质的检查。在该分离系统中，除部分寡聚物外，β–内酰胺类抗生素中高分子杂质在色谱过程中均不保留，即所有高分子杂质表现为单一的色谱峰，以供试品自身为对照品，按外标法计算供试品中高分子杂质的相对百分含量。

现以阿莫西林中阿莫西林聚合物的检查为例说明其操作方法。

色谱条件与系统适应性试验：用葡聚糖凝胶 G–10（40~120μm）为填充剂，玻璃柱内径 1.0~1.4cm，柱长 30~40cm。流动相 A 为 pH 8.0 的 0.05mol/L 磷酸盐缓冲液，流动相 B 为水，流速为每分钟

1.5mL，检测波长为254nm。量取0.2mg/mL蓝色葡聚糖2 000溶液100~200μl注入液相色谱仪，分别以流动相A、B为流动相进行测定，记录色谱图。按蓝色葡聚糖2 000峰计算理论板数均不低于500，拖尾因子均应小于2。在两种流动相系统中蓝色葡聚糖2 000峰保留时间的比值应在0.93~1.07，对照溶液主峰和供试品溶液中聚合物峰与相应色谱系统中蓝色葡聚糖2 000峰的保留时间的比值均应在0.93~1.07。称取阿莫西林约0.2g置10mL量瓶中，加2%无水碳酸钠溶液4mL使溶解后，用0.3mg/mL的蓝色葡聚糖2 000溶液稀释至刻度，摇匀。量取100~200μl注入液相色谱仪，用流动相A进行测定，记录色谱图。高聚体的峰高与单体与高聚体之间的谷高比应大于2.0。另以流动相B为流动相，精密量取对照溶液100~200μl，连续进样5次，峰面积的相对标准偏差应不大于5.0%。

对照溶液的制备：取青霉素对照品适量，精密称定，加水溶解并定量稀释制成每1mL中约含0.2mg的溶液。

测定法：取本品约0.2g，精密称定，置10mL量瓶中，加2%无水碳酸钠溶液4mL使溶解，用水稀释至刻度，摇匀，立即精密量取100~200μl注入色谱仪，以流动相A为流动相进行测定，记录色谱图。另精密量取对照溶液100~200μl注入色谱仪，以流动相B为流动相，同法测定。按外标法以青霉素峰面积计算，并乘以校正因子0.2，阿莫西林聚合物的量不得过0.15%。

四、含量测定

《中国药典》（2020年版）对β-内酰胺类抗生素的含量测定主要采用高效液相色谱法，HPLC法快速准确，能够高效将抗生素中存在的有关物质及有关组分分别检测及定量，正成为逐渐替代微生物检定法的常规理化检定方法。β-内酰胺类抗生素的含量测定多数品种目前均采用本法，使用十八烷基硅烷键合硅胶作为色谱固定相，采用峰面积外标法定量。以阿莫西林原料药的含量测定为例说明：

色谱条件与系统适用性试验：用十八烷基硅烷键合硅胶为填充剂；以0.05mol/L磷酸二氢钾溶液（用2mol/L氢氧化钾溶液调节pH至5）-乙腈（97.5∶2.5）为流动相；流速为每分钟约1mL；检测波长254nm。取阿莫西林对照品约25mg，置50mL量瓶中，用流动相溶解并稀释至刻度，摇匀，取20μl注入液相色谱仪，记录的色谱图应与标准图谱一致。

测定法：取本品约25mg，精密称定，置50mL量瓶中，用流动相溶解并稀释至刻度，摇匀，精密量取20μl注入液相色谱仪，记录色谱图；另取阿莫西林对照品适量，同法测定。按外标法以峰面积计算出供试品中阿莫西林的含量。

含量计算：本法采用外标法定量，原料药含量计算公式为：

$$含量(\%) = \frac{\dfrac{A_x}{A_R} \times C_R \times n \times V \times 10^{-3}}{W} \times 100\%$$

式中：A_X为供试品峰面积；A_R为对照品峰面积；C_R为对照品溶液的浓度，μg/mL（备注：需根据购买对照品的实际效价进行换算）；n为供试品溶液稀释倍数；V为供试品溶液的原始溶解体积，mL；n为稀释倍数；W为供试品的取样量，mg。

第二节　氨基糖苷类抗生素的分析

氨基糖苷类抗生素由碱性环己多醇（苷元）与氨基糖缩合而成。《中国药典》（2020年版）收载的品种有硫酸链霉素、硫酸卡那霉素、硫酸小诺粧、硫酸巴龙霉素、硫酸庆大霉素、硫酸阿米卡星、硫酸西索米星、硫酸奈替米星、盐酸林可霉素、妥布霉素等。

一、结构与性质

1. 结构

氨基糖苷类抗生素是由链霉菌和小单孢菌产生以及人工半合成的一类抗生素，均呈弱碱性。由两个或三个氨基糖分子和非糖基部分的苷元通过氧桥连接而成。因呈碱性，在碱性环境中不易分离，抗菌作用增强，盐容易溶于水，性质稳定。主要氨基糖苷类抗生素的结构见表12-3。

表 12-3 主要氨基糖苷类抗生素的结构

名称与结构

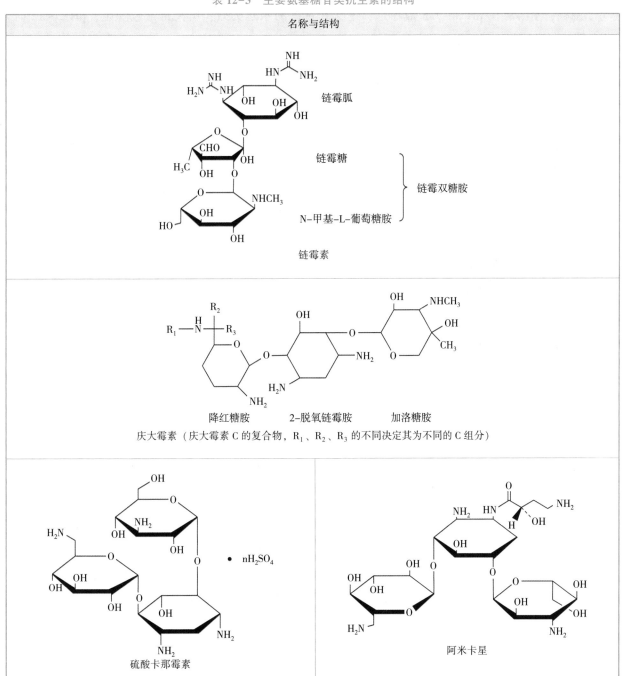

2. 性质

（1）性状　均为白色或类白色粉末，无臭或微臭，味微苦，有引湿性。

（2）溶解性　硫酸盐在水中易溶，在乙醇、三氯甲烷等有机溶剂中几乎不溶。

（3）碱性　本类抗生素结构中含有多个碱性基团，如氨基和胍基，具有碱性，可与无机酸或有机酸成盐，药用多为硫酸盐。

（4）糖苷键的稳定性　糖苷键易于水解，链霉素结构中具有双糖胺，氨基葡萄糖与链霉糖之间的苷键结合强，不易水解；链霉胍与链霉双糖胺间的苷键结合较弱，易于水解，故水解后生成 1 分子苷元和 1 分子双糖；水溶液在 pH 5～7.5 最稳定，过酸和过碱易水解失效；庆大霉素较稳定，pH 2～12 时，100℃加热 30 分钟亦未变化。

（5）旋光性　本类物质结构中具有多个手性中心，具有旋光性。

二、鉴别试验

1. 麦芽酚（Maltol）反应

该反应为链霉素特征反应。链霉素在碱性条件下水解生成链霉糖，链霉糖经分子重排扩大为六元环，然后消除 N-甲基葡萄糖胺和链霉胍，生成麦芽酚（α-甲基-β-羟基-γ-吡喃酮），与高铁离子在微酸性条件下生成紫红色配合物。反应原理如下：

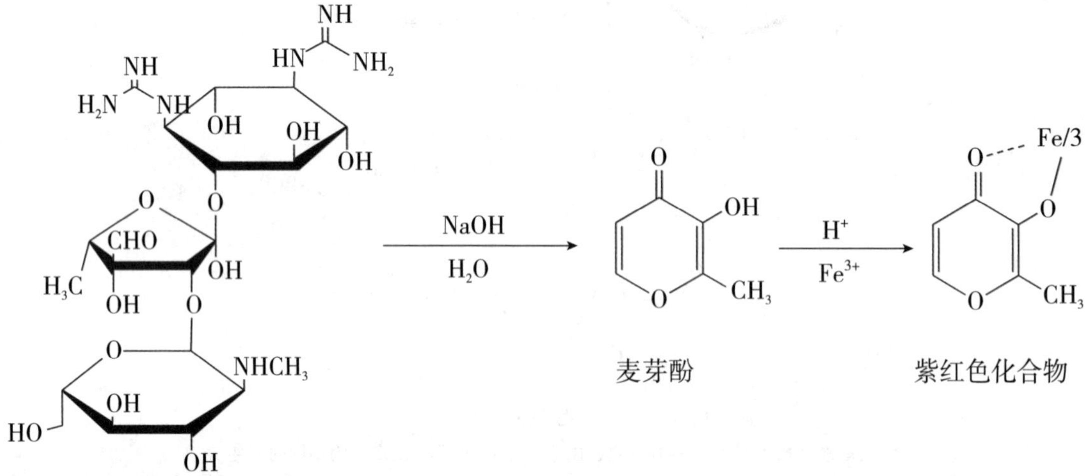

方法：取本品约 20mg，加水 5mL 溶解后，加氢氧化钠试液 0.3mL，置水浴上加热 5 分钟，加硫酸铁铵溶液（取硫酸铁铵 0.1g，加 0.5mol/L 硫酸溶液 5mL 使溶解）0.5mL，即显紫红色。

2. 坂口（Sakaguchi）反应

该反应为链霉胍的特征反应，链霉素在碱性条件下水解生成链霉胍。链霉胍、8-羟基喹啉分别和次溴酸钠反应，进一步相互作用后生成橙红色产物。反应原理如下：

方法：取本品约 0.5mg，加水 4mL 溶解后，加氢氧化钠试液 2.5mL 与 0.1% 8-羟基喹啉的乙醇溶液 1mL，放冷至约 15℃，加次溴酸钠试液 3 滴，即显橙红色。

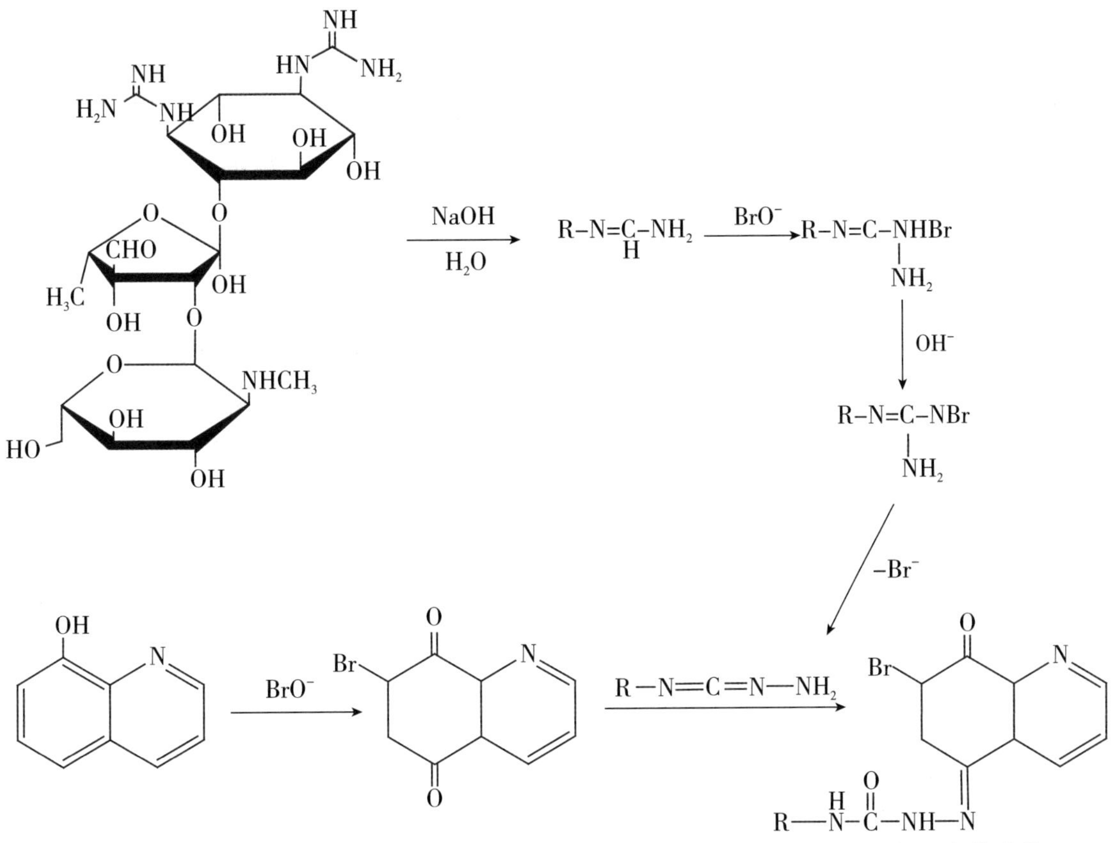

8-羟基喹啉　　　　　　　　　　　　　　　　橙红色化合物

3. 茚三酮反应

氨基糖苷类结构具有羟基胺和 α–氨基酸的性质，可与茚三酮缩合成蓝紫色化合物。《中国药典》（2020 年版）采用本法鉴别硫酸小诺糖。反应原理如下：

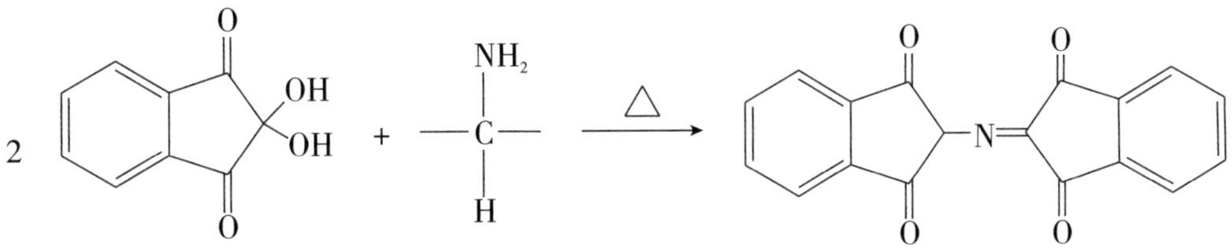

水合茚三酮　　　　　　　　　　　　　　　蓝紫色缩合物

方法：取本品约 5mg，加水溶解后，加 0.1% 茚三酮的水饱和正丁醇溶液 1mL 与吡啶 0.5mL，水浴中加热 5 分钟，即显紫蓝色。

4. 糠醛反应（Molish 试验）

具有五碳糖或六碳糖的氨基糖苷类抗生素，在酸性条件下水解可脱水生成糠醛（五碳糖）或羟甲基糠醛（六碳糖），这些产物与蒽酮反应呈色。《中国药典》（2020 年版）采用此法对阿米卡星、硫酸卡那霉素进行鉴别。反应原理如下：

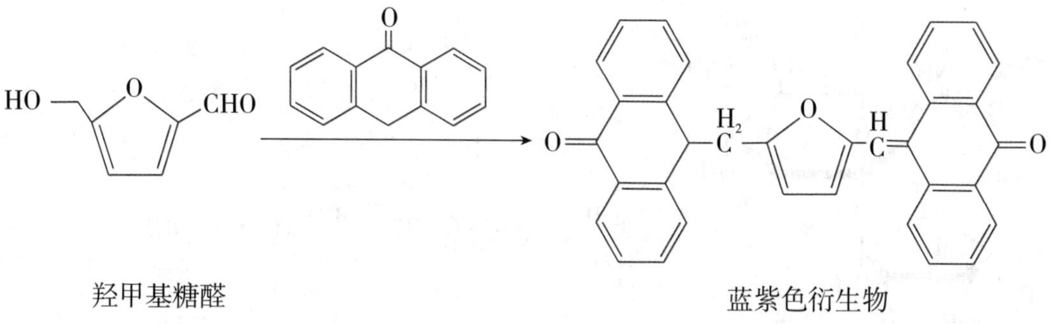

羟甲基糖醛   蓝紫色衍生物

方法：取阿米卡星约 10mg，加水 1mL 溶解后，加 0.1% 蒽酮硫酸溶液 4mL，即显蓝紫色。

5. N-甲基葡萄糖胺（Elson-Morgan）反应

本类药物水解产生葡萄糖胺衍生物，如链霉素、庆大霉素产生 N-甲基葡萄糖胺，硫酸新霉素、硫酸巴龙霉素产生 D-葡萄糖胺，衍生物在碱性条件下与乙酰丙酮缩合成吡咯衍生物，再与对二甲氨基苯甲醛的酸性醇试剂（Ehrlich 试剂）反应，生成樱桃红色缩合物。

如硫酸新霉素的鉴别方法：取本品约 10mg，加水 1mL 溶解后，加盐酸溶液（9→100）2mL，在水浴中加热 10 分钟，加 8% 氢氧化钠溶液 2mL 与 2% 乙酰丙酮水溶液 1mL，置水浴中加热 5 分钟，冷却后，加对二甲氨基苯甲醛试液 1mL，即呈樱桃红色。

6. 硫酸盐反应

氨基糖苷类抗生素结构中具有多个碱性中心，多与硫酸盐成盐，可通过对硫酸根的鉴别反应来对此类药物进行鉴别。《中国药典》（2020 年版）对硫酸卡那霉素、硫酸小诺糭、硫酸巴龙霉素、硫酸庆大霉素等的鉴别运用该反应。

7. 色谱法

《中国药典》（2020 年版）对硫酸阿米卡星、硫酸小诺糭、硫酸巴龙霉素、硫酸卡那霉素、硫酸庆大霉素等的鉴别采用薄层色谱法或高效液相色谱法。

（1）薄层色谱法

多以硅胶为薄层板，三氯甲烷-甲醇-浓氨水为展开剂，茚三酮或碘蒸气为显色剂。如《中国药典》（2020 年版）对硫酸小诺糭的鉴别方法：取本品与小诺糭标准品适量，分别加水制成每 1mL 中各含 5mg 的溶液，作为供试品溶液与标准品溶液，照薄层色谱法（通则 0502）试验，吸取上述两种溶液各 5μl，分别点于同一硅胶 G 薄层板上。另取三氯甲烷-甲醇-氨水（4：3：2）混合振摇，冷藏 12 小时，取下层混合液为展开剂，用适宜容器装 60% 硫酸溶液调节湿度，展开，取出，于 20～25℃ 晾干，置碘蒸气中显色，供试品溶液所显主斑点的位置和颜色应与标准品溶液所显主斑点的位置和颜色相同。

（2）高效液相色谱法

可根据含量测定项下或组分检查项下的色谱图中供试品溶液与对照品溶液主峰保留时间的一致性进行鉴别。如《中国药典》（2020 年版）对硫酸小诺糭的鉴别：取本品和小诺糭标准品适量，分别加水溶解并稀释制成每 1mL 中约含小诺糭 0.5mg 的溶液，作为供试品溶液与标准品溶液，照小诺糭组分项下的色谱条件试验，供试品溶液主峰的保留时间应与标准品溶液主峰的保留时间一致。

三、特殊杂质检查

多数氨基糖苷类抗生素检查有关物质，如盐酸林可霉素、盐酸克林霉素、硫酸庆大霉素、硫酸阿卡米星等，此外有些还常存在衍生物、异构体以及取代基不同的相关组分，如硫酸庆大霉素含有 C 组分的混合物，见表 12-3；硫酸卡那霉素含卡那霉素 B 等。有关物质主要是在生产过程中带入的起始原料、中间体、聚合体、副反应产物，以及贮藏过程中的降解产物等。相关组分是由于抗生素在生物合成过程中的各种影响因素，导致精制纯化后的产品中共存有结构相似的相关组分，多为取代基部分改变的衍生物。

1. 庆大霉素 C 组分的检查

由于硫酸庆大霉素在工业化生产中所用发酵菌种不同，提炼工艺略有差别，各厂家生产的庆大霉素的 C 组分含量比例不完全一致，因此，药典规定应控制各组分的相对含量百分比，照高效液相色谱法（通则 0512）测定。

色谱条件与系统适用性试验：用十八烷基硅烷键合硅胶为填充剂（pH 范围 0.8~8）；以 0.2mol/L 三氟醋酸-甲醇（96：4）为流动相；流速为每分钟 0.6~0.8mL；用蒸发光散射检测器（高温型不分流模式：漂移管温度为 105~110℃，载气流量为每分钟 2.5L；低温型分流模式：漂移管温度为 45~55℃，载气压力为 350kPa），取庆大霉素标准品、小诺糜标准品和西索米星对照品各适量，分别加流动相溶解并稀释制成每 1mL 中约含庆大霉素总 C 组分 2.5mg、小诺糜 0.1mg 和西索米星 25μg 的溶液，分别量取 20μl 注入液相色谱仪，庆大霉素标准品溶液色谱图应与标准图谱一致，西索米星峰和庆大霉素 C_{1a} 峰之间，庆大霉素 C_2 峰、小诺糜峰和庆大霉素 C_{2a} 峰之间的分离度均应符合规定；西索米星对照品溶液色谱图中主成分峰峰高的信噪比应大于 20；精密量取小诺糜标准品溶液 20μl，连续进样 5 次，峰面积的相对标准偏差应符合要求。

测定法：取庆大霉素标准品适量，精密称定，加流动相溶解并定量稀释制成每 1mL 中约含庆大霉素 1.0mg、2.5mg 和 5.0mg 的溶液作为标准品溶液（1）、（2）、（3）。取上述三种溶液各 20μl，分别注入液相色谱仪，记录色谱图，计算标准品溶液各组分浓度的对数值与相应的主峰面积对数值的回归方程，相关系数（r）应不小于 0.99；另取本品适量，精密称定，用流动相制成每 1mL 中约含庆大霉素 2.5mg 的溶液，同法测定，用庆大霉素各组分的线性回归方程计算供试品中对应组分的量（C_{tCx}），并按下面公式计算出各组分的含量（%，mg/mg），C_1 应为 14%~22%，C_{1a} 应为 10%~23%，$C_{2a}+C_2$ 应为 17%~36%，4 个组分总含量不得低于 50.0%。

$$C_x(\%) = \frac{C_{tcx}}{\dfrac{W_t}{V_t}} \times 100\%$$

式中：C_x 为庆大霉素各组分的含量（%）；C_{tCx} 为由回归方程计算出的各组分的含量，mg/mL；W_t 为供试品重量，mg；V_t 为体积，mL。

根据所得组分的含量，按下面公式计算出庆大霉素各组分的相对比例。C_1' 应为 25%~50%，C_{1a}' 应为 15%~40%，$C_{2a}'+C_2'$ 应为 20%~50%。

$$C_x'(\%) = \frac{C_x}{C_{1a} + C_2 + C_{2a} + C_1} \times 100\%$$

式中：C_x' 为庆大霉素各组分的相对比例。

庆大霉素相关组分的结构见表 12-4。

表 12-4　庆大霉素相关组分的结构

基本结构	名称	取代基		
	庆大霉素	R_1	R_2	R_3
	庆大霉素 C_1	CH_3	CH_3	H
	庆大霉素 C_2	CH_3	H	H
	庆大霉素 C_{1a}	H	H	H
	庆大霉素 C_{2a}	H	H	CH_3

2. 卡那霉素 B 组分的检查

卡那霉素 B　照高效液相色谱法（通则0512）测定。精密称取本品适量，加水溶解并稀释制成每1mL中约含卡那霉素2mg的溶液，作为供试品溶液；精密量取适量，用水定量稀释制成每1mL中约含卡那霉素0.04mg的溶液，作为对照溶液。照含量测定项下的色谱条件，取对照溶液20μl注入液相色谱仪，调节检测灵敏度，使主成分色谱峰的峰高约为满量程的20%。精密量取供试品溶液与对照溶液各20μl，分别注入液相色谱仪，记录色谱图。供试品溶液色谱图中卡那霉素B峰面积不得大于对照溶液主峰面积（2.0%）。

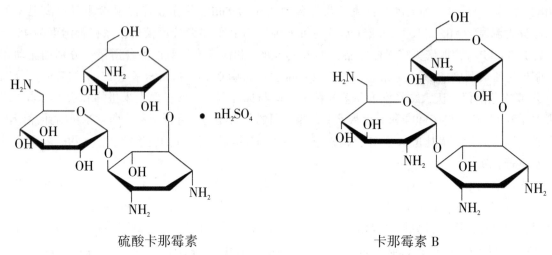

硫酸卡那霉素　　　　　　　　　　　　　　　　卡那霉素 B

3. 溶液澄清度与颜色

溶液的澄清度与颜色检查，主要是用于对生产过程中引入的杂质、菌丝体、培养基、降解产物和色素等的限量控制，多数氨基糖苷类抗生素均做此检查。以硫酸庆大霉素为例：取本品5份，各0.4g，分别加水5mL使溶解，溶液应澄清无色；如显混浊，与1号浊度标准液（通则0902第一法）比较，均不得更浓；如显色，与黄色或黄绿色2号标准比色液（通则0901第一法）比较，均不得更深。

4. 细菌内毒素与热原

抗生素类药物的制备工艺特点易引入能使体温升高的杂质，主要来源于革兰氏阴性菌的细胞壁，《中国药典》（2020年版）规定需进行细菌内毒素或热原的检查。

四、含量测定

《中国药典》（2020年版）对该类抗生素原料和制剂的含量测定，多数仍采用微生物检定法（通则1201），对硫酸卡那霉素、阿米卡星、硫酸依替米星的含量测定则采用了高校液相色谱法。

1. 微生物检定法

本法是以抗生素抑制细菌生长的能力或其杀菌能力来衡量抗生素活性（效价）的方法。药典收载的检定方法有两种，即管碟法和浊度法。

管碟法：本法是利用抗生素在琼脂培养基内的扩散作用，比较标准品与供试品两者对接种的试验菌产生的抑菌圈的大小，以测定供试品效价的一种方法。常用的试验菌有枯草芽孢杆菌（*Bacillus subtilis*）、短小芽孢杆菌（*Bacillus pumilus*）、金黄色葡萄球菌（*Staphylococcus aureus*）、藤黄微球菌（*Micrococcus luteus*）、大肠埃希菌（*Escherichia coli*）、啤酒酵母菌（*Saccharomyces cerevisiae*）、肺炎克雷伯菌（*Klebsiella Pneumoniae*）、支气管炎博德特菌（*Bordetella Bronchiseptica*）。

方法：在直径约90mm、高16~17mm的平底双碟中注入培养基底层，然后加入试验菌层，冷却后，在双碟中等距离均匀安置不锈钢小管4个（二剂量法）、6个（三剂量法），分别依法加入高低浓度的标准品溶液及供试品溶液，在规定条件下培养后，测量抑菌圈的直径或面积，进行统计分析及效价计算。

浊度法：本法利用抗生素在液体培养基中对试验菌生长的抑制作用，通过测定培养后细菌浊度值的大小，比较标准品与供试品对试验菌生长抑制的程度，以测定供试品效价。

常用试验菌有金黄色葡萄球菌（*Staphylococcus aureus*）、大肠埃希菌（*Escherichia coli*）、白念珠菌（*Candida albicans*）。

方法：取适宜的灭菌试管，分别加入含试验菌的液体培养基，再加入各浓度的标准品或供试品溶液，混匀后，在规定条件下培养至适宜测量的浊度值（通常约 4 小时），在线测定或取出用甲醛溶液（1→3）中止细菌生长，在 530nm 或 580nm 波长处测定各管吸光度，同时设阳性对照和空白液，依标准曲线法进行测定和效价计算。

2. 高效液相色谱法

本类药物的高效液相色谱法可分为离子交换和反相 HPLC 法，检测器不能直接采用紫外或荧光检测器，可选择电化学或蒸发光散射检测器检测。如硫酸卡那霉素的含量测定：照高效液相色谱法（通则0512）测定。

色谱条件与系统适用性试验：用十八烷基硅烷键合硅胶为填充剂；以 0.2mol/L 三氟醋酸溶液–甲醇（95∶5）为流动相；用蒸发光散射检测器检测（参考条件：漂移管温度 110℃，载气流量为每分钟 3.0L）。分别称取卡那霉素对照品与卡那霉素 B 对照品适量，加水溶解并制成每 1mL 中各约含 80μg 的混合溶液，取 20μl 注入液相色谱仪，卡那霉素峰与卡那霉素 B 峰的分离度应不小于 5.0。

测定法：取卡那霉素对照品适量，精密称定，加水溶解并定量稀释制成每 1mL 中约含卡那霉素 0.10mg、0.15mg、0.20mg 的溶液。精密量取上述三种溶液各 20μl 分别注入液相色谱仪，记录色谱图，以对照品溶液浓度的对数值与相应的峰面积对数值计算线性回归方程，相关系数（r）应不小于 0.99；另取本品适量，精密称定，加水溶解并定量稀释制成每 1mL 中约含卡那霉素 0.15mg 的溶液，同法测定。用回归方程计算供试品中卡那霉素的含量。

第三节　四环素类抗生素的分析

四环素类抗生素是由放线菌产生的一类口服广谱抗生素，其抗菌谱广，对革兰氏阴性需氧菌和厌氧菌、立克次体、螺旋体、支原体、衣原体及某些原虫等有抗菌作用。《中国药典》（2020 年版）收载的品种有盐酸四环素、盐酸土霉素、盐酸多西环素、盐酸米诺环素、盐酸美他环素及盐酸金霉素等。

一、结构与性质

1. 结构

该类抗生素的化学结构中均具有氢化并四苯环，因此统称为四环素类抗生素（tetracyclines）。可以看作为四并苯或萘并萘的衍生物，基本结构如下：

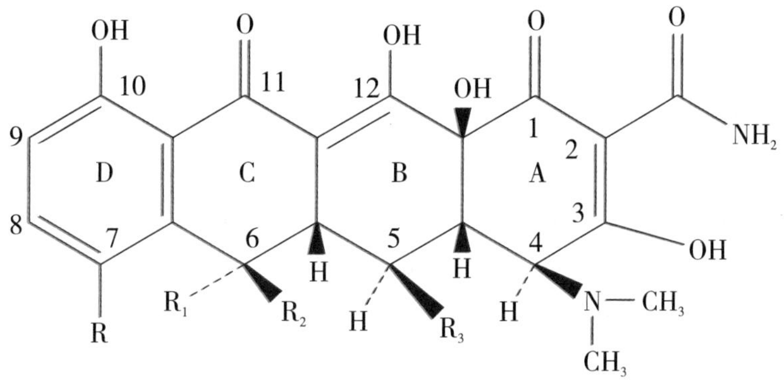

R、R_1、R_2、R_3 的变化构成不同的四环素类药物。

临床常用药物的结构见表12-5。

表 12-5　临床常见四环素类药物的结构

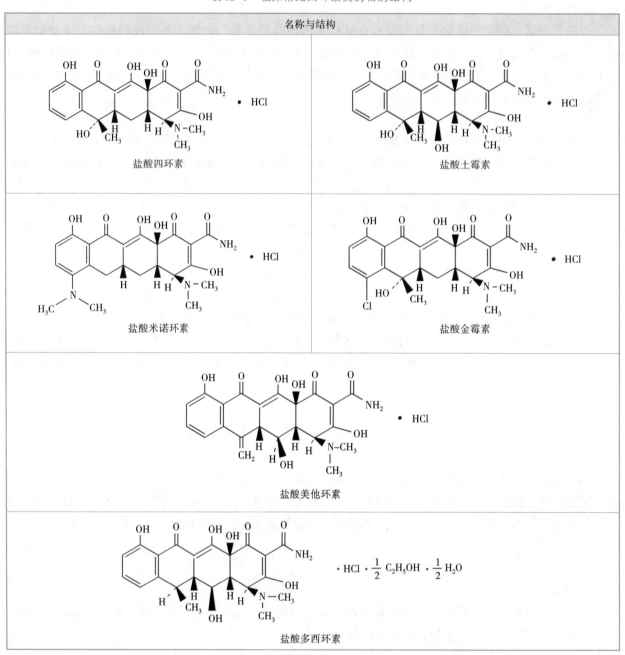

名称与结构

2. 性质

（1）酸碱性：母核上的 C_4 位的二甲氨基显弱碱性；C_{10} 位的酚羟基显弱酸性；两处酮基和烯醇式基团共轭显弱酸性，因此四环素类抗生素为两性化合物，可与酸碱成盐，临床上多用盐酸盐。

（2）溶解性：此类药物是结晶性物质，易引湿。其盐酸盐在水中易溶，并可溶于酸或碱性溶液，不溶于三氯甲烷、乙醚等有机溶剂。其游离碱在水中的溶解度很小，与 pH 相关，在 pH4.5~7.2 时难溶于水，pH 高于8低于4时，水中溶解度增加。

（3）稳定性：四环素类抗生素在各种酸、碱、氧化剂的存在下均不稳定。干燥的四环素类药物游离碱及盐均稳定，但遇光颜色会变深，当处于溶液状态时，水溶液随 pH 的不同发生差向异构化、降解等反应，特别是碱性条件下水溶液特别容易被氧化，颜色很快变深，形成色素。

1）pH 2~6 条件下的差向异构化反应：此反应是由于 A 环上手性碳 C_4 构型的改变，形成差向四环素类，该反应为可逆反应，反应平衡时差向化合物含量达到 40%~60%，差向四环素类的急性毒性比四环素高 1 倍以上。四环素和金霉素易于发生差向异构化，形成差向四环素和差向金霉素，抗菌能力减弱甚至完全消失。土霉素、多西环素、美他环素 B 环 C_5 上有羟基，可与 C_4 上的二甲氨基形成氢键，构型稳定，不易发生差向异构化。

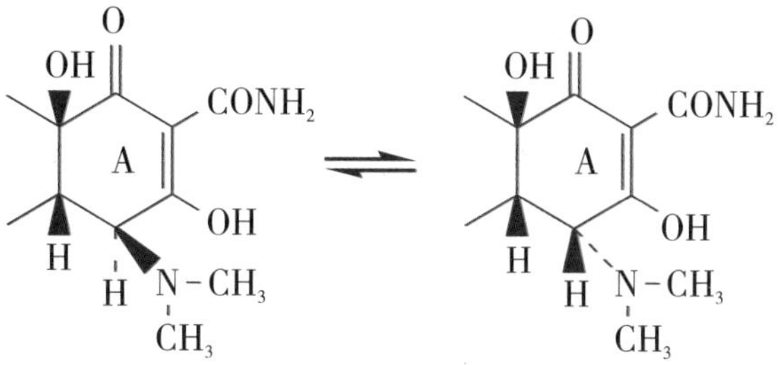

四环素　　　　　　　差向四环素

2）pH<2 酸性条件下的降解反应：此反应是由于 C 环 C_6 位有羟基的四环素类药物，如盐酸四环素、盐酸金霉素，在 pH<2 的溶液中，尤其在加热条件下可与 C_{5a} 上的氢发生反式消除反应生成脱水四环素和脱水金霉素。后者进而发生芳构化，共轭双键数目增加，颜色加深，产物为橙黄色，分别在 445nm 和 435nm 波长处有最大吸收。

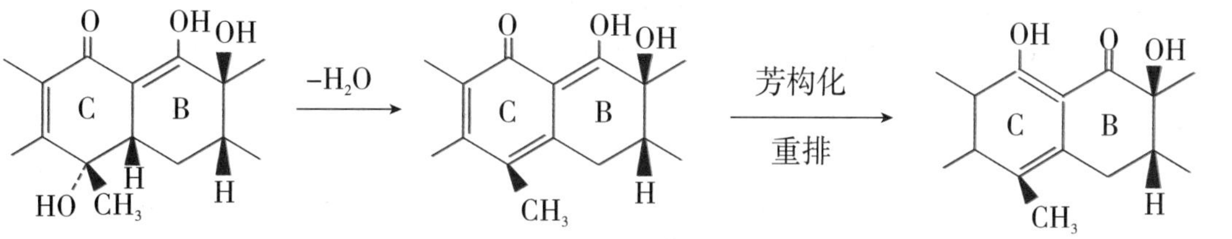

四环素　　　　　　　　　　脱水四环素

3）碱性条件下的降解反应：此反应是由于 C 环 C_6 位有羟基的四环素类药物，如盐酸四环素、盐酸金霉素，C_6 位上的羟基在碱性溶液中形成氧负离子，向 C_{11} 发生分子内亲核进攻，生成无活性的内酯结构的异构体。

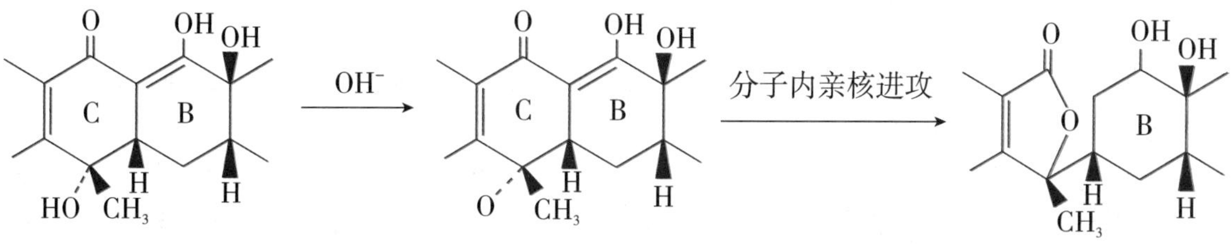

四环素　　　　　　　　　　异四环素

二、鉴别试验

1. 呈色反应

四环素类药物遇浓硫酸被氧化立即产生有颜色的产物，不同药物产生不同的颜色，据此可以鉴别各种抗生素。《中国药典》（2020 年版）对盐酸四环素、盐酸金霉素、盐酸土霉素的鉴别即采用此反应。

此外，本类药物 D 环具有酚羟基，遇三氯化铁试液呈色。《中国药典》（2020 年版）对盐酸四环素鉴别采用此反应，见表 12-6。

表 12-6　不同四环素类药物遇浓硫酸与三氯化铁呈不同颜色

药物名称	浓硫酸呈色	三氯化铁呈色
盐酸四环素	深紫色	红棕色
盐酸金霉素	蓝色，渐变为橄榄绿色	
盐酸土霉素	朱红色	

2. 氯化物鉴别

此类药物均为盐酸盐，可采用氯化物的鉴别反应。《中国药典》（2020 年版）对此类药物的鉴别均采用此法。

3. 色谱法

（1）高效液相色谱法

《中国药典》（2020 年版）对本类药物均采用 HPLC 法进行鉴别，要求供试品溶液的主峰保留时间与对照品溶液的主峰保留时间一致。色谱条件见含量测定。

（2）薄层色谱法

薄层色谱法设备简单，操作容易，分离效果佳。《中国药典》（2020 年版）对盐酸土霉素的鉴别采用了薄层色谱法。

供试品溶液　取供试品，加甲醇溶解并稀释制成每 1mL 中约含 1mg 的溶液。

对照品溶液　取土霉素对照品，加甲醇溶解并稀释制成每 1mL 中约含 1mg 的溶液。

系统适用性溶液　取土霉素与盐酸四环素对照品，加甲醇溶解并稀释制成每 1mL 中各约含 1mg 的混合溶液。

色谱条件　采用硅胶 G（H）F254 薄层板，以水-甲醇-二氯甲烷（6∶35∶59）为展开剂。

测定法　吸取上述三种溶液各 1μl，分别点于同一薄层板上，展开，晾干，置紫外光灯（365nm）下检视。

系统适用性要求　系统适用性溶液应显两个完全分离的斑点。

结果判定　供试品溶液所显主斑点的位置和荧光应与对照品溶液主斑点的位置和荧光相同。

4. 分光光度法

（1）红外分光光度法

《中国药典》（2020 年版）对本类药物的鉴别大多采用此法，要求红外光谱图应一致。

（2）紫外-可见分光光度法

《中国药典》（2020 年版）对盐酸多西环素和盐酸美他环素的鉴别采用了紫外分光光度法，如盐酸美他环素：取本品，加水溶解并稀释每 1mL 约含 10μg 的溶液，照紫外-可见分光光度法（通则 0401）测定，在 345nm、282nm 和 241nm 的波长处有最大吸收，在 264nm 和 222nm 的波长处有最小吸收。

三、特殊杂质检查

1. 有关物质

四环素类抗生素的有关物质主要是指在生产和贮存过程中形成的药物异构体杂质、降解产物（差向异构体、脱水产物）等。这些物质可导致恶心、呕吐、酸中毒、蛋白尿、糖尿等不良反应，需严格控制。《中国药典》（2020 年版）采用高效液相色谱法控制有关物质限量。以盐酸多西环素中有关物质的检查为例：

供试品溶液　取本品，加 0.01mol/L 盐酸溶液溶解并稀释制成每 1mL 中约含多西环素 0.2mg 的溶液。

对照溶液　精密量取供试品溶液适量，用 0.01mol/L 盐酸溶液定量稀释制成每 1mL 中约含多西环素 4μg 的溶液。

系统适用性溶液　取土霉素对照品、美他环素对照品、β-多西环素对照品及多西环素对照品各适量，加 0.01mol/L 盐酸溶液溶解并稀释制成每 1mL 中分别约含土霉素、美他环素、β-多西环素 0.1mg 与多西环素 0.2mg 的混合溶液。

色谱条件　用十八烷基硅烷键合硅胶为填充剂（pH 适用范围应大于 9）；以醋酸盐缓冲液 [0.25mol/L 醋酸铵-0.1mol/L 乙二胺四醋酸二钠-三乙胺（100∶10∶1），用冰醋酸或氨水调节 pH 至 8.8] -乙腈（85∶15）为流动相；柱温为 35℃；检测波长为 280nm；进样体积 20μl。

系统适用性要求系统适用性溶液色谱图中，多西环素峰与 β-多西环素峰间的分离度应大于 4，多西环素峰与杂质 F 峰（相对保留时间约为 1.1）间的分离度应符合要求。

测定法　精密量取供试品溶液与对照溶液，分别注入液相色谱仪，记录色谱图至主成分峰保留时间的 2 倍。

限度　供试品溶液色谱图中如有杂质峰，美他环素与 β-多西环素峰面积均不得大于对照溶液主峰面积（2.0%），其他单个杂质峰面积不得大于对照溶液主峰面积的 0.5 倍（1.0%），各杂质峰面积之和不得大于对照溶液主峰面积的 2 倍（4.0%）。

杂质吸光度　取本品，精密称定，加盐酸溶液（9→100）的甲醇溶液（1→100）溶解并定量稀释制成每 1mL 中含 10mg 的溶液，照紫外-可见分光光度法（通则 0401），在 490nm 波长处测定，吸光度不得过 0.12。

2. 杂质吸光度

四环素类药物的异构体、降解产物等杂质颜色较深，如不稳定易变成黑色的差向四环素，橙红色的脱水四环素，砖红色的差向脱水四环素，它们均会使四环素类抗生素外观色泽变深。《中国药典》（2020 年版）规定了在一定溶剂一定浓度一定波长下药物吸光度的限量，一次控制杂质含量。以盐酸美他环素中杂质吸光度检查为例：

方法：取本品，加 1mol/L 盐酸甲醇溶液（1→100）稀释制成每 1mL 中含 10mg 的溶液，照紫外-可见分光光度法（通则 0401），在 490nm 波长处测定，其吸光度不得超过 0.20。（主要控制差向异构体、脱水美他环素及其他有关杂质的量）。

四、含量测定

四环素类抗生素的含量测定多采用高效液相色谱法（通则 0512），如盐酸美他环素的含量测定方法如下：

供试品溶液　取本品适量，精密称定，加 0.01mol/L 盐酸溶液溶解并定量稀释制成每 1mL 中约含美他环素 0.1mg 的溶液。

对照品溶液　取美他环素对照品适量，精密称定，加 0.01mol/L 盐酸溶液溶解并定量稀释制成每 1mL 中约含美他环素 0.1mg 的溶液。

系统适用性溶液　取土霉素对照品与美他环素对照品各适量，加 0.01mol/L 盐酸溶液溶解并稀释制成每 1mL 中各含 0.1mg 的混合溶液。

色谱条件　用十八烷基硅烷键合硅胶为填充剂；以醋酸盐缓冲液 [0.25mol/L 醋酸铵溶液-0.1mol/L 乙二胺四醋酸二钠溶液-三乙胺（100∶10∶1），用冰醋酸调节 pH 至 8.3]-乙腈（85∶15）为流动相；柱温为 35℃；检测波长为 280nm；进样体积 20μl。

系统适用性要求　系统适用性溶液色谱图中，土霉素峰与美他环素峰间的分离度应大于 6.0。

测定法　精密量取供试品溶液与对照品溶液，注入液相色谱仪，记录色谱图。按外标法以峰面积计算供试品中 $C_{22}H_{22}N_2O_8$ 的含量。

第四节　大环内酯类抗生素的分析

大环内酯类抗生素是具有大环内酯的一类抗生素，多为碱性亲脂性化合物。对革兰氏阳性菌及支原体抑制活性较高。《中国药典》（2020 年版）收载的十四元环大环内酯类抗生素有红霉素、罗红霉素、克拉霉素等，十六元环大环内酯类抗生素有交沙霉素、麦白霉素、乙酰螺旋霉素等，以及半合成的十五元大环内酯类抗生素阿奇霉素等。

一、结构与性质

1. 结构

大环内酯类抗生素结构中含有一个十四元或十六元的大环内酯结构，并通过内酯环上的羟基和去氧氨基糖或 6-去氧糖缩合成碱性苷。《中国药典》（2020 年版）收载的典型大环内酯类抗生素结构见表 12-7。

表 12-7　典型大环内酯类抗生素的结构

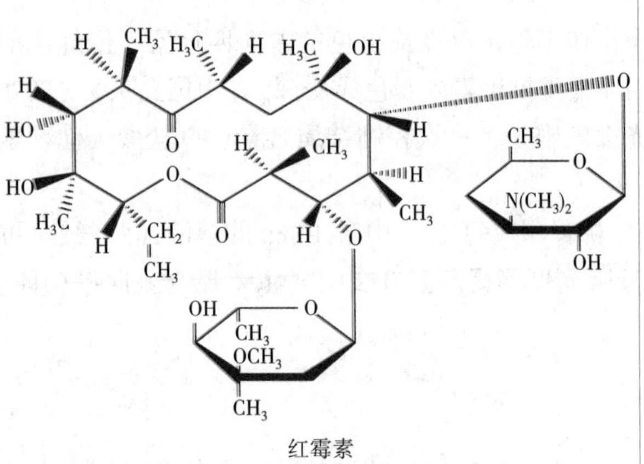

红霉素

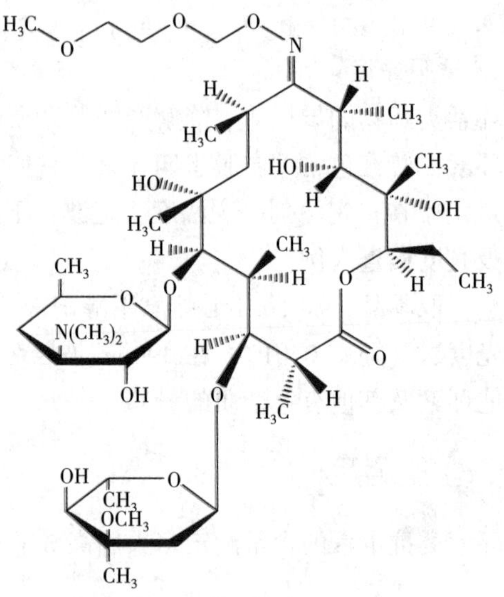

罗红霉素

名称与结构

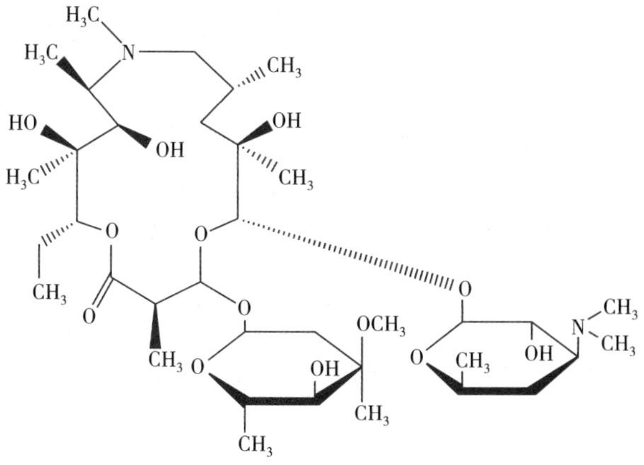

阿奇霉素　　　　　　　　　交沙霉素

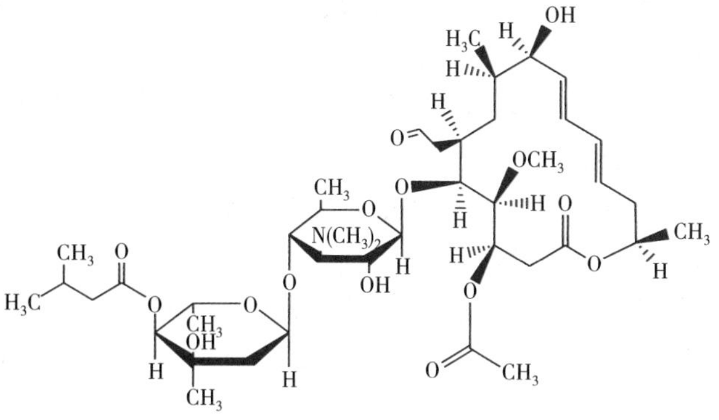

2. 性质

（1）溶解性

此类抗生素微有引湿性，在水中溶解性差，在乙醇、甲醇、丙酮中溶解，其盐溶于水。

（2）碱性

此类抗生素含有氨基，显碱性，可与酸成盐。

（3）稳定性

因为含有内酯结构和苷键，因此该类药物对酸碱不稳定，易发生内酯环开环、苷键水解以及脱酰基反应，药物的抗菌活性降低或丧失。

（4）旋光性

大环内酯类抗生素结构中含有多个手性碳原子，具有旋光性，可据此对原料药进行鉴别。

二、鉴别试验

1. 色谱法

薄层色谱法和高效液相色谱法目前广泛应用于该类抗生素的鉴别，通过比较供试品与对照品主斑点颜色、位置（R_f）或主峰保留时间（t_R）。《中国药典》（2020年版）中对于红霉素的鉴别采用高效液相色谱法，要求在红霉素组分项下记录的色谱图中，供试品溶液主峰的保留时间应与标准品溶液主峰的保留时间一致。

2. 光谱法

药典中大环内酯类抗生素均采用红外光谱法进行鉴别，以红霉素为例：本品的红外光吸收图谱应与对照的图谱一致。如不一致，取本品与标准品适量，加少量三氯甲烷溶解后，水浴蒸干，置五氧化二磷干燥器中减压干燥后测定，除 $1\,980\,cm^{-1}$ 至 $2\,050\,cm^{-1}$ 波长范围外，应与对照品的图谱一致。

三、特殊杂质检查

抗生素由于生产工艺复杂，易引入较多杂质，类似于β-内酰胺类、氨基糖苷类抗生素，大环内酯类抗生素的检查项目主要有酸碱度、有关物质、相关组分、残留溶剂、水分、炽灼残渣等。

1. 有关物质

有关物质的检查均采用高效液相色谱法，通过对照品法或主成分高低浓度对比法，以杂质峰面积与主峰面积的比值进行限量。《中国药典》（2020 年版）对阿奇霉素有关物质的检查：

稀释液　磷酸二氢铵溶液（称取磷酸二氢铵 1.73g，加水溶解并稀释至 1 000mL，用氨试液调节 pH 至 10±0.05）-甲醇-乙腈（7∶7∶6）。

供试品溶液　取本品适量，精密称定，加稀释液溶解并定量稀释制成每 1mL 中约含 10mg 的溶液。

对照溶液　精密量取供试品溶液 1mL，置 200mL 量瓶中，用稀释液稀释至刻度，摇匀。

杂质 S 对照品与杂质 A 对照品溶液　取杂质 S 对照品与杂质 A 对照品各适量，加稀释液溶解并稀释制成每 1mL 中各约含 0.05mg 的溶液。

系统适用性溶液　取阿奇霉素系统适用性对照品（含杂质 R、杂质 Q、杂质 J、杂质 I、杂质 H、阿奇霉素和杂质 B）适量，加杂质 S 对照品与杂质 A 对照品溶液溶解并稀释制成每 1mL 中约含 10mg 的溶液。

灵敏度溶液　精密量取对照溶液 10mL，置 50mL 量瓶中，用稀释液稀释至刻度，摇匀。

色谱条件　用十八烷基硅烷键合硅胶为填充剂；以磷酸盐缓冲液（取 0.05mol/L 磷酸氢二钾溶液，用 20% 的磷酸溶液调节 pH 至 8.2）-乙腈（45∶55）为流动相 A，以甲醇为流动相 B，柱温为 30℃（必要时适当调整）；按下表进行线性梯度洗脱；流速为每分钟 1.0mL，检测波长为 210nm；进样体积为 50μl。

时间（分钟）	流动相 A（%）	流动相 B（%）
0	75	25
35	95	5
64	95	5
65	75	25
71	75	25

注：tg 为红霉素 B 的保留时间

系统适用性要求　系统适用性溶液色谱图中，各峰之间的分离度均应大于 1.2，阿奇霉素峰的保留时间应在 30~40 分钟。灵敏度溶液色谱图中，主成分峰峰高的信噪比应大于 10。

测定法　精密量取供试品溶液与对照溶液，分别注入液相色谱仪，记录色谱图。

限度　供试品溶液色谱图中如有杂质峰，杂质 B 峰面积不得大于对照溶液主峰面积的 2 倍（1.0%），杂质 R、杂质 Q、杂质 J、杂质 I、杂质 S、杂质 A 与杂质 H 按校正后的峰面积计算（分别乘以校正因子 0.5、0.4、0.7、1.6、0.4、1.4、0.1）均不得大于对照溶液主峰面积（0.5%），其他单个杂质峰面积不得大于对照溶液主峰面积（0.5%），各杂质峰面积的和按校正后的峰面积计算不得大于对照溶液主峰面积的 4 倍（2.0%）（供注射用）。供试品溶液色谱图中如有杂质峰，杂质 B 峰面积不得大于对照溶液主峰面积的 4 倍（2.0%），杂质 R、杂质 Q、杂质 J、杂质 I、杂质 S、杂质 A 和杂质 H 按校正后的峰面积计算（分别乘以校正因子 0.5、0.4、0.7、1.6、0.4、1.4、0.1）均不得大于对照溶液主峰面积的 2 倍（1.0%），其他单个杂质峰面积不得大于对照溶液主峰面积的 2 倍（1.0%），各杂质峰面积的和按校正后的峰面积计算不得大于对照溶液主峰面积的 8 倍（4.0%）（供口服用）。小于灵敏度溶液主峰面积的峰忽略不计。

2. 相关组分

《中国药典》（2020 年版）中对于红霉素中红霉素组分的检查（表 12-7）：

照高效液相色谱法（通则0512）测定。

pH8磷酸盐溶液　取磷酸氢二钾11.5g，加水900mL使溶解，用10%磷酸溶液调节pH至8，用水稀释成1 000mL。

供试品溶液　取本品约40mg，精密称定，置10mL量瓶中，加甲醇4mL使溶解，用pH8磷酸盐溶液稀释至刻度，摇匀。

标准品溶液（1）　取红霉素标准品约40mg，精密称定，置10mL量瓶中，加甲醇4mL使溶解，用pH8磷酸盐溶液稀释至刻度，摇匀。

标准品溶液（2）　精密量取标准品溶液（1）1mL，置100mL量瓶中，用pH8磷酸盐溶液−甲醇（3∶2）稀释至刻度，摇匀。

系统适用性溶液（1）　取红霉素标准品约40mg，置10mL量瓶中，加甲醇4mL使溶解，用pH8磷酸盐溶液稀释至刻度，摇匀。

系统适用性溶液（2）　取红霉素系统适用性对照品40mg，置10mL量瓶中，加甲醇4mL使溶解，用pH8磷酸盐溶液稀释至刻度，摇匀。

色谱条件　用十八烷基硅烷键合硅胶为填充剂（XTerraRP C18柱，4.6mm×250mm，3.5μm或效能相当的色谱柱）；以乙腈−0.2mol/L磷酸氢二钾溶液（用磷酸调节pH至7）−水（35∶5∶60）为流动相A，以乙腈−0.2mol/L磷酸氢二钾溶液（用磷酸调节pH至7.0）−水（50∶5∶45）为流动相B，先以流动相A等度洗脱，待红霉素B洗脱完毕后立即按下表进行线性梯度洗脱；流速为每分钟1.0mL；柱温为65℃；检测波长为210nm；进样体积100μl。

时间（分钟）	流动相A（%）	流动相B（%）
0	100	0
t_g	100	0
t_g+2	0	100
t_g+9	0	100
t_g+10	100	0
t_g+20	100	0

注：t_g为红霉素B的保留时间。

系统适用性要求　系统适用性溶液（1）色谱图中，红霉素A峰的拖尾因子应不大于2.0。系统适用性溶液（2）色谱图，应与红霉素系统适用性对照品的标准图谱一致，红霉素A峰的保留时间约为23分钟，杂质A、杂质B、杂质C、杂质D、杂质E与杂质F的相对保留时间分别约为0.4、0.5、0.9、1.6、2.3和1.8，红霉素B与红霉素C的相对保留时间分别约为1.7和0.55，杂质B峰与红霉素C峰、红霉素B峰与杂质F峰间的分离度应不小于1.2，杂质C峰与红霉素A峰间的分离度应符合要求。

测定法　精密量取供试品溶液与标准品溶液（1）、标准品溶液（2），分别注入液相色谱仪，记录色谱图。

限度　按外标法以标准品溶液（1）中红霉素A的峰面积计算供试品中红霉素A的含量，按无水物计，不得少于93.0%；按外标法以标准品溶液（2）中红霉素A的峰面积计算供试品中红霉素B和红霉素C的含量，按无水物计，均不得过3.0%。

表 12-7 红霉素相关组分的结构

基本结构	名　称	取代基	
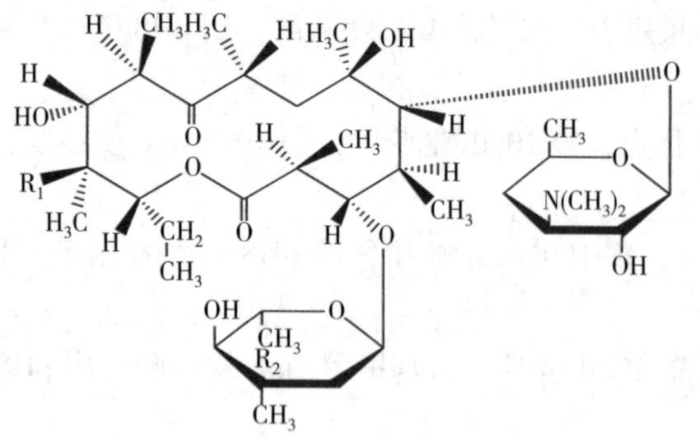	红霉素	R₁	R₂
	红霉素 A	OH	OCH₃
	红霉素 B	H	OCH₃
	红霉素 C	OH	OH

四、含量测定

《中国药典》（2020 年版）对本类药物的含量测定，主要采用抗生素微生物检定法和高效液相色谱法。阿奇霉素、罗红霉素等采用高效液相色谱法。抗生素的微生物检定法以抗生素抑制细菌生长的能力或其杀菌力来衡量抗生素活性（效价）。该法且灵敏度高、供试品用量少、试验结果与临床效果一致的优点。缺点是周期长、操作步骤烦琐、误差和影响因素多，因此，目前使用范围逐渐缩小，《中国药典》（2020 年版）中红霉素、麦白霉素采用抗生素微生物检定法。

本章小结

本章详细介绍了抗生素类药物的分类以及各类抗生素的结构与性质；《中国药典》（2020 年版）中涉及的典型药物的鉴别反应、检查方法与含量测定方法。

复习思考题

1. 简述抗生素类药物的分类以及各类药物的结构特点。
2. 简述 β-内酰胺类抗生素的鉴别反应。
3. 简述氨基糖苷类抗生素的特殊鉴别反应。
4. 碘量法测定青霉素含量的基本原理及空白试验和对照试验的目的。
5. 为什么说四环素类抗生素不稳定？简述四环素类药物的降解反应与特殊杂质。
6. 简述大环内酯类抗生素的稳定性与鉴别反应。
7. 简述有关物质与相关组分的区别与检查方式。
8. 总结各类抗生素的含量测定方法。

技能训练

实验 12-1　头孢噻吩钠中噻吩乙酸的检查

一、实验要求

1. 掌握头孢噻吩钠中杂质的检查方法。

2. 掌握紫外分光光度计的正确使用与维护。

二、实验概述

头孢噻吩钠具有共轭结构，在紫外区有明显吸收，而杂质噻吩-2-乙酸的紫外吸收很弱甚至没有，杂质的存在会影响药物溶液的吸光度大小，据此可以判断所含杂质是否超过限量。头孢噻吩钠和噻吩-2-乙酸结构式如下：

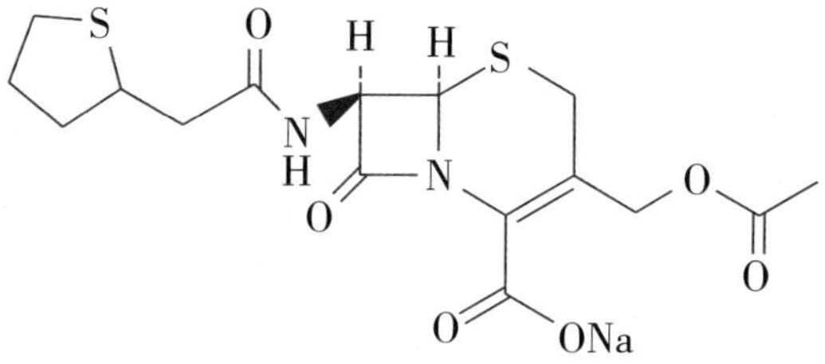

头孢噻吩钠 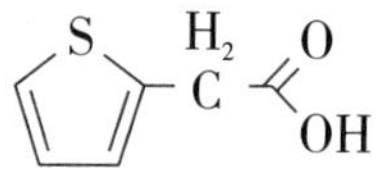　　　　　　　　　　　　　　　噻吩-2-乙酸

本任务根据药物与其杂质紫外吸收能力的不同对头孢噻吩钠中的杂质噻吩乙酸进行检查。通过工作任务的完成，使学生掌握实验原理与实验操作，能够初步掌握药品质量标准与质量分析过程。

三、实验内容

1. 仪器与试剂

仪器：紫外-可见分光光度计。

试剂：头孢噻吩钠、纯化水。

2. 操作方法

取本品适量，加水制成头孢噻吩钠溶液（20μg/mL），照紫外-可见分光光度法测定，该溶液在237nm波长处的吸光度值应在0.65~0.72。

3. 注意事项

供试品溶液在237nm波长处测得的吸光度值若大于0.72，说明有未除尽的噻吩乙酸，若低于0.65，说明该药物的降解产物超限。

四、结果记录

记录检验结果并判断检验结果是否符合标准规定。

实验 12-2　头孢氨苄胶囊的含量测定

一、实验要求

1. 掌握头孢氨苄胶囊含量测定的方法。

2. 熟悉高效液相色谱仪的正确使用与维护。

二、实验概述

本任务根据《中国药典》（2020年版）中的标准对头孢氨苄胶囊进行含量测定。通过工作任务的完成，使学生掌握实验原理与实验操作，能够初步掌握药品质量标准与质量分析过程。

三、实验内容

1. 仪器与试剂

仪器：温度计、湿度计、恒温干燥箱、电子天平、高效液相色谱仪（紫外检测器 254nm）、恒温水浴箱、容量瓶（50mL、100mL）、胶头滴管、量筒、称量瓶、药匙、研钵、进样器、玻璃漏斗、定量滤纸、刻度吸管（10mL）等。

试剂：头孢氨苄胶囊，头孢氨苄对照品，双蒸水，甲醇，醋酸钠，醋酸等。

2. 操作方法

（1）试液的配制

按照水–甲醇–3.86%醋酸钠溶液–4%醋酸溶液（742∶240∶15∶3）的比例配制流动相。

（2）操作过程

1）色谱条件与系统适用性试验：用十八烷基硅烷键合硅胶为填充剂；以水–甲醇–3.86%醋酸钠溶液–4%醋酸溶液（742∶240∶15∶3）为流动相；检测波长为254nm；取供试品溶液适量，在80℃水浴中加热60分钟，冷却，取20μl注入液相色谱仪，记录色谱图，头孢氨苄峰与相邻杂质峰的分离度应符合要求。

2）样品测定：取装量差异项下的内容物，混合均匀，精密称取适量（约相当于头孢氨苄0.1g），置100mL量瓶中，加流动相适量，充分振摇，使头孢氨苄溶解，再用流动相稀释至刻度，摇匀，滤过，精密量取续滤液10mL，置50mL量瓶中，用流动相稀释至刻度，摇匀，精密量取10μl注入液相色谱仪，记录色谱图；另取头孢氨苄对照品适量，同法测定。按外标法以峰面积计算，即得。

3. 注意事项

（1）流动相在分析流速下先对色谱柱平衡30分钟，待基线稳定后再开始分析；

（2）分析完毕，应用流动相冲洗色谱柱1小时。

四、结果记录

记录检验结果并判断检验结果是否符合标准规定［按照《中国药典》（2020年版）规定，本品含头孢氨苄（按 $C_{16}H_{17}N_3O_4S$ 计）应为标示量的90%~110%］。

附：按下式计算头孢氨苄胶囊的含量：

$$标示量(\%) = \frac{C_R \times A_x \times V \times n \times 平均装量}{W \times A_R \times 标示量} \times 100\%$$

式中：C_R 为对照品溶液的浓度，mg/mL；A_X 为供试品峰面积或峰高；V 为供试品初始溶解体积，mL；n 为稀释倍数；W 为供试品的取样量，mg；A_R 为对照品的峰面积或峰高。

第十三章 维生素类药物的分析

 本章要点

维生素又名维他命，是维持人体正常代谢功能所必需的一类生物活性物质，大多数体内不能自行合成，须从食物中摄取，虽然人体需要量很小，但一旦失衡将引起机体的病理变化。该类药物一般分为脂溶性维生素和水溶性维生素两大类。脂溶性维生素主要有维生素 A、D、E、K 等；水溶性维生素主要有维生素 B 族、维生素 C 等。本章主要介绍较常用的五种维生素（A、B_1、C、D、E）的分析。

 学习目标

- 掌握维生素 A、B_1、C、D、E 的鉴别和含量测定方法。
- 掌握典型药物的杂质检查方法。
- 熟悉维生素类药物鉴别和含量测定的原理。
- 了解维生素类药物的结构和理化性质与药物分析方法的关系。

 能力目标

- 掌握维生素 A、B_1、C、D、E 的鉴别方法。
- 掌握维生素 A、B_1、C、D、E 的含量测定方法。

第一节 维生素 A 的分析

维生素 A 包括维生素 A_1、A_2 和 A_3。其中，维生素 A_1 又称全反式维生素 A，维生素 A_2 又称去氢维生素 A，维生素 A_3 又称去水维生素。通常所说的维生素 A 是指维生素 A_1，又称视黄醇。人体若缺乏维生素 A，会影响身体发育，并出现皮肤干燥、眼干燥症、夜盲症等。维生素 A 的天然产品主要来自鱼肝油，它以各种酯类混合物的形式存在，其中主要为维生素 A 的醋酸酯或棕榈酸酯。目前，维生素 A 主要以人工合成的方式制取，其产品较纯净。《中国药典》（2020 年版）收载有维生素 A、维生素 A 软胶囊、维生素 AD 软胶囊以及维生素 AD 滴剂等。

一、结构与性质

1. 基本结构

维生素 A 的结构为具有一个共轭多烯醇侧链的环己烯，有多种立体异构体。其结构式为：

天然维生素 A 的主要成分见表 13-1。

表 13-1　天然维生素 A 的主要成分

名　称	-R	分子式	摩尔质量	晶型及熔点 F
维生素 A 醇	-H	$C_{20}H_{30}O$	286.44	黄色棱形结晶 62~64℃
维生素 A 醋酸酯	-COCH$_3$	$C_{22}H_{32}O_2$	328.48	淡黄色棱形结晶 57~58℃
维生素 A 棕榈酸酯	-COC$_{15}$H$_{31}$	$C_{36}H_{60}O_2$	524.84	无定型或结晶 28~29℃

现已发现有 6 种维生素 A 的异构体，天然维生素 A 为全反式维生素 A，即维生素 A_1。此外，鱼肝油中还含有维生素 A_2、维生素 A_3、鲸醇（维生素 A 醇的二聚体）。其中，维生素 A_1 活性最高，A_2 是 A_1 的 30%~40%，A_3 是 A_1 的 0.4%，鲸醇无生物活性。

维生素 A_2、维生素 A_3、维生素 A 顺反异构体及鲸醇等在 310~340nm 波长处均有紫外吸收，并能与显色试剂产生相近的颜色。所以，测定维生素 A 含量时，应考虑这些干扰因素。

2. 理化性质

（1）性状及溶解性

维生素 A 为淡黄色的油溶液或结晶与油的混合物。与三氯甲烷、乙醚、环己烷或石油醚能以任意比例混溶，易溶于异丙醇、脂肪和植物油，在乙醇中微溶，在水中不溶。

（2）易氧化变质

维生素 A 中的共轭多烯醇侧链，性质不稳定，易被空气中的氧或氧化剂氧化，遇光易变质。尤其在受热或有金属离子存在时，更易氧化变质，生成无生物活性的环氧化合物、继续氧化生成维生素 A 醛和维生素 A 酸。因此，《中国药典》（2020 年版）规定维生素 A 及其制剂应装于铝制或其他适宜的容器内，充氮气，密封，在凉暗处保存。

（3）脱水反应

维生素 A 遇酸不稳定，在一定条件下（如在无水氯化氢乙醇液中）可发生脱水反应，生成去水维生素 A。

（4）与三氯化锑呈色

维生素 A 的三氯甲烷溶液与三氯化锑作用显色，可作为维生素 A 定性、定量分析的依据。

（5）具紫外特征吸收

维生素 A 分子中具有共轭多烯醇的侧链结构，且与环己烯环共轭，在 325~328nm 波长处有最大吸收，此特性可用于鉴别和含量测定。其最大吸收峰的位置随溶剂的不同而异。维生素 A 在不同溶剂中的紫外吸收数据见表 13-2。

表 13-2　维生素 A 在不同溶剂中的紫外吸收数据

溶　剂	维生素 A 醋酸酯		维生素 A 醇	
	λ_{max}（nm）	$E_{1cm}^{1\%}$	λ_{max}（nm）	$E_{1cm}^{1\%}$
环己烷	327.5	1530	326.5	1755
异丙醇	325	1600	325	1820

二、鉴别方法

《中国药典》（2020 年版）利用三氯化锑反应鉴别该类药物。也可用紫外-可见分光光度法和薄层色谱法进行鉴别。

1. 三氯化锑反应

《中国药典》（2020 年版）收载的维生素 A 及其软胶囊、维生素 AD 软胶囊以及维生素 AD 滴剂均采用此法鉴别。下面以维生素 A 为例，介绍三氯化锑的鉴别方法。

（1）原理

维生素 A 在三氯甲烷溶液中，与饱和无水三氯化锑试剂中的氯化高锑作用形成正碳离子，而产生不稳定的蓝色，渐变成紫红色。

（2）鉴别方法

取维生素 A 1 滴，加三氯甲烷 10mL，振摇使其溶解；取出 2 滴，加三氯甲烷 2mL 与 25% 三氯化锑的三氯甲烷溶液 0.5mL，即显蓝色，渐变为紫红色。

（3）注意事项

①反应应在无水、无醇条件下进行。因为水可使三氯化锑水解成氯化氧锑（SbOCl），乙醇又可使碳正离子的正电荷消失。

②反应中实际起作用的可能是三氯化锑（sb3+）试剂中的氯化高锑（sb5+）。

③本反应专属性差，显色极不稳定，应立即观察。

2. 紫外鉴别法

（1）原理

维生素 A 的分子结构中存在 5 个共轭双键，故无水乙醇溶液在 326nm 波长处有最大吸收。在盐酸催化下加热，则发生脱水反应而生成去水维生素 A。后者比维生素 A 多一个共轭双键，故其最大吸收峰向长波长位移（红移），同时在 332nm 附近有曲折，在 348nm、367nm、389nm 附近有吸收峰。

（2）鉴别方法

取约相当于 10U 的维生素 A 供试品，加无水乙醇-盐酸（100：1）溶液溶解，立即用紫外-可见分光光度计在 300~400nm 波长范围内进行扫描，应仅在 326nm 波长处有单一的吸收峰。将此溶液置水浴上加热 30s，迅速使冷却，照上法进行扫描，则应在 348nm、367nm 和 389nm 波长处有三个尖锐的吸收峰，且在 332nm 波长处有较低的吸收峰或曲折。

3. 薄层色谱法

英国药典（BP）和美国药典（USP）曾用薄层色谱法对维生素 A 进行鉴别，但方法不完全相同，其中 BP 鉴别法可用作鉴别浓缩合成品维生素 A 的各种酯类（油剂）。

（1）BP 鉴别法　以硅胶 G 为吸附剂，环己烷-乙醚（80：20）为流动相。分别取供试品与对照品（不同维生素 A 酯类）的环己烷溶液（5IU/μl）各 2μl，点于薄层板上，不必挥散溶剂，立即展开。取出薄层板后，置空气中挥干，喷以三氯化锑溶液，比较供试品溶液和对照品溶液所显蓝色斑点位置，应一致。

（2）USP 鉴别法　以硅胶为吸附剂，环己烷-乙醚（80：20）为流动相，以维生素 A 的三氯甲烷溶液（约 1 500IU/mL）点样 0.01mL，展开 10cm，空气中挥干，以磷钼酸为显色剂显色。维生素 A 醇及其醋酸酯、棕榈酸酯均显蓝绿色，三者的 Rf 值分别为 0.1、0.45 和 0.7。

三、特殊杂质检查

《中国药典》（2020 年版）规定对维生素 A 和维生素 AD 滴剂进行酸值检查，维生素 A 还规定进行过氧化值检查。

1. 酸值检查

（1）原理

维生素 A 在制备过程中酯化不完全，或在贮藏过程中水解，均可生成醋酸。而酸度大，不利于维生素 A 的稳定。

（2）方法

取乙醇与乙醚各 15mL，置锥形瓶中，加酚酞指示液 5 滴，滴加氢氧化钠滴定液（0.1mol/L）至微显粉红色，再加本品 2g，振摇使溶解，用氢氧化钠滴定液（0.1mol/L）滴定，酸值应不大于 2。

酸值计算公式为：

$$供试品的酸值 = \frac{A \times 5.61}{W}$$

式中：A 为消耗氢氧化钠滴定液的体积，mL；W 为供试品的取样量，g。

（3）注意事项

酸值在 10 以下时，需用 10mL 的半微量滴定管。

2. 过氧化值的检查

（1）原理

维生素 A 结构中的共轭双键，易被氧化生成过氧化物等杂质，因此用氧化还原滴定法中的碘量法检查。

（2）方法

取本品 1g，加冰醋酸-三氯甲烷（6∶4）30mL，振摇使溶解，加碘化钾的饱和溶液 1mL，振摇 1 分钟，加水 100mL 与淀粉指示液 1mL，用硫代硫酸钠滴定液（0.01mol/L）滴定至紫蓝色消失，并将滴定的结果用空白试验校正。消耗硫代硫酸钠滴定液（0.01mol/L）不得过 1.5mL。

四、含量测定

维生素 A 及其制剂的含量测定方法较多，最初采用生物学方法测定其生物活性，后采用三氯化锑比色法，该法专属性差，测定结果受水分和温度影响较大且显色极不稳定，但由于操作简便快捷，目前仍用于食品和饲料中维生素 A 的含量测定。《中国药典》（2020 年版）现采用紫外-可见分光光度法及高效液相色谱法测定。

1. 紫外-可见分光光度法

紫外-可见分光光度法在《中国药典》（2020 年版）"维生素 A 测定法"中列为第一法，又称三点校正法。该法是利用维生素 A 在 325～328nm 波长范围内有最大吸收峰而进行含量测定。由于维生素 A 制剂中含有稀释用油，维生素 A 原料中混有其他杂质，这些杂质在 325～328nm 波长处可能也有吸收，对维生素 A 的测定有干扰。因此，用三点校正法消除干扰物质吸收所引入的误差，以提高测定结果的准确性。三点校正法的原理主要基于以下两点：一是物质对光吸收呈加和性，即在供试品的吸收曲线上，各波长处的吸光度是维生素 A 与干扰杂质吸光度的代数和，其吸收曲线也是二者吸收的叠加；二是干扰物质的吸收在 310～340nm 波长范围内呈线性，且随波长的增大而吸光度变小。

三点校正法中的三个波长分别选在维生素 A 的最大吸收波长处（328nm）以及该波长的两侧各一点，三个波长的选择有以下两种方法：

A. 等波长差法，使 $\lambda_3 - \lambda_1 = \lambda_1 - \lambda_2$。测定维生素 A 醋酸酯时，采用三个波长分别是 328nm、316nm、340nm，$\Delta\lambda = 12nm$；

B. 等吸收比法，测定维生素 A 醇时，使 $A_{\lambda_2} = A_{\lambda_3} = 6/7A_{\lambda_1}$，三个波长分别是 310nm、

325nm、340nm。

（1）直接测定法

直接测定法是直接用溶剂溶解供试品后进行含量测定的方法。适用于纯度高、干扰杂质较少的维生素 A 醋酸酯的测定。

①测定方法　取供试品适量，精密称定，加环己烷溶解并定量稀释制成每 1mL 中含 9~15 单位的溶液，照紫外-可见分光光度法，测定其吸收峰的波长，并分别在 300nm、316nm、328nm，340nm、360nm 五个波长处测其吸光度，计算各吸光度与波长 328nm 处吸光度的比值（Ai/A328）和波长 328nm 处的（$E_{1cm}^{1\%}$）值，并与表 13-3 中规定的理论值比较。

表 13-3　维生素 A 在不同波长处与 328nm 的吸光度比值理论值

波长（nm）	300	316	328	340	360
吸光度比值	0.555	0.907	1.000	0.811	0.299

②含量计算公式

如果吸收峰波长在 326~329nm，且所测得各波长吸光度比值不超过表中规定的 ±0.02，可用下式计算含量：每 1g 供试品中含有的维生素 A 的单位 = $E_{1cm}^{1\%}$（328nm）×1 900

式中，1 900 为维生素 A 醋酸酯的效价换算因数。

如果吸收波长在 326~329nm，但所测得的各波长吸光度比值超过表中规定值的 ±0.02，应按下式求出校正后的吸光度，然后再计算含量：

$$A_{328校正} = 3.52（2A_{328} - A_{316} - A_{340}）$$

如果在 328nm 处的校正吸光度与未校正吸光度相差不超过 ±3.0%，则不用校正，仍以未经校正的吸光度计算含量。

如果校正吸光度与未校正吸光度相差在 -15% 至 -3%，则以校正吸光度计算含量。

如果校正吸光度超出未校正吸光度的 -15% 至 -3% 的范围，或者吸收峰波长不在 326~329nm，则供试品须按皂化法测定。

（2）皂化法

皂化法系经皂化提取，除去干扰杂质后再进行含量测定的方法。适用于含干扰杂质较多的维生素 A 醇的测定。

①测定方法　精密称取一定量供试品（约相当于维生素 A 总量 500 单位以上，重量不多于 2g），置皂化瓶中，加乙醇 30mL 与 50% 氢氧化钾溶液 3mL，置水浴中煮沸回流 30 分钟，冷却后，自冷凝管顶端加水 10mL 冲洗冷凝管内部管壁，将皂化液移至分液漏斗中（分液漏斗活塞涂以甘油淀粉润滑剂），皂化瓶用水 60~100mL 分数次洗涤，洗液并入分液漏斗中，用不含过氧化物的乙醚振摇提取 4 次，每次振摇约 5 分钟，第一次 60mL，以后各次 40mL，合并乙醚液，用水洗涤数次，每次约 100mL，洗涤应缓缓旋动，避免乳化，直至水层遇酚酞指示液不再显红色，乙醚液用铺有脱脂棉与无水硫酸钠的滤器滤过，滤器用乙醚洗涤，洗液与乙醚液合并，置 250mL 量瓶中，用乙醚稀释至刻度，摇匀；精密量取适量，置蒸发皿内，微温挥去乙醚，迅速加异丙醇溶解并定量稀释制成每 1mL 中含维生素 A9~15 单位，照紫外-可见分光光度法（通则 0401），在 300nm、310nm、325nm 与 334nm 四个波长处测定吸光度，并测定吸收峰的波长。吸收峰的波长应在 323~327nm，且 300nm 波长处的吸光度与 325nm 波长处的吸光度的比值应不超过 0.73。

②含量计算公式

按下式计算校正吸光度，

$$A_{325校正} = 6.815A_{325} - 2.555A_{310} - 4.260A_{334}$$

每 1g 供试品中含维生素 A 的单位 $= E_{1cm}^{1\%}$（325nm，校正）$\times 1830$

式中：1830 为维生素 A 醇的效价换算因数。

如果校正吸光度在未校正吸光度的 97%～103%，则仍以未经校正的吸光度计算含量。

如果吸收峰的波长不在 323～327nm，或 300nm 波长处的吸光度与 325nm 波长处的吸光度的比值超过 0.73，则应自上述皂化后的乙醚提取液 250mL 中，另精密量取适量（相当于维生素 A300～400 单位），微温挥去乙醚至约剩 5mL，再在氮气流下吹干，立即精密加入甲醇 3mL，溶解后，采用维生素 D 测定法（通则 0722）第二法项下的净化用色谱系统，精密量取溶解后溶液 500μl，注入液相色谱仪，分离并准确收集含有维生素 A 的流出液，在氮气流下吹干，而后照上述方法自"迅速加异丙醇溶解"起，依法操作并计算含量。

（3）注意事项

上述直接测定法和皂化法操作中应注意四方面的问题：①测定前应对仪器的波长及比色池在各测定波长的配对性进行校正，否则会产生较大误差。②测定时应在半暗室中尽快进行，且所用试药不得含有氧化性物质，以防止维生素 A 被紫外线和氧化剂氧化破坏。③皂化提取时应缓缓旋动，防止乳化。④溶剂环己烷中可能含有苯等具紫外吸收的杂质，应按紫外-可见分光光度法检查，如不符合规定，可用发烟硫酸处理后，以少量水及稀氢氧化钠溶液洗至不呈酸性，再用水洗去碱性，分取的有机层用无水氯化钙脱水、蒸馏，也可通过 40～60 目的色谱用硅胶处理。

2. 高效液相色谱法

高效液相色谱法在《中国药典》（2020 年版）"维生素 A 测定法"中列为第二法，适用于维生素 A 醋酸酯原料及其制剂中维生素 A 的含量测定。测定方法如下：

色谱条件与系统适用性试验 用硅胶为填充剂，以正己烷-异丙醇（997∶3）为流动相，检测波长为 325nm。取系统适用性溶液 10μl 注入色谱仪，调整色谱系统，维生素 A 醋酸酯峰与其顺式异构体峰的分离度应大于 3.0。精密量取对照品溶液 10μl 注入色谱仪，连续进样 5 次，主成分峰面积的相对标准偏差不得过 3.0%。

系统适用性试验溶液的制备 取维生素 A 对照品适量（约相当于维生素 A 醋酸酯 300mg），置烧杯中，加入碘试液 0.2mL，混匀，放置约 10 分钟，定量转移至 200mL 量瓶中，用正己烷稀释至刻度，摇匀，精密量取 1mL，置 100mL 量瓶中，用正己烷稀释至刻度，摇匀。

测定法 精密称取供试品适量（约相当于 15mg 维生素 A 醋酸酯），置 100mL 量瓶中，用正己烷稀释至刻度，摇匀，精密量取 5mL，置 50mL 量瓶中，用正己烷稀释至刻度，摇匀，作为供试品溶液。另精密称取维生素 A 对照品适量，同法制成对照品溶液。精密量取供试品溶液与对照品溶液各 10μl，分别注入液相色谱仪，记录色谱图，按外标法以峰面积计算，即得。

第二节 维生素 D₂、D₃ 的分析

维生素 D 是一种脂溶性维生素，也被看作是一种作用于钙、磷代谢的激素前体，它与阳光有密切关系，所以又叫"阳光维生素"。维生素 D 是一族 A、B、C、D 环结构相同，但侧链不同的一类复合物的总称，A、B、C、D 环的结构来源于类固醇的环戊氢烯菲环结构，目前已知的维生素 D 至少有 10 种，但最重要的是维生素 D₂ 和维生素 D₃。

一、结构与性质

维生素 D₂ 为 9，10-开环麦角甾 5，7，10（19），22-四烯 3β-醇，维生素 D₃ 为 9，10-开环胆甾-

5，7，10（19）三烯-3β-醇，两者化学结构十分相似，其差别仅是维生素 D_2 比维生素 D_3 在侧链上多一个双键，C_{24} 上多一个甲基。由于分别可从麦角甾醇和7-去氢胆固醇经紫外线照射后转化得到，故又分别叫做麦角骨化醇和胆固化醇。维生素 D_2、D_3 为无色针状结晶或白色结晶性粉末，无臭，遇光或空气均易变质。其结构如下：

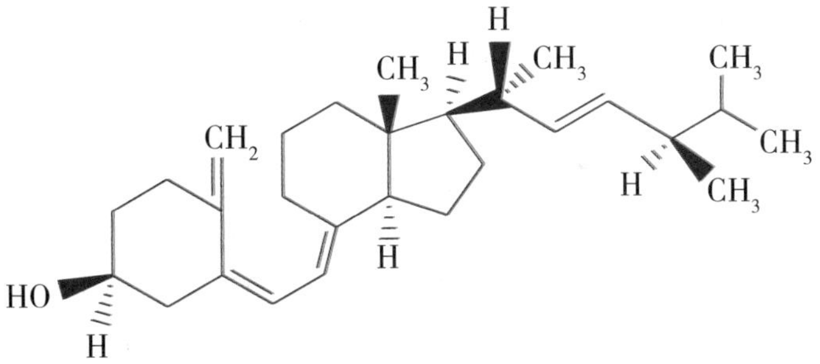

维生素 D_2

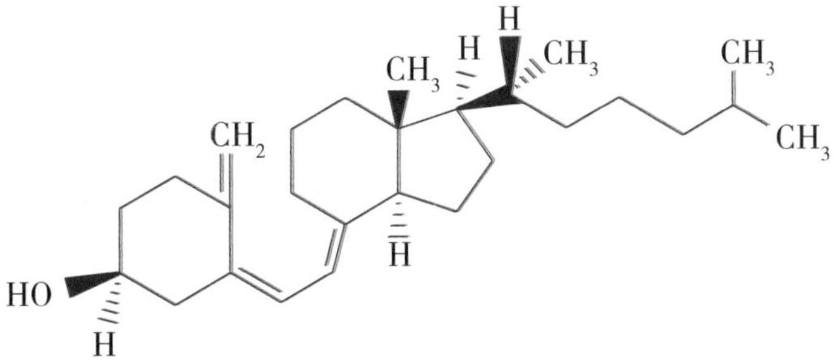

维生素 D_3

1. 溶解性　维生素 D_2 在三氯甲烷中极易溶解，在乙醇、丙酮或乙醚中易溶；维生素 D_3 在乙醇、丙酮、三氯甲烷或乙醚中极易溶解，二者均在植物油中略溶，在水中不溶。

2. 不稳定性　维生素 D_2、D_3 因含有多个烯键，所以极不稳定，遇光或空气及其他氧化剂均发生氧化而变质，使效价降低，毒性增强，二者均需注意贮藏。

3. 旋光性　维生素 D_2 具有 6 个手性碳原子，维生素 D_3 具有 5 个手性碳原子，所以二者均有旋光性。

4. 呈色反应　维生素 D_2、D_3 具有甾类化合物的显色反应，取本品约 0.5mg，加三氯甲烷 5mL 溶解后，加醋酐 0.3mL 与硫酸 0.1mL 振摇，初显黄色，渐变红色，迅即变为紫色、蓝绿色，最后变为绿色。

5. 紫外吸收特征　二者分子结构中均有共轭体系，在紫外光区均有吸收。照紫外-可见分光光度法（通则 0401）在 265nm 的波长处测定吸光度，维生素 D_2 的吸收系数（$E_{1cm}^{1\%}$）为 460~490，维生素 D_3 为 465~495。药典常采用紫外吸收光谱法进行鉴别。

二、鉴别试验

1. 显色反应

醋酐-浓硫酸反应：《中国药典》（2020 年版）采用此方法进行鉴别，取维生素 D_2 或 D_3 约 0.5mg，加三氯甲烷 5mL 溶解后，加醋酐 0.3mL 与硫酸 0.1mL 振摇，初显黄色，渐变红色，迅即变为紫色，最后变为绿色。

2. 其他鉴别方法

《中国药典》（2020 年版）还采用红外吸收光谱法及高效液相色谱法对维生素 D_2、维生素 D_3 进行鉴别。

三、特殊杂质检查

1. 麦角甾醇的检查

《中国药典》（2020 年版）规定维生素 D_2 进行麦角甾醇的杂质检查，而维生素 D_3 不做要求。

取本品 10mg，加 90% 乙醇 2mL 溶解后，加洋地黄皂苷溶液（取洋地黄皂苷 20mg，加 90% 乙醇 2mL，加热溶解制成）2mL，混合，放置 18 小时，不得发生浑浊或沉淀。

2. 有关物质的检查

《中国药典》（2020 年版）中维生素 D_2、维生素 D_3 均进行有关物质检查，以维生素 D_3 有关物质检查为例：取本品约 25mg，置 100mL 棕色量瓶中，加异辛烷 80mL，避免加热，超声 1 分钟使完全溶解，放冷，用异辛烷稀释至刻度，摇匀，作为供试品溶液；精密量取 1mL，置 100mL 棕色量瓶中，用异辛烷稀释至刻度，摇匀，作为对照溶液。照含量测定项下的色谱条件，精密量取供试品溶液与对照溶液各 100μl，分别注入液相色谱仪，记录色谱图至维生素 D_3 峰保留时间的 2 倍。供试品溶液的色谱图中如有杂质峰，除前维生素 D_3 峰外，单个杂质峰面积不得大于对照溶液主峰面积的 0.5 倍（0.5%），各杂质峰面积的和不得大于对照溶液主峰面积（1.0%）。

四、含量测定

《中国药典》（2020 年版）采用高效液相色谱法（通则 0512）测定维生素 D（包括维生素 D_2 和维生素 D_3，下同）及其制剂、维生素 AD 制剂或鱼肝油中所含维生素 D 及前维生素 D 经折算成维生素 D 的总量，以单位表示，每单位相当于维生素 D 0.025μg。测定应在半暗室中及避免氧化的情况下进行。无维生素 A 醇和其他成分干扰的供试品可用（通则 0722）第一法测定，否则应按第二法处理后测定；如果按第二法处理后，前维生素 D 峰仍受杂质干扰，仅有维生素 D 峰可以分离时，则应按第三法测定；存在维生素 A 醇和其他成分干扰的供试品也可按第四法测定。

第三节　维生素 E 的分析

维生素 E 是一种脂溶性维生素，其水解产物为生育酚，是最主要的抗氧化剂之一。《中国药典》（2020 年版）收载了维生素 E、维生素 E 片、维生素 E 软胶囊、维生素 E 注射液、维生素 E 粉。

一、结构与性质

维生素 E 为苯并二氢吡喃醇衍生物，苯环上有一个乙酰化的酚羟基，故又称为生育酚醋酸酯。有天然型与合成型，合成型为（±）-2，5，7，8-四甲基-2-（4，8，12-三甲基十三烷基）-6-苯并二氢吡喃醇醋酸酯或 dl-α-生育酚醋酸酯，天然型为（+）-2，5，7，8-四甲基-2-（4，8，12-三甲基十三烷基）-6-苯并二氢吡喃醇醋酸酯或 d-α-生育酚醋酸酯。天然型为右旋体，合成品为消旋体。一般药用为合成品，故称消旋-α-生育酚醋酸酯。

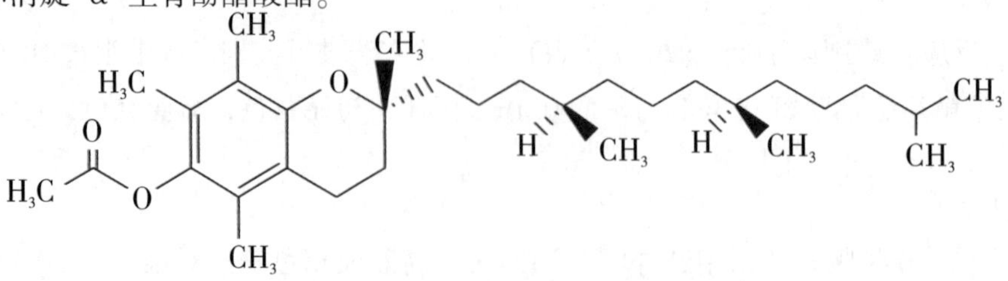

天然型维生素 E

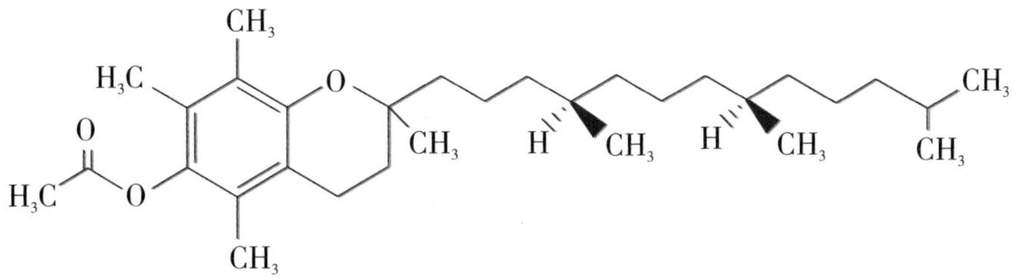

合成型维生素 E

1. 溶解性

维生素 E 在无水乙醇、丙酮、乙醚或植物油中易溶，在水中不溶。

2. 水解性

维生素 E 有酯键，可水解，生成的生育酚极不稳定，是维生素 E 变质的重要原因。

3. 氧化性

维生素 E 在无氧条件下对热稳定，加热 200℃ 也不破坏，但对氧十分敏感，遇光、空气可被氧化。其氧化产物为 α-生育醌和 α-生育醌二聚体。二者均需注意贮藏。

4. 紫外吸收特征

维生素 E 结构中有苯环，在紫外光区有吸收。其无水乙醇溶液在 284nm 波长处有最大吸收，吸收系数（$E_{1cm}^{1\%}$）为 41.0~45.0。

二、鉴别试验

1. 硝酸反应

维生素 E 在 HNO_3 酸性条件下，水解生成 α-生育酚，生育酚被 HNO_3 氧化为邻醌结构的生育红显橙红色。其鉴别方法为：取本品约 30mg，加无水乙醇 10mL 溶解后，加硝酸 2mL，摇匀，在 75℃ 加热约 15 分钟，溶液显橙红色。

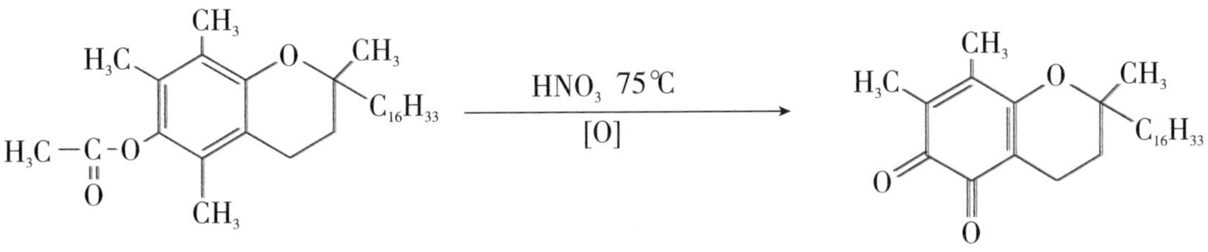

维生素 E   生育红（橙红色）

2. 三氯化铁-联吡啶反应

维生素 E 在碱性条件下加热，可水解生成游离 α-生育酚，生育酚被 $FeCl_3$ 氧化为对-生育醌；同时，Fe^{3+} 被还原为 Fe^{2+}，Fe^{2+} 与联吡啶生成红色的配位离子。

方法：取本品约 10mg，加乙醇制氢氧化钾试液 2mL，煮沸 5 分钟，放冷，加水 4mL 与乙醚 10mL，振摇，静置使分层；取乙醚液 2mL，加 2,2′-联吡啶的乙醇溶液（0.5→100）数滴与三氯化铁的乙醇溶液（0.2→100）数滴，应显血红色。

3. 其他方法

《中国药典》（2020 年版）同时采用气相色谱法和红外分光光度法鉴别维生素 E。

三、特殊杂质检查

《中国药典》（2020 年版）收载维生素 E 须进行酸度检查、生育酚（天然型）检查、有关物质（合成型）检查及残留溶剂（天然型正己烷）检查。

1. 酸度

维生素 E 在制备过程中可能引入游离醋酸，因此必须检查酸度。

方法 取乙醇与乙醚各 15mL，置锥形瓶中，加酚酞指示液 0.5mL，滴加氢氧化钠滴定液（0.1mol/L）至微显粉红色，加本品 1.0g，溶解后，用氢氧化钠滴定液（0.1mol/L）滴定，消耗的氢氧化钠滴定液（0.1mol/L）不得过 0.5mL。

2. 生育酚（天然型）

维生素 E 中未酯化的游离生育酚是一种特殊杂质，利用其具有还原性，可以被硫酸铈定量氧化，以此控制游离生育酚限量。

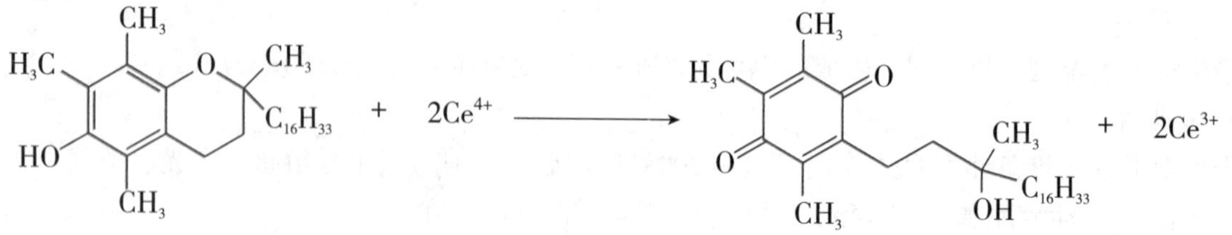

方法 取本品 0.10g，加无水乙醇 5mL 溶解后，加二苯胺试液 1 滴，用硫酸铈滴定液（0.01mol/L）滴定，消耗的硫酸铈滴定液（0.01mol/L）不得过 1.0mL。

3. 有关物质（合成型）

方法 取本品，用正己烷稀释制成每 1mL 中约含 2.5mg 的溶液，作为供试品溶液；精密量取适量，用正己烷定量稀释制成每 1mL 中含 25μg 的溶液，作为对照溶液。照含量测定项下的色谱条件，精密量取供试品溶液与对照溶液各 1μl，分别注入气相色谱仪，记录色谱图至主成分峰保留时间的 2 倍，供试品溶液的色谱图中如有杂质峰，α-生育酚（杂质Ⅰ）（相对保留时间约为 0.87）的峰面积不得大于对照溶液主峰面积（1.0%），其他单个杂质峰面积不得大于对照溶液主峰面积的 1.5 倍（1.5%），各杂质峰面积的和不得大于对照溶液主峰面积的 2.5 倍（2.5%）。

4. 残留溶剂（天然型正己烷）

正己烷对人体有害，药典规定检查方法如下：取本品，精密称定，加 N，N-二甲基甲酰胺溶解并定量稀释制成每 1mL 中约含 50mg 的溶液，作为供试品溶液；另取正己烷，加 N，N-二甲基甲酰胺定量稀释制成每 1mL 中约含 10μg 的溶液，作为对照品溶液。照残留溶剂测定法（通则 0861 第一法）试验，以 5%苯基甲基聚硅氧烷为固定液（或极性相近的固定液），起始柱温为 50℃，维持 8 分钟，然后以每分钟 45℃的速率升温至 260℃，维持 15 分钟。正己烷的残留量应符合规定（天然型）。

四、含量测定

维生素 E 的含量测定方法很多，例如，铈量法、比色法、荧光法、高效液相色谱法、气相色谱法等。《中国药典》（2020 年版）采用气相色谱法测定维生素 E、维生素 E 片、维生素 E 软胶囊、维生素 E 注射液、维生素 E 粉的含量。测定方法如下。

1. 色谱条件与系统适用性试验 用硅酮（OV-17）为固定液，涂布浓度为 2%的填充柱，或用 100%二甲基聚硅氧烷为固定液的毛细管柱；柱温为 265℃。理论板数按维生素 E 峰计算不低于 500（填充柱）或 5 000（毛细管柱），维生素 E 峰与内标物质峰的分离度应符合要求。

2. 校正因子的测定 取正三十二烷适量，加正己烷溶解并稀释成每 1mL 含 1.0mg 的溶液，作为内标溶液。另取维生素 E 对照品约 20mg，精密称定，置棕色具塞瓶中，精密加内标溶液 10mL，密塞，振摇使溶解，作为对照品溶液，取 1~3μl 注入气相色谱仪，计算校正因子。

3. 测定法 取本品约 20mg，精密称定，置棕色具塞瓶中，精密加内标溶液 10mL，密塞，振摇使溶解，作为供试品溶液；取 1~3μl 注入气相色谱仪，测定，计算，即得。

第四节 维生素 B_1 的分析

维生素 B_1，又称盐酸硫胺，是由氨基嘧啶环和噻唑环通过亚甲基连接而成的季铵类化合物。具有维持糖代谢、神经传导、消化等正常功能的作用，主要用于治疗脚气病、多发性神经炎和胃肠道疾病。广泛存在于米糠、麦麸和酵母中，也可人工合成。

一、结构与性质

1. 基本结构

维生素 B_1，又称盐酸硫胺，是由氨基嘧啶环和噻唑环通过亚甲基连接而成的季铵类化合物，噻唑环上季铵及嘧啶环上氨基为碱性基团，可与酸成盐，如盐酸、硝酸及氢溴酸。

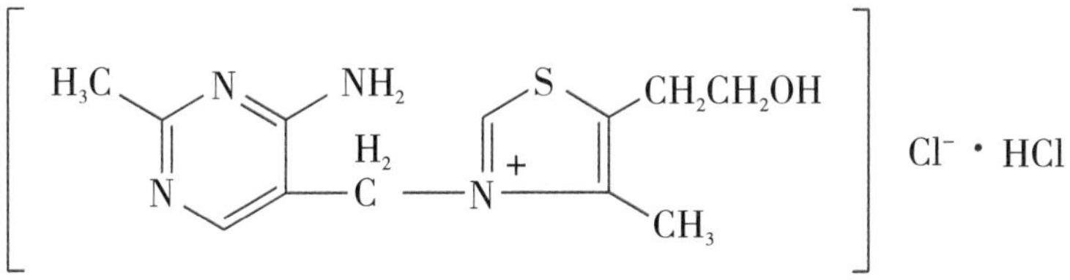

2. 主要理化性质

（1）性状与溶解性

该药物为白色结晶或结晶性粉末；有微弱的特臭，味苦；干燥品在空气中迅即吸收约 4% 的水分。易溶于水，微溶于乙醇，不溶于乙醚。

（2）酸性

本品水溶液显酸性，且在酸性溶液中稳定。

（3）硫色素反应

结构中的噻唑环在碱性介质中可开环，再与嘧啶环上的氨基环合，被铁氰化钾氧化生成具有荧光的硫色素。该反应是维生素 B_1 的专属性反应。

（4）与生物碱沉淀试剂的反应

维生素 B_1 结构中的两个杂环可与生物碱沉淀试剂硅钨酸、碘化汞钾等反应生成沉淀，可用于鉴别和含量测定。

（5）氯化物的鉴别反应

维生素 B_1 分子中具有 Cl^-，且为盐酸盐，其水溶液显氯化物的鉴别反应。

（6）紫外特征吸收

维生素 B_1 的 12.5μg/mL 的盐酸溶液（9→1 000）在 246nm 波长处有最大吸收，吸收系数为 406~436。

二、鉴别方法

1. 硫色素反应

维生素 B_1 在碱性溶液中，可被铁氰化钾氧化生成硫色素，硫色素溶于正丁醇（或异丁醇、异戊醇）

中，显蓝色荧光。《中国药典》（2020 年版）以此作为维生素 B_1 原料药及其片剂和注射液的鉴别方法。

例如，维生素 B_1 原料药的鉴别方法：取本品约 5mg，加氢氧化钠试液 2.5mL 溶解后，加铁氰化钾试液 0.5mL 与正丁醇 5mL，强力振摇 2 分钟，放置使分层，上面的醇层显强烈的蓝色荧光，加酸使成酸性，荧光即消失；再加碱使成碱性，荧光又显出。

2. 红外鉴别法

维生素 B_1 含有共轭双键，《中国药典》（2020 年版）中维生素 B_1 原料药采用本法鉴别。

鉴别方法：取供试品适量，加水溶解，水浴蒸干，在 105℃ 干燥 2 小时测定，其红外光吸收图谱应与《药品红外光谱集》中的标准对照图谱一致。

3. 氯化物反应

维生素 B_1 的水溶液显氯化物的鉴别反应。《中国药典》（2020 年版）以此作为维生素 B_1 原料药及其片剂和注射液的鉴别方法。

4. 硝酸铅反应

维生素 B_1 与 NaOH 共热，分解产生硫化钠，与硝酸铅反应生成黑色的硫化铅沉淀。

5. 红外鉴别法

维生素 B_1 含有共轭双键，《中国药典》（2020 年版）中维生素 B_1 原料药采用本法鉴别。

鉴别方法：取供试品适量，加水溶解，水浴蒸干，在 105℃ 干燥 2 小时测定，其红外光吸收图谱应与《药品红外光谱集》中的标准对照图谱（光谱集 1205 图）一致。

三、特殊杂质检查

维生素 B_1 的检查项目较多，有酸度、溶液的澄清度与颜色、硫酸盐、硝酸盐、有关物质、干燥失重、炽灼残渣、铁盐、重金属、总氯量的检查。维生素 B_1 制剂除要求应符合其相应剂型下的有关规定外，还要求对维生素 B_1 注射液进行 pH 检查。《中国药典》（2020 年版）采用高效液相色谱法检查维生素 B_1 及其制剂中的有关物质。

例如，维生素 B_1 原料药中有关物质的检查方法如下：

色谱条件与系统适用性试验　用十八烷基硅烷键合硅胶为填充剂；以甲醇-乙腈-0.02mol/L 庚烷磺酸钠溶液（含 1% 三乙胺，用磷酸调 pH 至 5.5）（9：9：82）为流动相，检测波长为 254nm，理论板数按维生素 B_1 峰计算不低于 2 000，维生素 B_1 峰与相邻峰的分离度均应符合要求。

检查方法

取本品，精密称定，用流动相溶解并稀释制成每 1mL 中约含 1mg 的溶液，作为供试品溶液；精密量取 1mL，置 100mL 量瓶中，用流动相稀释至刻度，摇匀，作为对照溶液。照高效液相色谱法（通则 0512）试验，精密量取供试品溶液与对照液溶液各 20μl，分别注入液相色谱仪，记录色谱图至主峰保留时间的 3 倍。供试品溶液色谱图中如有杂质峰，各杂质峰面积的和不得大于对照溶液主峰面积的 0.5 倍（0.5%）。

四、含量测定

《中国药典》（2020 年版）采用非水滴定法对维生素 B_1 原料药进行含量测定，采用紫外-可见分光光度法测定维生素 B_1 片剂及注射液的含量。

1. 非水溶液滴定法

维生素 B_1 分子结构中含有两个碱性基团，即嘧啶环上的氨基和噻唑环上的季铵基团，在非水溶液中均可与高氯酸定量反应。该法简便、快速、准确。

操作中加入醋酸汞的目的是消除氢卤酸盐对非水滴定的干扰。醋酸汞可与氢卤酸形成难以电离的卤化汞，而维生素 B₁ 转变成醋酸盐，然后再用高氯酸滴定。

测定方法：取本品约 0.12g，精密称定，加冰醋酸 20mL 微热使溶解，放冷，加醋酐 30mL，照电位滴定法（通则 0701），用高氯酸滴定液（0.1mol/L）滴定，并将滴定的结果用空白试验校正。每 1mL 高氯酸滴定液（0.1mol/L）相当于 16.86mg 的 $C_{12}H_{17}ClN_4OS \cdot HCl$。

2. 紫外–可见分光光度法

维生素 B₁ 分子结构中具有共轭双键，在紫外光区有吸收。在 pH2 的溶液中，于 246nm 波长处有最大吸收，测其吸光度即可计算含量。

例如，维生素 B₁ 片的测定方法为：取维生素 B₁ 片 20 片，精密称定，研细，精密称取适量（约相当于维生素 B₁25mg），置 100mL 量瓶中，加盐酸溶液（9→1 000）约 70mL，振摇 15 分钟使维生素 B₁ 溶解，加盐酸溶液（9→1 000）稀释至刻度，摇匀，用干燥滤纸滤过，精密量取续滤液 5mL，至另一 100mL 量瓶中，再加盐酸溶液（9→1 000）稀释至刻度，摇匀，照紫外–可见分光光度法（通则 0401），在 246nm 的波长处测定吸光度，按 $C_{12}H_{17}ClN_4OS \cdot HCl$ 的吸收系数（$E_{1cm}^{1\%}$）为 421 计算，即得。

含量计算公式为：

$$标示量（\%）= \frac{A \times V \times n \times \overline{W}}{E_{1cm}^{1\%} \times l \times 100 \times W \times 标示量} \times 100\%$$

式中：A 为供试品在 246nm 波长处测得的吸光度；

$E_{1cm}^{1\%}$ 为维生素 B₁ 的吸收系数，按 421 计算；

V 为供试品初始溶解的体积，mL；

n 为供试品溶液的稀释倍数；

W 为供试品的取样量，g；

$\overline{W}$ 为平均片重，g。

第五节 维生素 C 的分析

维生素 C 又称 L–抗坏血酸，其化学结构与糖类十分相似，有两个手性碳原子，有四种光学异构体，其中以 L–构型右旋体的生物活性最强。中、美、英、日等各国药典收载的都是 L–抗坏血酸。《中国药典》（2020 年版）收载的品种有维生素 C（原料、片剂、颗粒剂、泡腾片、泡腾颗粒剂、注射剂、咀嚼片）、维生素 C 钠、维生素 C 钙。

一、结构与性质

1. 基本结构

维生素 C 具有二烯醇结构，具有内酯环，且有两个手性碳原子（C₄、C₅），具有旋光性。分子结构中具有与羰基（C₁ 位）共轭的连烯二醇结构及五元内酯环，使其性质极为活泼。结构式为：

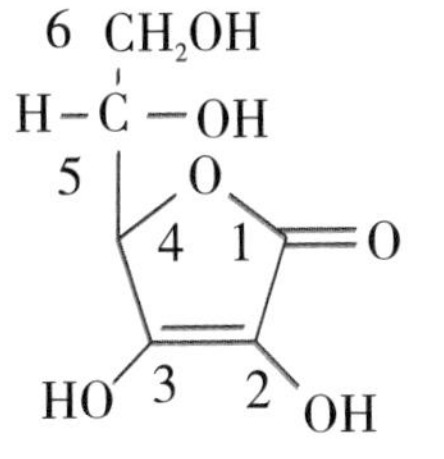

2. 理化性质

（1）性状与溶解性

维生素 C 为白色结晶或结晶性粉末；无臭，味酸；久置色渐变微黄。在水中易溶，水溶液显酸性反应，在乙醇中略溶，在三氯甲烷或乙醚中不溶。

（2）旋光性

本品分子中有 2 个手性碳原子，因而具有旋光性。含本品 0.01g/mL 的水溶液，比旋度为 +20.5° ~ +21.5°。

（3）酸性

维生素 C 分子结构中具有烯二醇结构，由于 C_3-OH 受共轭效应的影响，酸性较强（$pK_1 = 4.17$），C_2-OH 与 C_1 羰基形成分子内氢键而酸性较弱（$pK_2 = 11.57$），故维生素 C 一般表现为一元酸。可与碳酸氢钠或氢氧化钠溶液反应生成钠盐。

（4）还原性

本品分子中的烯二醇结构具有极强的还原性，易被氧化为二酮基而生成去氢维生素 C，加氢又可还原为维生素 C。去氢维生素 C 在碱性或强酸性溶液中可进一步水解生成二酮古洛糖酸而失去活性。反应式为：

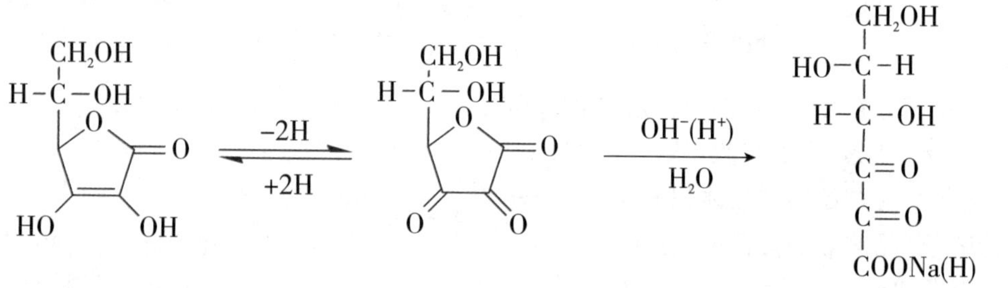

L-抗坏血酸　　　　　　　L-去氢抗坏血酸　　　　　　　L-二酮古洛糖酸
（有生物活性）　　　　　　（有生物活性）　　　　　　　（无生物活性）

（5）水解性

维生素 C 与碳酸钠作用只生成单钠盐，不发生水解。但在强碱中，内酯环开环，水解生成酮酸盐。反应式如下：

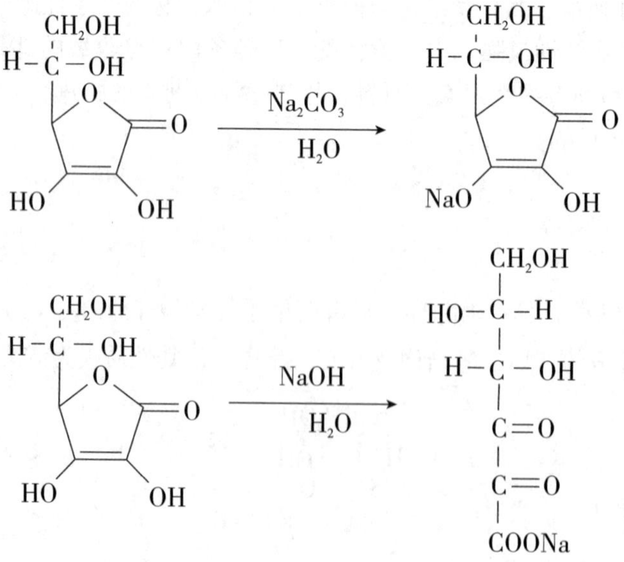

（6）糖类的性质

维生素 C 的结构与糖相似，具有糖类的性质和反应。

（7）紫外特征吸收

维生素 C 分子中具有共轭双键，其稀盐酸溶液在 243nm 波长处有最大吸收；若在中性或碱性条件下，波长则红移至 265nm 处。

二、鉴别方法

1. 化学鉴别法

（1）与硝酸银反应

维生素 C 分子中烯二醇结构具有强还原性，可被硝酸银氧化为去氢维生素 C，同时产生黑色银沉淀。

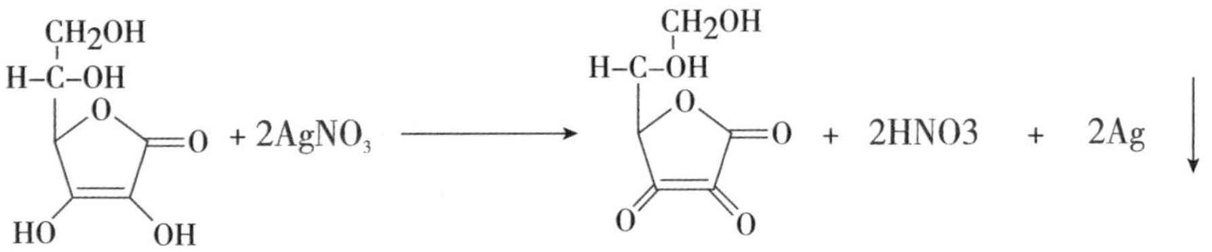

例如，维生素 C 的鉴别方法为：取本品 0.2g，加水 10mL 溶解。取 5mL 加硝酸银试液 0.5mL，即生成黑色沉淀。

（2）与 2，6-二氯靛酚反应

2，6-二氯靛酚为一种氧化性染料，其氧化型在酸性介质中为玫瑰红色，碱性介质中为蓝色。与维生素 C 作用后，还原成无色的酚亚胺。

例如：维生素 C 的鉴别方法为：取本品 0.2g，加水 10mL 溶解，取 5mL，加二氯靛酚钠试液 1~2 滴，试液的颜色即消失。

（3）与其他氧化剂反应

维生素 C 具有还原性，可被碱性酒石酸铜、氯化铁、高锰酸钾、亚甲蓝、磷钼酸、碘、碘酸盐等氧化剂氧化，生成去氢维生素 C，同时这些试剂颜色消失或产生沉淀。

例如，维生素 C 注射液鉴别方法为：取本品，用水稀释制成 1mL 中含维生素 C10mg 的溶液，取 4mL，加 0.1mol/L 的盐酸溶液 4mL，混匀，加 0.05% 亚甲蓝乙醇溶液 4 滴，置 40℃ 水浴中加热，3 分钟内溶液应由深蓝色变为浅蓝色或完全褪色。

2. 分光光度法

（1）紫外鉴别法

维生素 C 结构中具有共轭双键，0.01mol/L 的盐酸溶液在 243nm 处有最大吸收，因此，可据此进行鉴别。

（2）红外鉴别法

《中国药典》（2020 年版）中维生素 C 采用该法进行鉴别。要求供试品的红外光谱吸收图应与《药品红外光谱集》中的标准对照图谱（光谱集 450 图）一致。

3. 薄层色谱法

《中国药典》（2020 年版）用薄层色谱法鉴别除维生素 C 原料以外的其他制剂。

例如，维生素 C 片的鉴别方法为：取本品的细粉适量（相当于维生素 C10mg），加水 10mL，振摇使维生素 C 溶解，滤过，取滤液作为供试品溶液；另取维生素 C 对照品，加水溶解并稀释制成 1mL 中约含 1mg 的溶液，作为对照品溶液。照薄层色谱法（通则 0502）试验，吸取上述两种溶液各 2μl，分别点于同一硅胶 GF$_{254}$ 薄层板上，以乙酸乙酯-乙醇-水（5：4：1）为展开剂，展开，晾干，立即（1 小时内）置紫外光灯（254nm）下检视。供试品溶液所显主斑点的位置和颜色应与对照品溶液的主斑点相同。

三、杂质检查

《中国药典》（2020年版）对维生素C及其制剂规定了检查项目。下面以维生素C原料药为代表，主要介绍其溶液澄清度与颜色检查，以及铁、铜离子的检查。

1. 溶液的澄清度与颜色

原理：维生素C的水溶液在高于或低于pH 5~6时，受外界因素（如空气中的氧、紫外线和温度等）的影响，分子中的内酯环可发生水解，进一步发生脱羧，生成糠醛并发生聚合而显示颜色，所生成的有色杂质在420nm处有紫外吸收，而维生素C在此波长处无吸收，因此通过控制吸收度的方法可控制有色杂质的量。

检查方法：取维生素C原料3.0g，加水15mL，振摇使溶解，溶液应澄清无色；如显色，将溶液经4号垂熔玻璃漏斗滤过，取滤液，照紫外-可见分光光度法（通则0401），在420nm波长处测定吸光度，不得超过0.03。

注意事项：（1）维生素C片剂及注射剂在制备过程中均可产生有色杂质，因此《中国药典》规定其限量较原料药稍宽些。如维生素C片剂1.0g加水溶解成20mL，其吸光度不得过0.07；注射剂稀释成每1mL含维生素C 50mg的溶液后，其吸光度不得过0.06。（2）维生素C片剂中有色杂质的吸收峰略有不同，片剂的测定波长在440nm，而注射液和原料药的测定波长则在420nm。

2. 铁、铜离子的检查

铜、铁及重金属离子可催化维生素C的氧化，因此，《中国药典》采用原子吸收分光光度法（第二法，标准加入法）检查维生素C原料药中铜、铁离子。该法能完全消除仪器因素以外的干扰，因而准确度高，对于待测元素含量低的试样尤为适宜。

（1）铁离子的检查方法

取本品5g两份，分别置25mL的量瓶中，一份中加0.1mol/L硝酸溶液溶解并稀释至刻度，摇匀，作为供试品溶液（B）；另一份中加标准铁溶液（精密称取硫酸铁铵863mg，置1 000mL量瓶中，加1mol/L硫酸溶液25mL，加水稀释至刻度，摇匀，精密量取10mL，置100mL量瓶中加水稀释至刻度，摇匀）1.0mL，加0.1mol/L硝酸溶液溶解并稀释至刻度，摇匀，作为对照溶液（A）。照原子吸收分光光度法，在248.3nm波长处分别测定，应符合规定。

（2）铜离子的检查方法

取本品2g两份，分别置25mL量瓶中，一份中加0.1mol/L硝酸溶液溶解并稀释至刻度，摇匀，作为供试品溶液（B）；另一份中加标准铜溶液（精密称取硫酸铜393mg，置1 000mL量瓶中，加水稀释至刻度，摇匀，精密量取10mL，置100mL量瓶中，加水稀释至刻度，摇匀）1mL，加0.1mol/L硝酸溶液溶解并稀释至刻度，摇匀，作为对照溶液（A）。照原子吸收分光光度法，在324.8nm波长处分别测定，应符合规定。

四、含量测定

维生素C的含量测定大多是基于其具有较强的还原性，可被不同氧化剂定量氧化的性质。滴定分析法因简便快速，结果准确，被各国药典采用。如碘量法、2,6-二氯靛酚法和铈量法等，《中国药典》（2020年版）中维生素C原料药及其制剂均采用碘量法测定含量。下面介绍碘量法和2,6-二氯靛酚法。

1. 碘量法

维生素C结构中的连二烯醇结构具有较强的还原性，在醋酸条件下可被碘定量氧化。以淀粉为指示剂，终点时溶液显蓝色。根据碘滴定液消耗的体积可计算出维生素 C 的含量。

例如，维生素 C 原料药的含量测定方法为：取维生素 C 约 0.2g，精密称定，加新沸过的冷水 100mL 与稀醋酸 10mL 使溶解，加淀粉指示液 1mL，立即用碘滴定液（0.05mol/L）滴定，至溶液显蓝色并在 30 秒内不褪色。每 1mL 碘滴定液（0.05mol/L）相当于 8.806mg 的 $C_6H_8O_6$。

注意事项：（1）滴定反应应在酸性溶液中进行，由于维生素 C 在酸性介质中受空气中氧的氧化速度减慢，所以应加稀醋酸 10mL（维生素 C 钠应加入 H_2SO_4），但加酸后仍需立即滴定，以减少空气中氧的干扰。（2）溶解供试品时需用新沸过的冷水，以减少水中溶解的氧对滴定的影响。（3）用碘量法测维生素 C 的制剂时，应消除辅料对测定的干扰，滴定前要进行必要的处理。例如，片剂应溶解后过滤，取续滤液测定；注射液中的稳定剂焦亚硫酸钠易水解生成亚硫酸氢钠，具有还原性，对碘量法有干扰，测定前应加丙酮或甲醛作掩蔽剂生成加成产物，以消除其干扰。

2. 2，6-二氯靛酚滴定法

原理：维生素 C 具有强的还原性，可使许多作为氧化-还原型指示剂的染料从氧化型转变为还原型，从而发生显著的颜色改变。如 2，6-二氯靛酚的氧化型在酸性溶液中显红色，还原型为无色。滴定时与维生素 C 定量发生氧化还原反应，终点前溶液为无色，终点时 2，6-二氯靛酚过量一滴即可使溶液显玫瑰红色，无需另加指示剂指示终点。

测定方法：精密量取本品适量（相当于维生素 C 约 50mg）置 100mL 量瓶中，加偏磷酸-醋酸试液 20mL，用水稀释至刻度，摇匀。精密量取适量（相当于维生素 C 约 2mg）置 50mL 锥形瓶中，加偏磷酸-醋酸试液 5mL，用 2，6-二氯靛酚滴定至溶液显玫瑰红色，并持续 5 秒不褪色。另取偏磷酸-醋酸试液 5.5mL，加水 15mL，用 2，6-二氯靛酚滴定作为空白以进行校正。

注意事项：（1）维生素 C 较干扰物质的氧化速度快，故应快速滴定以减少干扰物质的影响，同时也减少了滴定过程中维生素 C 被空气氧化破坏。（2）2，6-二氯靛酚滴定液贮存时易缓慢分解，故需经常标定，贮存期不宜超过一周。（3）该法专属性较强，可用于含维生素 C 的制剂及食品中维生素 C 的分析。

本章小结

本章详细介绍了维生素类药物的结构、理化性质；《中国药典》（2020 年版）中涉及的典型药物维生素 A、B_1、C、D、E 的鉴别方法、杂质检查方法和含量测定方法。

复习思考题

1. 三点校正法测维生素 A 的含量共分几法，各适用于什么范围？紫外-可见分光光度法测维生素 A 及其醋酸酯时的换算因数 1 900 和 1 830 的含义是什么？如何计算？
2. 维生素 C 含量测定的方法有哪些？碘量法测维生素 C 含量时应采取什么措施延缓其氧化速度？
3. 试述《中国药典》（2020 年版）中维生素 D 测定法的三种方法及应用时的选择原则。
4. 简述维生素 D、E 的性质。
5. 如何鉴别区分维生素 D_2、D_3？
6. 简述维生素 E 的杂质检查项目有哪些。
7. 简述铈量法测定维生素 E 的原理。
8. 计算题

（1）维生素 B_1 片的含量测定为：取本品（标示量0.01g）精密称定为1.609 0g，研细；精密称取片粉0.209 5g，置100mL量瓶中，加盐酸溶液（9→1 000）约70mL，振摇15分钟，使维生素 B_1 溶解，加盐酸溶液（9→1 000）稀释至刻度，摇匀；用干燥滤纸滤过，精密量取续滤液5mL，置另一100mL量瓶中，再加盐酸溶液（9→1 000）稀释至刻度，摇匀，置1cm厚的石英比色池中，在246nm波长处测得吸光度为0.553，按 $C_{12}H_{17}ClN_4OS \cdot HCl$ 的吸收系数为421计算。《中国药典》规定本品含维生素 B_1 应为标示量的90%~110%。试计算本品是否符合规定的要求。（100.88%）

（2）维生素 C 片的含量测定为：取本品（标示量50mg）20片，精密称定为1.987 6g，研细；精密称取片粉0.421 2g，置100mL量瓶中，加新沸过的冷水100mL与稀醋酸10mL的混合液适量，振摇使溶解，并用混合液稀释至刻度，摇匀；经干燥滤纸迅速滤过，精密量取续滤液50mL，加淀粉指示液1mL，用碘滴定液（0.05mol/L）滴定，至溶液显蓝色并持续30s不褪色。共消耗碘滴定液（0.05mol/L）11.36mL，已知每1mL碘滴定液（0.05mol/L）相当于维生素 C 8.806mg，滴定溶液浓度校正因子为1.039。计算维生素 C 标示量百分含量。（98.09%）

技能训练

实验 13-1   维生素 A 软胶囊中维生素 A 的鉴别与含量测定

一、实验要求

1. 掌握维生素 A 鉴别反应的原理。

2. 三点校正法测定维生素 A 含量的原理和计算方法。

3. 熟悉紫外-可见分光光度计的应用。

二、实验概述

维生素 A 在三氯甲烷溶液中，与饱和无水三氯化锑试剂中的氯化高锑作用形成正碳离子，而产生不稳定的蓝色，渐变成紫红色，可利用此反应进行鉴别。

含量测定（三点校正法）的原理是利用维生素 A 在325~328nm波长范围内有最大吸收峰来进行含量测定。由于维生素 A 制剂中含有稀释用油，维生素 A 原料中混有其他杂质，这些杂质在325~328nm波长处可能也有吸收，对维生素 A 的测定有干扰。因此，用三点校正法消除干扰物质吸收所引入的误差，以提高测定结果的准确性。三点校正法的原理主要基于以下两点：一是物质对光的吸收呈加和性，即在供试品的吸收曲线上，各波长处的吸光度是维生素 A 与干扰杂质吸光度的代数和，其吸收曲线也是二者吸收的叠加；二是干扰物质的吸收在310~340nm波长范围内呈线性，且随波长的增大而吸光度变小。

三、实验内容

1. 仪器与试剂

仪器：紫外-可见分光光度计，比色皿，电热恒温干燥箱，分析天平，托盘天平（精度0.01g），称量瓶，研钵，量筒（5mL、10mL，50mL、1.0mL），胶头滴管，刻度吸管（1mL、2mL），容量瓶（100mL），温度计，湿度计。

试剂：三氯甲烷（分析纯），无水乙醇，三氯化锑（分析纯），环己烷（分析纯），纯化水；维生素 A 软胶囊。

2. 实验方法与操作

（1）维生素 A 的鉴别试验（三氯化锑反应）：取本品内容物，用三氯甲烷稀释制成每1mL中含维生素 A 10~20 单位的溶液，取 1mL，加 25% 三氧化锑的三氯甲烷溶液 2mL，即显蓝色，渐变成紫红色。

（2）维生素 A 的含量测定（三点校正法）：取供试品适量，精密称定，加环己烷溶解并定量稀释制成每 1mL 含 9~15 单位的溶液，照紫外-可见分光光度法，分别在 300nm、316nm、328nm、340nm、360nm 五个波长处分别测其吸光度，计算各吸光度与波长 328nm 处吸光度的比值（Ai/A₃₂₈）和波长 328nm 处的（$E_{1cm}^{1\%}$）值，填入下表中，然后与表中规定的理论值比较，结果填入下表中。

不同波长处理论吸光度与实测吸光度之比较

波长（nm）	300	316	328	340	360
理论规定的吸光度比值	0.555	0.907	1.000	0.811	0.299
实测的吸光度比值 A_i/A_{328}					
比值之差					

如果吸收峰波长在 326~329mn，且所测得各波长吸光度比值不超过表中规定的 ±0.02，可用下式计算含量：

$$每 1g 供试品中含有的维生素 A 的单位 = E_{1cm}^{1\%}（328mn）×1\,900$$

式中：1900 为维生素 A 醋酸酯的效价换算因数。

如果吸收波长在 326~329nm，但所测得的各波长吸光度比值超过表中规定值的 ±0.02，应按下式求出校正后的吸光度，然后再计算含量：

$$A_{328校正} = 3.52（2A_{328} - A_{316} - A_{340}）$$

如果在 328nm 处的校正吸光度与未校正吸光度相差不超过 ±3.0%，则不用校正，仍以未经校正的吸光度计算含量。

如果校正吸光度与未校正吸光度相差在 -15% 至 -3%，则以校正吸光度计算含量。

如果校正吸光度超出未校正吸光度的 -15% 至 -3% 的范围，或者吸收峰波长不在 326~329nm，则供试品须按皂化法测定。

每粒含维生素 A 应为标示量的 90%~120%。

3. 注意事项

（1）鉴别反应必须在无水、无醇的条件下进行。因此，所用仪器必须干燥无水，所用试剂必须为无水试剂，所用三氯甲烷中必须不含醇。

（2）维生素 A 遇光易氧化变质，操作应尽量在暗处快速进行。配制溶液及测定时，均应调节温度至 20℃±0.5℃（或各品种项下规定的温度）。

四、结果记录

记录检验结果并判断检验结果是否符合标准规定〔按照《中国药典》（2020 年版）规定，本品含维生素 A 应为标示量的 90%~120%〕。

附：按下式计算维生素 A 标示量的百分含量：

$$标示量（\%）= \frac{A × n × 1\,900 × \overline{W}}{W × 100 × L × 标示量} × 100\%$$

式中：A 为直接测得的 A_{328} 或校正后的 $A_{328(校正)}$；$\overline{W}$ 为胶丸内容物的平均重量；W 为供试品的取样量；L 为比色池厚度，cm。

实验 13-2 维生素 E 软胶囊的含量测定

一、实验要求

1. 掌握维生素 E 软胶囊的含量测定方法及操作步骤。

2. 熟悉采用内标法进行含量测定的计算方法。

3. 了解维生素 E 的结构与性质。

4. 了解气相色谱仪的结构及正确使用。

二、实验概述

气相色谱法系采用气体为流动相（载气）流经装有填充剂的色谱柱进行分离测定的色谱方法，可适用于多组分混合物的分离，以进行定性或定量分析。本法中的维生素 E 软胶囊的含量测定选择正三十二烷为内标物，通过计算校正因子，从而计算样品的含量。

通过工作任务的完成，使学生掌握内标法测定原理，掌握内标法进行定量分析的优点以及计算方法。

三、实验内容

1. 仪器与试剂

仪器：分析天平、棕色容量瓶、移液管（10mL）、称量瓶、称量纸、烧杯、玻璃棒、标签纸、滤纸片与小钢勺等。

试药：维生素 E 软胶囊，正三十二烷，正己烷，蒸馏水。

2. 实验方法与操作

（1）试液配制

1）内标溶液　取正三十二烷适量，用正己烷溶解并稀释成每 1mL 中含有 1mg 的溶液，作为内标溶液。

2）对照品溶液　取维生素 E 对照品约 20mg，精密称定，置棕色容量瓶中，精密加入内标溶液 10mL，密塞，振摇使溶解，作为对照品溶液。

3）供试品溶液　取本品适量（约相当于维生素 E20mg），精密称定，置棕色具塞瓶中，精密加入内标溶液 10mL，密塞，振摇使溶解，作为供试品溶液。

（2）操作过程

1）校正因子的测定

取内标溶液及对照品溶液各 1~3μl，分别注入气相色谱仪，测定，计算校正因子。

$$校正因子(f) = \frac{A_s/C_s}{A_R/C_R}$$

式中：A_s 为内标物质的峰面积或峰高；A_R 为对照品的峰面积或峰高；C_s 为内标物的浓度，mg/mL；C_R 为对照品的浓度，mg/mL。

2）供试品的含量测定

取供试品溶液 1~3μl 注入气相色谱仪，测定，按内标法计算，即得。

$$标示量(\%) = f \times \frac{A_x \times \overline{W}}{(A'_s/C'_s) \times W \times 标示量}$$

式中：f 为校正因子；A_x 为供试品的峰面积或峰高；A'_s 为内标物的峰面积或峰高；C'_s 为内标物的浓度，mg/mL；$\overline{W}$ 为制剂平均装量，mg；W 为供试品的取样量，mg。

3. 注意事项

（1）内标法测定的优点。

（2）原料药的含量测定与制剂的含量测定计算的区别。

四、结果记录

记录检验结果并判断检验结果是否符合标准规定［按照《中国药典》（2020 年版）规定，本品含维生素 E （$C_{31}H_{52}O_3$）应为标示量的 90.0% ~ 110.0%〕。

实验 13-3　维生素 B_1 的定性实验

一、实验要求

1. 掌握维生素 B_1 的性质。

2. 掌握维生素 B_1 定性检验方法。

二、实验概述

本任务根据维生素 B_1 的定性鉴定反应对维生素 B_1 进行定性鉴别。通过工作任务的完成，使学生掌握实验原理与实验操作，能够掌握维生素 B_1 的性质。

荧光反应　维生素 B_1 在碱性铁氰化钾溶液中被氧化生成有蓝色荧光的物质——硫色素，溶于异丁醇中的硫色素显示深蓝色的荧光，在紫外光下更为显著。此反应灵敏，特异性高，也可用于定量测定。

三、实验内容

1. 仪器与试剂

仪器：试管和试管架、吸量管（1mL、2mL）、漏斗、滤纸。

试剂：0.2%维生素 B_1 溶液、30μg/mL 核黄素溶液、1%铁氰化钾溶液、30%氢氧化钠溶液、2.5%亚硫酸氢钠溶液（用2%碳酸钠作溶剂）、异丁醇、0.2mol/L 硫酸溶液、碳酸氢钠碱性溶液（取氢氧化钠20g溶于600mL 蒸馏水中，加碳酸氢钠28.8g，混匀后，用水稀释至 1 000mL）。

2. 实验方法与操作

荧光反应　取本品约 5mg，加氢氧化钠试液 2.5mL 溶解后，加铁氰化钾试液 0.5mL 与正丁醇 5mL，强力振摇 2 分钟，放置使分层，上面的醇层显强烈的蓝色荧光；加酸使成酸性，荧光即消失；再加碱使成碱性，荧光又显出。

四、结果记录

记录检验结果并判断检验结果是否符合标准规定〔按照《中国药典》（2020 年版）规定，按干燥品计算，本品含 $C_{12}H_{17}ClN_4OS \cdot HCl$ 不得少于 99.0%〕。

实验 13-4　碘量法测定维生素 C 制剂中维生素 C 的含量

一、实验要求

1. 掌握碘量法的原理和操作方法。

2. 熟悉常用辅料对制剂含量测定的影响和排除方法，药物制剂的含量计算方法。

二、实验概述

维生素 C 结构中的连二烯醇结构具有较强的还原性，在醋酸条件下可被碘定量氧化。以淀粉为指示剂，终点时溶液显蓝色。根据碘滴定液消耗的体积可计算出维生素 C 的含量。反应式为：

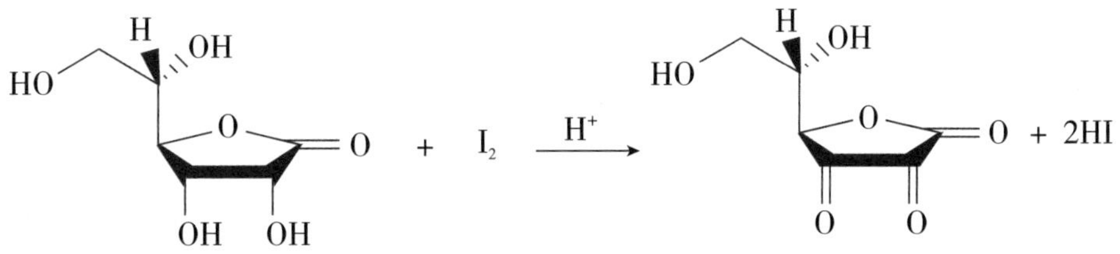

测定中，维生素 C 片应加稀醋酸溶解，过滤除去赋形剂的干扰，再测定。维生素 C 注射液应加丙酮作为掩蔽剂，以消除稳定剂焦亚硫酸钠对测定的干扰。

三、实验内容

1. 仪器与试剂

仪器：25mL 棕色滴定管、50mL 移液管、刻度吸管、碘量瓶、100mL 量瓶，滤纸，漏斗，滴定装置。

试药：碘滴定液（0.05mol/L），稀醋酸，淀粉指示液（临用新制），丙酮，重铬酸钾基准物，硫代硫酸钠固体；维生素 C 片，维生素 C 注射液。

2. 操作方法

（1）维生素 C 片剂的含量测定

《中国药典》（2020 年版）规定，维生素 C 片中含维生素 C（$C_6H_8O_6$）应为标示量的 93%~107%。

测定方法：取本品 20 片，精密称定，研细，精密称取适量（约相当于维生素 C 0.2g），置 100mL 量瓶中，加新沸过的冷水 100mL 与稀醋酸 10mL 的混合液适量，振摇使维生素 C 溶解并稀释至刻度，摇匀，迅速滤过，精密量取续滤液 50mL，加淀粉指示液 1mL，立即用碘滴定液（0.05mol/L）滴定至溶液显蓝色并持续 30 秒钟不褪。每 1mL 碘滴定液（0.05mol/L）相当于 8.806mg 的 $C_6H_8O_6$。

（2）维生素 C 注射液的含量测定

《中国药典》（2020 年版）规定，维生素 C 注射液中含维生素 C（$C_6H_8O_6$）应为标示量的 93%~107%。

测定方法：精密量取本品适量（约相当于维生素 C 0.2g），加水 15mL 与丙酮 2mL，摇匀，放置 5 分钟，加稀醋酸 4mL 与淀粉指示液 1mL，用碘滴定液（0.05mol/L）滴定至溶液显蓝色并持续 30 秒钟不褪。每 1mL 碘滴定液（0.05mol/L）相当于 8.806mg 的 $C_6H_8O_6$。

3. 注意事项

（1）由于维生素 C 在酸性介质中受空气中氧的氧化速度稍慢，所以应加稀醋酸 10mL，但加酸后仍需立即滴定，以减少空气中氧的干扰。

（2）溶解供试品时需用新沸过的冷水，以减少水中溶解的氧对滴定的影响。

（3）用碘量法测维生素 C 的制剂时，应考虑辅料对测定的影响：片剂溶解后滤过，取续滤液测定；注射液中的稳定剂焦亚硫酸钠易水解生成亚硫酸氢钠，具有还原性，对碘量法有干扰，测定时应加丙酮作掩蔽剂，以消除其干扰。

四、结果记录

记录检验结果并判断检验结果是否符合标准规定。

附：片剂计算公式：$标示量(\%) = \dfrac{V \times T \times F \times 2 \times 平均片重}{W \times 标示量} \times 100\%$

式中：V 是样品消耗的滴定剂体积，mL；T 为滴定度；F 为滴定剂的浓度校正因子；W 为供试品的取样量，mg。

注射液计算公式：$标示量(\%) = \dfrac{V \times F \times T}{V_s \times 标示量} \times 100\%$

式中：V 是样品消耗的滴定剂体积，mL；T 为滴定度；F 为滴定剂的浓度校正因子；V_s 为供试品的取样量，mL。

第十四章　甾体激素类药物的分析

 本章要点

甾体激素类药物是临床上广泛应用的一类药物，有着十分重要的生理功能。《中国药典》（2020年版）收载的甾体激素类药物原料及制剂有百余个品种，学习掌握此类药品的质量控制方法对于保证药品质量具有重要的现实意义。本章在介绍甾体激素类药物的化学结构与分析方法之间的关系基础上，重点介绍本类药物的鉴别、特殊杂质检查和含量测定等质控方法。

 学习目标

- 掌握本类药物的常用的鉴别方法，紫外分光光度法测定含量的原理和方法以及高效液相色谱法在此类药物分析中的应用。
- 熟悉本类药物的化学结构与分析方法之间的关系，药物中特殊杂质检查方法。
- 了解本类药物的结构特点，四氮唑比色法测定药物含量的方法。

 能力目标

- 能够依据《中国药典》，对本类药物进行质量分析。
- 能利用本类药物的分析特点，正确选择相应的方法分析类似结构的药物。

第一节　分类、结构与性质

甾体激素类药物是分子结构中具有甾体结构的激素类药物，是临床上广泛应用的一类药物，有着十分重要的生理功能。甾体激素类药物一些为天然物，一些为人工合成物或半合成物。无论是天然物还是人工合成物，本类药物均具有环戊烷并多氢菲母核，基本骨架及位次编号如下：

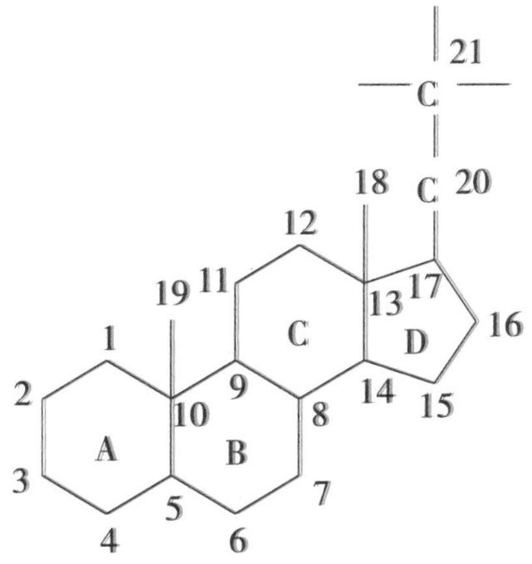

一、分类

甾体激素类药物按药理作用可分为肾上腺皮质激素和性激素两大类。性激素又分为雄性激素、蛋白同化激素、孕激素和雌激素等。各类药物的典型结构如下：

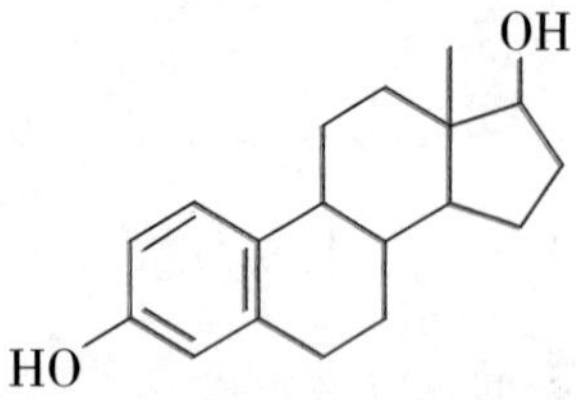

雌性激素

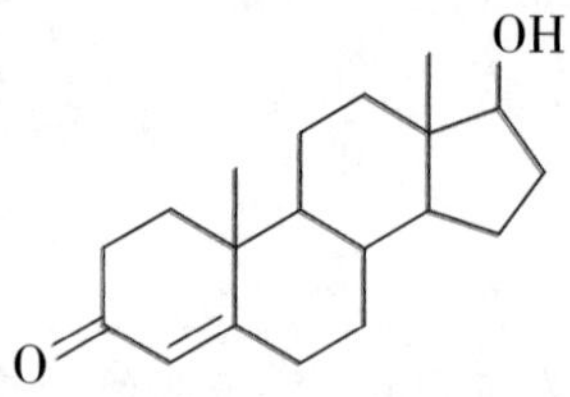

雄性激素及蛋白同化激素

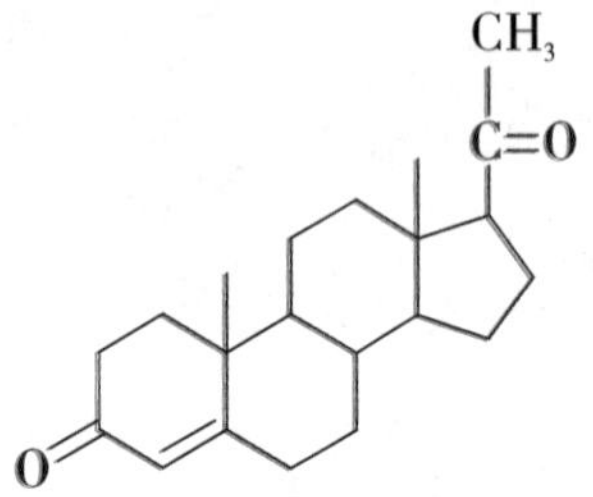

孕激素

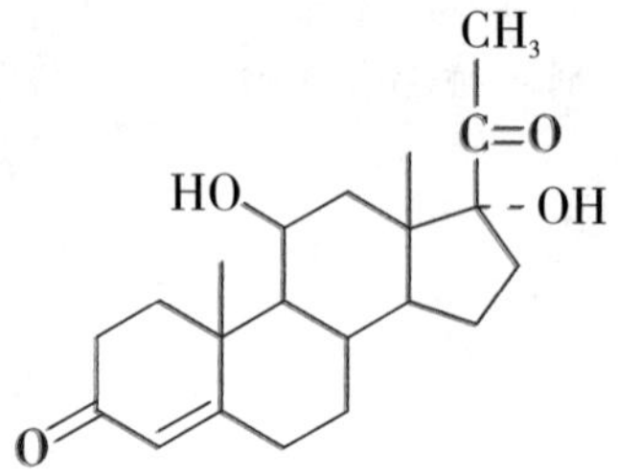

肾上腺皮质激素

二、结构与性质

《中国药典》（2020年版）收载的肾上腺皮质激素类药物主要有氢化可的松、醋酸地塞米松、泼尼松等；雄性激素有甲睾酮、丙酸睾酮、苯丙酸诺龙等；孕激素有黄体酮、醋酸甲地孕酮、醋酸氯地孕酮等；雌性激素有雌二醇、炔雌醇等。此外，《中国药典》（2020年版）还收载了在性激素结构基础上经改造而成的口服避孕药，如炔诺酮、炔诺孕酮、炔孕酮等。

根据各类甾体激素类药物的结构特点，可作为分析用的主要基团有 Δ^4-3-酮基或 $\Delta^{1,4}$-3-酮基、C_{17}-α-醇酮基、酯键、乙炔基、甲酮基、卤素、A环上的酚羟基等。

各类代表药物的结构和性质见表14-1。

表14-1 各类典型甾体药物的结构和性质

药 物	结 构	性 质
雌二醇 （雌激素药）	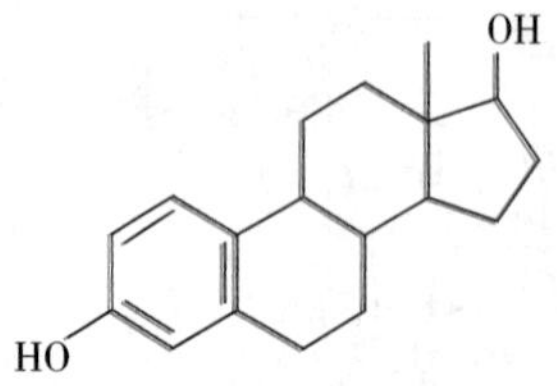	

药　物	结　构	性　质
甲睾酮 (雄激素药)	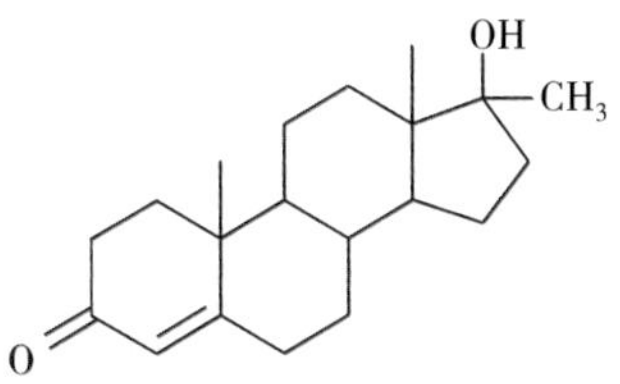	
丙酸睾酮 (雄激素药)	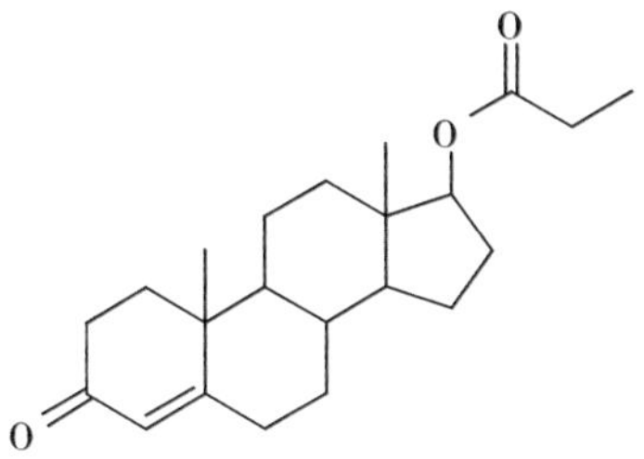	1. 溶解性：本类药物易溶于醇、酮类有机溶剂，难溶于水 2. 氧化呈色：本类药物多酮基和醇酮基，易被氧化，能与硫酸、磷酸、高氯酸、盐酸等作用而呈色，其中以硫酸作用呈色应用最多，可用于鉴别 3. 还原性：本类药物的 $C_{17}-\alpha-$ 醇酮基具有还原性，能与四氮唑盐、碱性酒石酸铜、氨制硝酸银发生呈色或沉淀反应，可用于定性、定量测定 4. 酮基的呈色反应：本类药物的 Δ^4-3- 酮基、$C_{17}-\alpha-$ 醇酮基能与羰基试剂（2，4-二硝基苯肼、硫酸苯肼、异烟肼等）发生呈色反应，可用于鉴别
黄体酮 (孕激素类药)	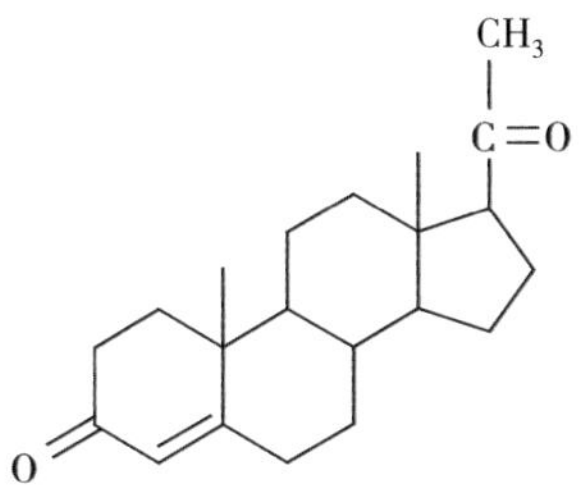	5. 甲酮基的呈色反应：本类药物结构中的甲酮基能与硝普钠、间二硝基苯、芳香醛等反应呈色，可用于鉴别 6. 有机氟的呈色反应：含氟的甾体激素类药物经氧瓶燃烧破坏后，生成无机氟化物，再与茜素氟蓝及硝酸亚铈反应，生成蓝紫色配位化合物 7. 乙炔基沉淀反应：C_{17} 位含有乙炔基的甾体激素类药物（如炔雌醇），可与硝酸银试液反应，生成白色的炔化银沉淀，可用于鉴别 8. 酯键水解反应：有些甾体激素类药物制成酯的形式，酯水解后，可产生特殊的臭味，可用于鉴别
氢化可的松 (肾上腺皮质激素药)	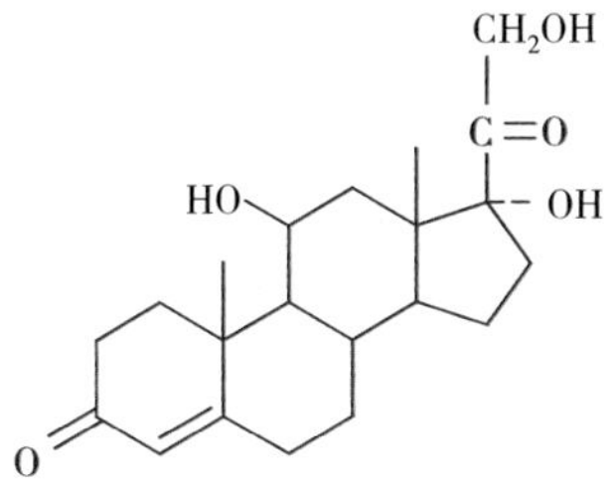	9. 紫外吸收光谱特征：本类药物具有 Δ^4-3- 酮基、苯环或其他共轭结构，在紫外光区有特征吸收，可用于鉴别 10. 红外吸收光谱特征：可用于鉴别 11. 色谱特征：可用薄层色谱法和高效液相色谱法进行鉴别、检查和含量测定
醋酸地塞米松 (肾上腺皮质激素)	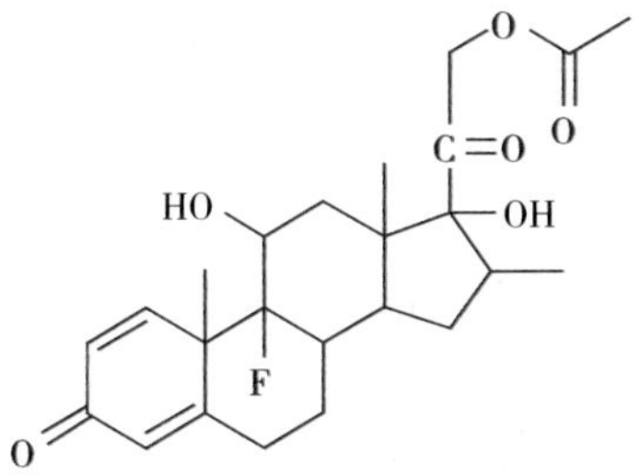	

第二节 鉴别试验

一、呈色反应

1. 与强酸的呈色反应

多数甾体激素能与硫酸、磷酸、高氯酸、盐酸等呈色，其中与硫酸的呈色反应应用较广。甾体激素与硫酸的呈色反应操作简便，不同的药物可形成不同的颜色或荧光，加水稀释后的现象也不同，可以予以相互区别。一些甾体激素与硫酸的呈色反应和荧光现象以及加水稀释后的变化情况见表14-2。

表14-2 甾体激素与硫酸呈色、荧光现象及加水稀释后的变化

药 物	颜 色	荧 光	加水稀释后的变化
氢化可的松	棕黄色至红色	绿色	黄色至橙黄色，微带绿色荧光，少量絮状沉淀
醋酸可的松	黄色或微带橙色	无	颜色消失，溶液澄清
醋酸泼尼松	橙色	无	黄色渐变蓝绿色
炔雌醇	橙红色	黄绿色	玫瑰红色絮状沉淀
炔雌醚	橙红色	黄绿色	红色沉淀
苯甲酸雌二醇	黄绿色	蓝色	淡橙色

2. 官能团的呈色反应

（1）酮基的呈色反应　本类药物的 Δ^4-3-酮基、C_{17}-α-醇酮基能与羰基试剂（2，4-二硝基苯肼、硫酸苯肼、异烟肼等）发生反应，形成黄色的腙，可用于鉴别。例如《中国药典》（2020年版）即采用此法鉴别氢化可的松。

方法：取供试品约0.1mg，加乙醇1mL溶解后，加临用新制的硫酸苯肼试液8mL，在70℃加热15分钟，即显黄色。

（2）C_{17}-α-醇酮基的呈色反应　肾上腺皮质激素类药物分子结构中C_{17}位上连有α-醇酮基，具有还原性，可与具有氧化性的四氮唑盐发生反应，生成有色的甲臜而显色。该法广泛应用于肾上腺皮质激素药物的分析。例如《中国药典》（2020年版）即采用此法鉴别醋酸泼尼松。

方法：取供试品约1mg，加乙醇2mL使溶解，加10%氢氧化钠溶液2滴与氯化三苯四氮唑试液1mL，即显红色。

（3）甲酮基的呈色反应　分子结构中含有甲酮基的甾体激素类药物，能与硝普钠、间二硝基苯、芳香醛等反应呈色，可用于鉴别。例如《中国药典》（2020年版）即采用与硝普钠反应的方法鉴别黄体酮。

方法：取供试品约5mg，加甲醇0.2mL溶解后，加硝普钠细粉约3mg、碳酸钠与醋酸铵各约50mg，摇匀，放置10~30分钟，应显蓝紫色。

与硝普钠的反应是黄体酮灵敏、专属的鉴别反应，在一定反应条件下，黄体酮显蓝紫色，其他甾体激素均不显蓝紫色，或呈现淡橙色或不显色。

（4）酚羟基的呈色反应　C_3位为酚羟基的雌激素类药物，C_4位上的氢较活泼，能与重氮苯磺酸反应生成红色偶氮染料。

（5）氟的呈色反应　含氟的甾体激素类药物，如醋酸氟轻松、醋酸地塞米松等，显有机氟化物的鉴别反应（通则0301）。取供试品约7mg，照氧瓶燃烧法（通则0703）进行有机破坏，用水20mL与0.01mol/L氢氧化钠溶液6.5mL为吸收液，俟燃烧完毕后，充分振摇；取吸收液2mL，加茜素氟蓝试液

0.5mL，再加 12% 醋酸钠的稀醋酸溶液 0.2mL，用水稀释至 4mL，加硝酸亚铈试液 0.5mL，即显蓝紫色；同时做空白对照试验。

二、沉淀反应

1. C$_{17}$-α-醇酮基的沉淀反应　肾上腺皮质激素类药物 C$_{17}$-α-醇酮基，具有还原性，能与氨制硝酸银试液（托伦试剂）反应生成黑色单质银沉淀；与碱性酒石酸铜试液（斐林试剂）反应生成橙红色氧化亚铜沉淀。如《中国药典》（2020 年版）醋酸地塞米松的鉴别。

方法：取供试品约 10mg，加甲醇 1mL，微温溶解后，加热的碱性酒石酸铜试液 1mL，即生成红色沉淀。

2. 炔基的沉淀反应　含炔基的甾体激素类药物，如炔雌醇、炔诺酮、炔孕酮片等，遇硝酸银试液，即生成白色的炔银盐沉淀。如《中国药典》（2020 年版）炔雌醇的鉴别。

$$R-C \equiv CH + AgNO_3 \longrightarrow R-C \equiv CAg \downarrow + HNO_3$$

方法：取供试品约 10mg，加乙醇 1mL 溶解后，加硝酸银试液 5~6 滴，即生成白色沉淀。

3. 有机氯沉淀反应　含有有机氯的甾体激素类药物，如丙酸倍氯米松，经加热或氧瓶燃烧后，有机氯转化为无机氯，再在硝酸酸性条件下与硝酸银作用，生成氯化银的白色沉淀。

三、制备衍生物测定其熔点

部分甾体激素类药物可通过与一些试剂反应，制备相应的酯、肟、缩氨脲等衍生物。这些衍生物具有特征强的熔点，可用作鉴别。

四、水解产物的反应

具有羧酸酯结构的甾体激素类药物，如醋酸地塞米松、戊酸雌二醇、己酸羟孕酮等，可将其水解，然后根据水解产物来鉴别。如《中国药典》（2020 年版）采用紫外-可见分光光度法鉴别醋酸地塞米松。

方法：取供试品约 50mg，加乙醇制氢氧化钾试液 2mL，置水浴中加热 5 分钟，放冷，加硫酸溶液（1→2）2mL，缓缓煮沸 1 分钟，即发生乙酸乙酯的香气。

此法中醋酸地塞米松先水解生成醋酸，再与乙醇反应生成乙酸乙酯，通过乙酸乙酯特有的香气进行鉴别。

五、紫外分光光度法（UV）

甾体激素类药物分子结构中具有 Δ^4-3-酮基、Δ^{1,4}-3-酮基、苯环或其他共轭结构，在紫外光区有特征吸收，可通过核对其最大吸收波长、最大吸收波长处的吸光度值或某两个波长处吸光度的比值进行鉴别。如丙酸倍氯米松具有 Δ^{1,4}-3-酮基，有特征的紫外吸收。《中国药典》（2020 年版）规定，丙酸倍氯米松的乙醇溶液（20μg/mL），在 239nm 的波长处应有最大吸收，吸光度为 0.57~0.60，在 239nm 与 263nm 的波长处的吸光度比值应为 2.25~2.45。

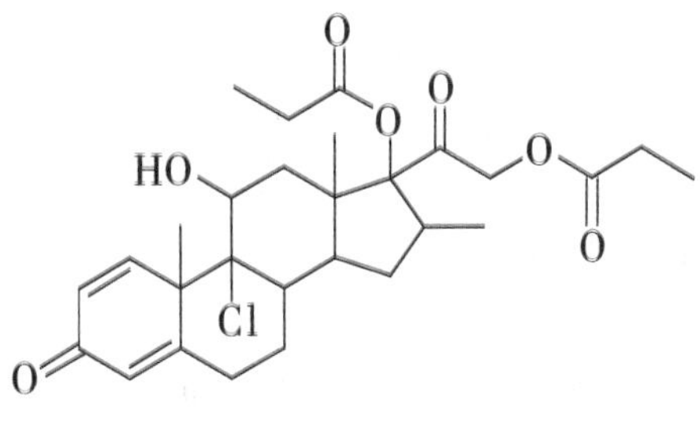

六、红外分光光度法（IR）

甾体激素类药物结构复杂，红外吸收光谱由于具有很强的特征性，是鉴别该类药物有效而可靠的手段，广泛为各国药典所应用。《中国药典》（2020年版）收载的甾体激素原料药，大多采用该法鉴别。按药典要求制作的供试品的红外吸收光谱图，应与《红外光谱集》中收载的标准红外图谱一致。炔雌醇的标准红外图谱如图14-1。

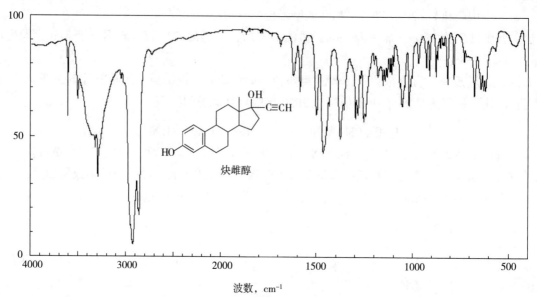

图14-1 炔雌醇的标准红外图谱

炔雌醇分子结构中存在苯环、酚羟基、醇羟基、炔基等基团，其红外光谱中显示相应的特征吸收峰。特征吸收峰的归属见表14-3。

表14-3 炔雌醇红外光谱中特征吸收峰归属

波数（cm⁻¹）	振动类型	归属
3610	v_{-OH}	酚羟基
3505	v_{-OH}	C_{17}位羟基
3300	$v_{=C-H}$	炔基
1615，1590，1505	v_{C-C}	苯环

七、薄层色谱法（TLC）

薄层色谱法具有简便、快速、分离效能高等特点，适用于分离甾体激素类药物，特别是甾体激素类药物制剂的鉴别。《中国药典》（2020年版）收载的炔诺孕酮炔雌醚片、丙酸睾酮注射液、倍他米松磷酸钠、醋酸泼尼松片及眼膏、苯丙酸诺龙注射液、复方炔诺酮片、哈西奈德软膏等甾体激素类药物均采用了薄层色谱法进行鉴别。例如丙酸睾酮注射液的鉴别。

方法：取供试品适量（约相当于丙酸睾酮10mg），加无水乙醇10mL，强力振摇，置冰浴中放置使分层，取上层乙醇溶液置离心管中离心，取上清液作为供试品溶液；另取丙酸睾酮对照品，加无水乙醇制成每1mL中约含1mg的溶液，作为对照品溶液。照薄层色谱法（通则0502）试验，吸取上述两种溶液各10μl分别点于同一硅胶GF₂₅₄薄层板上，以二氯甲烷-甲醇（19∶0.5）为展开剂，展开，晾干，置紫外光灯（254nm）下检视。供试品溶液所显主斑点的颜色和位置应与对照品溶液的主斑点相同。

应用此法鉴别甾体激素类药物制剂时，供试品通常需做前处理（如有机溶剂提取），以消除注射液、片剂、软膏剂等辅料的干扰。

八、高效液相色谱法（HPLC）

高效液相色谱法具有分离效率高、选择性好、检测灵敏度高等特点，已成为甾体激素类药物分析的主要方法。《中国药典》（2020 年版）中多种甾体激素类药物原料及制剂均采用高效液相色谱法进行鉴别。鉴别方法为在含量测定项下记录的高效液相色谱图中，供试品溶液主峰的保留时间应与对照品溶液主峰的保留时间一致。

第三节　特殊杂质检查

甾体激素类药物多由其他甾体化合物或结构类似的其他甾体激素经结构改造而来，因而在成品中可能引入原料、中间体、异构体、降解产物等杂质。有些杂质与药物结构类似，且具有一定的药理作用，即"有关物质"。所以甾体激素类药物除作一般杂质检查外，通常还要作"有关物质"检查。此外，有的甾体激素类药物还需作"游离磷酸盐""硒"以及"残留溶剂"的检查等。

一、有关物质的检查

有关物质是甾体激素类药物中主要的特殊杂质，其限量检查是该类药物杂质检查的一个重要项目。由于此类杂质与药物在结构上相似，所以需采用分离度高的色谱法进行检查。《中国药典》（2020 年版）广泛采用薄层色谱法和高效液相色谱法作为本类药物的有关物质检查方法。

1. 薄层色谱法

甾体激素类药物中多数杂质是未知的或没有杂质对照品，所以各国药典大多采用供试品溶液自身稀释对照法进行检查，即用供试品溶液的稀释液作为对照，检查有关物质。例如《中国药典》（2020 年版）采用此法检查丙酸倍氯米松中的有关物质。

方法：取供试品，加三氯甲烷-甲醇（9∶1）溶解并制成每 1mL 中约含 3mg 的溶液，作为供试品溶液；精密量取 1mL，置 50mL 量瓶中，加三氯甲烷-甲醇（9∶1）稀释至刻度，摇匀，作为对照溶液。照薄层色谱法（通则 0502）试验，吸取上述两种溶液各 5μl，分别点于同一硅胶 G 薄层板上，以二氯乙烷-甲醇-水（95∶5∶0.2）为展开剂，展开，晾干，在 105℃干燥 10 分钟，放冷，喷以碱性四氮唑蓝试液，立即检视。供试品溶液如显杂质斑点，不得多于 2 个，其颜色与对照溶液的主斑点比较，不得更深。

本法采用薄层色谱法将主药与其他甾体分开，再利用甾体结构中具有的 C_{17}-α-醇酮基，与显色剂碱性四氮唑蓝试液发生呈色反应的原理，通过检查杂质斑点的数目和每个杂质斑点的颜色深浅来控制有关物质的量。

2. 高效液相色谱法

在《中国药典》（2020 年版）中，高效液相色谱法是甾体激素类药物有关物质检查广泛采用的方法。所采用的色谱条件一般为表 14-4 所示。

表 14-4　甾体激素类药物有关物质检查一般所采用的高效液相色谱条件

色谱柱填充剂	流动相	检测器	供试品溶液和对照溶液的制备	结果判定
十八烷基硅烷键合硅胶（ODS）	各种不同比例的甲醇（或乙腈）-水混合溶剂	紫外吸收检测器（检测波长因品种而异）	将供试品用甲醇（或乙腈）溶解配制成高低两种浓度的溶液，高浓度溶液为供试品溶液，低浓度者为对照溶液	供试品溶液显示的杂质峰不得超过规定的个数；各杂质峰面积或其总和不得大于对照溶液主峰面积的一定分数

例如，《中国药典》（2020 年版）规定醋酸氢化可的松中"有关物质"的检查采用高效液相色谱法。

方法：取供试品约 25mg，置 50mL 量瓶中，加乙腈 20mL，超声处理使醋酸氢化可的松溶解，放冷，用水稀释至刻度，摇匀，作为供试品溶液（12 小时内使用）；精密量取 1mL，置 100mL 量瓶中，用流动相稀释至刻度，摇匀，作为对照溶液。用十八烷基硅烷键合硅胶为填充剂；以乙腈-水（36∶64）为流动相，检测波长为 254nm。取醋酸氢化可的松与醋酸可的松对照品，加流动相溶解并稀释制成每 1mL 中各含 5μg 的混合溶液，取 20μl 注入液相色谱仪，调节流速，使醋酸氢化可的松峰的保留时间约为 16 分钟，醋酸氢化可的松峰与醋酸可的松峰的分离度应大于 5.5。再精密量取供试品溶液与对照溶液各 20μl，分别注入液相色谱仪，记录色谱图至主成分峰保留时间的 3 倍。供试品溶液色谱图中如有杂质峰，峰面积在对照溶液主峰面积 0.5~1 倍的杂质峰不得超过 1 个，其他单个杂质峰面积不得大于对照溶液主峰面积的 0.5 倍（0.5%），各杂质峰面积的和不得大于对照溶液主峰面积的 2 倍（2%）。小于对照溶液主峰面积 0.02 倍（0.02%）的色谱峰忽略不计。

此法利用高效液相色谱法将主药与其他杂质分离，采用不加校正因子的主成分自身对照法来控制有关物质的量。

二、游离磷酸盐

地塞米松磷酸钠为地塞米松与磷酸形成的磷酸酯二钠盐，在其生产和贮存中可能引入磷酸盐。《中国药典》（2020 年版）采用钼蓝比色法来检查地塞米松磷酸钠中游离磷酸盐。

方法：精密称取供试品 20mg，置 25mL 量瓶中，加水 15mL 使溶解；另取标准磷酸盐溶液［精密称取经 105℃ 干燥 2 小时的磷酸二氢钾 0.35g，置 1 000mL 量瓶中，加硫酸溶液（3→10）10mL 与水适量使溶解，用硫酸稀释至刻度，摇匀；临用时再稀释 10 倍］4.0mL，置另一 25mL 量瓶中，加水 11mL；各精密加钼酸铵硫酸试液 2.5mL 与 1-氨基-2-萘酚-4-磺酸溶液（取无水亚硫酸钠 5g、亚硫酸氢钠 94.3g 与 1-氨基-2-萘酚-4-磺酸 0.7g，充分混合，临用时取此混合物 1.5g 加水 10mL 使溶解，必要时滤过）1mL，加水至刻度，摇匀，在 20℃ 放置 30~50 分钟。照紫外-可见分光光度法（通则 0401），在 740nm 的波长处测定吸光度。供试品溶液的吸光度不得大于对照溶液的吸光度。

本法是利用磷酸在酸性溶液中与钼酸作用生成磷钼酸铵，再经还原形成的磷钼酸蓝（钼蓝），在 740nm 波长处有最大吸收，通过比较供试品溶液和对照品溶液的吸光度来控制药物中游离磷酸盐的量。

游离磷酸盐按磷酸计算的限量

$$限量（\%）=\frac{C_{标准KH_2PO_4}\times\frac{M_{H_3PO_4}}{M_{KH_2PO_4}}\times V_{标准KH_2PO_4}}{W_{供试品}}\times100\%$$

$$=\frac{\frac{0.35\times100}{1\,000\times10}\times\frac{98.00}{136.09}\times4.0}{20}\times100\%=0.5\%$$

三、残留溶剂

地塞米松磷酸钠在生产中大量使用甲醇、乙醇和丙酮等有机溶剂。这些溶剂若在产品中大量残留，会对人体造成危害。为控制地塞米松磷酸钠中残留溶剂的量，《中国药典》（2020 年版）采用气相色谱法来检查甲醇、乙醇和丙酮的量。

方法：取供试品约 1g，精密称定，置 10mL 量瓶中，加内标溶液［取正丙醇，用水稀释制成 0.02%（mL/mL）的溶液］溶解并稀释至刻度，摇匀，精密量取 5mL，置顶空瓶中，密封，作为供试品溶液；

另取甲醇约 0.3g、乙醇约 0.5g 与丙酮约 0.5g，精密称定，置 100mL 量瓶中，用上述内标溶液稀释至刻度，摇匀，精密量取 1mL，置 10mL 量瓶中，用上述内标溶液稀释至刻度，摇匀，精密量取 5mL，置顶空瓶中，密封，作为对照品溶液。照残留溶剂测定法（通则 0861 第一法）试验，用 6% 氰丙基苯基-94% 二甲基聚硅氧烷毛细管色谱柱，起始温度为 40℃，以每分钟 5℃ 的速率升温至 120℃，维持 1 分钟，顶空瓶平衡温度为 90℃，平衡时间为 60 分钟，理论板数按正丙醇峰计算不低于 10 000，各成分峰间的分离度均应符合要求。分别量取供试品溶液与对照品溶液顶空瓶上层气体 1mL，注入气相色谱仪，记录色谱图。按内标法以峰面积计算，应符合规定。

四、硒

有些甾体激素类药物生产工艺中使用二氧化硒脱氢，成品中可能引入微量硒。《中国药典》（2020 年版）规定醋酸地塞米松、醋酸氟轻松、曲安奈德、醋酸曲安奈德等药物需检查硒。依法检查（通则 0804）。其检查原理为：用氧瓶燃烧法将药物进行有机破坏，使硒转化为高价硒（Se^{6+}），再用盐酸羟胺将 Se^{6+} 还原为 Se^{4+}，在 pH 2.0 ± 0.2 的条件下与 2，3-二氨基萘试液反应，生成 4，5-苯并苯硒二唑，提取至环己烷中，于 378nm 波长处有最大吸收。通过比较供试品溶液和对照品溶液在此波长处的吸光度值，从而判断供试品中的硒是否超过了限量。

第四节　含量测定

甾体激素类药物含量测定可采用滴定分析法、比色法、紫外分光光度法、荧光法、气相色谱法、高效液相色谱法等方法。本节重点讨论药典上常用的三种方法。

一、高效液相色谱法

高效液相色谱法具有灵敏度高、专属性强、分离效能高等优点，目前已被各国药典广泛采用。《中国药典》（2020 年版）收载的甾体激素类药物原料药和制剂，大多数采用高效液相色谱法进行含量测定。另外，有些药物采用高效液相色谱法在含量测定时，也可在相同的色谱条件下同时进行鉴别、检查。

此类药物含量测定多采用反相高效液相色谱法。固定相多为十八烷基硅烷键合硅胶（ODS），流动相多为极性大的甲醇-水或乙腈-水组成的混合溶剂。有时为了提高分离效果，改善峰形，在流动相中常加入醋酸缓冲液或磷酸缓冲液调节流动相的 pH。因多数药物具有 Δ^4-3-酮基、苯环或其他共轭结构，故检测器多采用紫外检测器，检测波长多在 240nm 或 280nm 附近。

高效液相色谱法测定此类药物含量，其定量方法《中国药典》（2020 年版）采用的既有内标法也有外标法。

例如，《中国药典》（2020 年版）采用外标法测定曲安奈德含量。

色谱条件与系统适用性试验：用十八烷基硅烷键合硅胶为填充剂；以乙腈-水（35∶65）为流动相；检测波长为 246nm。取泼尼松龙、醋酸氢化可的松与醋酸泼尼松龙各适量，加甲醇溶解并稀释制成每 1mL 中分别约含 10μg、10μg 与 0.9mg 的混合溶液。取 10μl 注入液相色谱仪，记录色谱图，理论板数按醋酸泼尼松龙峰计算不低于 3 000，醋酸泼尼松龙峰与醋酸氢化可的松峰之间的分离度应大于 2。

供试品溶液：取本品适量，精密称定，用甲醇溶解并定量稀释制成每 1mL 中约含 1mg 的溶液，精密量取 5mL，置 100mL 量瓶中，用甲醇稀释至刻度，摇匀。

对照品溶液：取醋酸泼尼松龙对照品约 25mg，精密称定，置 25mL 量瓶中，用甲醇溶解并稀释至刻度，摇匀。精密量取 5mL，置 100mL 量瓶中，用甲醇稀释至刻度，摇匀。

测定法：精密量取供试品溶液与对照品溶液，分别注入液相色谱仪，记录色谱图。按外标法以峰面积计算，即得。

又如，《中国药典》（2020 年版）采用内标法测定炔诺孕酮含量。

色谱条件与系统适用性试验：用十八烷基硅烷键合硅胶为填充剂；以乙腈–水（70∶30）为流动相；检测波长为 240nm。理论板数按炔诺孕酮峰计算不低于 2 000，炔诺孕酮峰与内标物质峰的分离度应符合要求。

内标溶液的制备：取醋酸甲地孕酮，加乙腈溶解并稀释制成每 1mL 中约含 1mg 的溶液，即得。

测定法：取供试品约 7.5mg，精密称定，置 50mL 量瓶中，加流动相溶解并稀释至刻度，摇匀；精密量取该溶液与内标溶液各 2mL，混合均匀，取 20μl 注入液相色谱仪，记录色谱图；另取炔诺孕酮对照品，同法测定。按内标法以峰面积计算，即得。

内标法定量的优点在于可避免因样品前处理及进样体积误差对测定结果的影响，定量结果准确度、精确度较高。缺点是选择合适的内标物质比较困难，操作较麻烦。外标法具有方法简单的优点，但是要求进样体积必须准确，否则会造成分析误差，定量结果不准确。随着现代分析仪器的发展，原手动进样被定量环或自动进样器进样所取代，进样量准确度提高，解决了以前外标法进样体积重复性不好的问题，因此现在外标法也成为高效液相色谱法常用的定量方法之一。《中国药典》（2020 年版）中甾体激素类药物多采用外标法定量。

二、紫外分光光度法

甾体激素类药物分子结构中具有 Δ^4-3-酮基、$\Delta^{1,4}$-3-酮基、苯环或其他共轭结构，在紫外光区有特征吸收，可采用紫外分光光度法测定含量。具有 Δ^4-3-酮基结构的肾上腺皮质激素、雄性激素、孕激素以及口服避孕药，其最大吸收在 240nm 附近。具有苯环的雌激素在 280nm 附近有最大吸收。

紫外分光光度法简便、准确，可用于甾体激素的原料及片剂、注射剂等的含量测定。原料、注射液一般用一定溶剂溶解或稀释成一定浓度后，可直接在某波长下测定吸光度。片剂由于赋形剂的存在，会干扰吸光度的测定。为了消除赋形剂的干扰，需先用一定溶剂提取、滤过，再取一定浓度的续滤液在某波长下进行吸光度的测定。有时为了消除"有关物质"的紫外吸收对测定的干扰，对某些原料药，可先经过色谱分离，除去干扰后再进行测定。

例如，《中国药典》（2020 年版）采用紫外–可见分光光度法测定醋酸泼尼松龙片的含量。

方法：取供试品 20 片，精密称定，研细，精密称取适量（约相当于醋酸泼尼松龙 20mg），置 100mL 量瓶中，加无水乙醇约 60mL，振摇 15 分钟使醋酸泼尼松龙溶解，用无水乙醇稀释至刻度，摇匀，滤过，精密量取续滤液 5mL，置另一 100mL 量瓶中，用无水乙醇稀释至刻度，摇匀，照紫外–可见分光光度法（通则 0401），在 243nm 的波长处测定吸光度，按 $C_{23}H_{30}O_6$ 的吸收系数（$E_{1cm}^{1\%}$）为 370 计算醋酸泼尼松龙片的百分标示含量。

三、四氮唑比色法

肾上腺皮质激素类药物分子结构中 C_{17} 位上连有 α-醇酮基，具有还原性，碱性条件下可将四氮唑盐定量地还原为有色的甲䐶。有色甲䐶在可见光区有最大吸收，通过测定其吸光度即可计算药物的含量。

四氮唑比色法用于肾上腺皮质激素类药物制剂的含量测定，如《中国药典》（2020 年版）收载的醋酸泼尼松龙乳膏、醋酸氢化可的松片等。各种因素如药物的结构、溶剂、呈色时间和温度、水分、碱的种类及加入顺序、空气中的氧等，对甲䐶的生成速率、呈色强度以及稳定性都有影响。测定时必须依照药品质量标准的规定严格执行和规范操作，以确保分析结果的准确性和重现性。

本章小结

本章概述了甾体激素类药物的分类、结构以及性质；详细介绍了该类药物原料药及其制剂的鉴别试验、检查和含量测定的原理和方法。

复习思考题

1. 甾体激素类药物常分为哪几类？各自的结构特点是什么？
2. 在甾体激素类药物中，哪些结构常用作质量分析？
3. 常用于鉴别甾体激素类药物的方法有哪些？
4. 简述外标法定量的原理、特点及方法。

技能训练

实验 14-1　黄体酮注射液的分析

一、实验要求

1. 掌握外标法测定药物含量的原理及方法。
2. 熟悉药典对黄体酮注射液分析的项目与方法。
3. 熟悉高效液相色谱法在药物鉴别、检查、含量测定试验中的应用。

二、实验概述

黄体酮为典型的甾体激素类药物，通过对其注射液进行鉴别、杂质检查和含量测定的分析，学生应全面掌握甾体激素类药物注射剂分析的特点，能够依照药品质量标准的规定严格执行和规范操作，进一步熟悉药物分析工作中广泛使用的高效液相色谱法的操作、特点。

三、实验内容

1. 仪器与试剂

仪器：分析天平、容量瓶（25mL、50mL）、移液管（5mL）、内容量移液管、具塞离心管、高效液相色谱仪（紫外检测器254nm）、水浴锅、离心机。

试剂：甲醇（色谱纯）、乙醚（分析纯）、重蒸水、乙腈（色谱纯）、己烯雌酚对照品、黄体酮对照品、黄体酮注射液（规格自定）。

2. 操作方法

本品为黄体酮的灭菌油溶液。含黄体酮（$C_{21}H_{30}O_2$）应为标示量的93%～107%。

【性状】本品为无色至淡黄色的澄明油状液体。

【鉴别】在含量测定项下记录的色谱图中，供试品溶液主峰的保留时间应与对照品溶液主峰的保留时间一致。

【检查】有关物质　用内容量移液管精密量取本品适量（约相当于黄体酮50mg），置50mL量瓶中，用乙醚分数次洗涤移液管内壁，洗液并入量瓶中，用乙醚稀释至刻度，摇匀，精密量取25mL，置具塞离心管中，在温水浴中使乙醚挥散，用甲醇振摇提取4次（第1～3次每次5mL，第4次3mL）每次振摇10分钟后离心15分钟，并将甲醇液移至25mL量瓶中，合并提取液，用甲醇稀释至刻度，摇匀，经

0.45μm 滤膜滤过，取续滤液作为供试品溶液；精密量取 1mL，置 100mL 量瓶中，用甲醇稀释至刻度，摇匀，作为对照溶液。照黄体酮注射液含量测定项下的色谱条件，取对照溶液 10μl 注入液相色谱仪，调节检测灵敏度，使主成分色谱峰的峰高约为满量程的 30%。再精密量取供试品溶液与对照品溶液各 10μl，分别注入液相色谱仪，记录色谱图至主成分峰保留时间的 2 倍。供试品溶液色谱图中如有杂质峰，扣除相对保留时间 0.1 之前的辅料峰（如处方中含有苯甲醇，应扣除苯甲醇的色谱峰），单个杂质峰面积不得大于对照溶液主峰面积的 0.5 倍（0.5%），各杂质峰面积的和不得大于对照溶液主峰面积的 2 倍（2.0%）。供试品溶液色谱图中任何小于对照溶液主峰面积 0.05 倍的色谱峰可忽略不计。

其他 应符合注射剂项下的各项规定。

【含量测定】 照高效液相色谱法（通则 0512）测定。

色谱条件与系统适用性试验 用辛烷基硅烷键合硅胶为填充剂；以甲醇-乙腈-水（25∶35∶40）为流动相；检测波长为 241nm。取本品 25mg，置 25mL 量瓶中，加 0.1mol/L 氢氧化钠甲醇溶液 10mL 使溶解，置 60℃ 水浴中保温 4 小时，放冷，用 1mol/L 盐酸溶液调节至中性，用甲醇稀释至刻度，摇匀，取 10μl 注入液相色谱仪，调节流速使黄体酮峰的保留时间约为 12 分钟，调节检测灵敏度，使主成分色谱峰的峰高达到满量程，色谱图中黄体酮峰与相对保留时间约为 1.1 的降解产物峰的分离度应大于 4.0。用内容量移液管精密量取本品适量（约相当于黄体酮 50mg），置 50mL 量瓶中，用乙醚分数次洗涤移液管内壁，洗液并入量瓶中，用乙醚稀释至刻度，摇匀，精密量取 5mL，置具塞离心管中，在温水浴中使乙醚挥散，用甲醇振摇提取 4 次（第 1~3 次每次 5mL，第 4 次 3mL）每次振摇 10 分钟后离心 15 分钟，并将甲醇液移置 25mL 量瓶中，合并提取液，用甲醇稀释至刻度，摇匀，作为供试品溶液。精密量取供试品溶液 10μl，注入液相色谱仪，记录色谱图；另精密称取黄体酮对照品适量（约 50mg），同法测定。按外标法以峰面积计算，即得。

3. 注意事项

（1）本品为黄体酮的灭菌油溶液，黏度大。为保证取样量准确，量取时需使用内容量移液管，并用乙醚分次洗涤移液管内壁，使黏壁的液体充分溶解洗涤下来。

（2）为排除溶剂油的干扰，分析中先用乙醚溶解、挥散乙醚后再用甲醇分次提取药物，这样就可以使溶剂油与主药分离，否则溶剂油会对色谱系统造成污染。

（3）本品鉴别、检查及含量测定均采用了高效液相色谱法，进样应以定量环或自动进样器进样为好。

（4）对照液和供试液每份至少进样两次，以平均峰面积计算。

（5）色谱分析完成后，应用甲醇冲洗色谱柱 1h。

四、结果记录

记录检验结果并判断检验结果是否符合标准规定 [本品含黄体酮（$C_{21}H_{30}O_2$）应为标示量的 93.0%~107.0%]。

附：含量计算公式

$$标示量（\%）= \frac{C_R \times \dfrac{A_X}{A_R} \times V \times 稀释倍数 \times 平均装量}{V' \times 标示量} \times 100\%$$

式中：C_R 为黄体酮对照品溶液的浓度，g/mL；A_X 和 A_R 分别为供试品和对照品的峰面积；V 为供试品的初始溶解体积，mL；V' 为供试品的取样体积，mL。

参考文献

［1］国家药典委员会．中华人民共和国药典（2020 年版）．［M］．北京：中国医药科技出版社，2020．

［2］杨红，朱丽波．药物分析（第 3 版）．［M］．西安：西安交通大学出版社，2020．

［3］金虹，杨元娟等．药物分析技术（第 2 版）．［M］．北京：中国医药科技出版社，2019．

［4］林锐，裘兰兰等．药物分析技术．［M］．北京：中国医药科技出版社，2018．

［5］孙莹，刘燕．药物分析（第 3 版）．［M］．北京：人民卫生出版社，2018．

［6］王白雪，杨曾等．药物分析技术．［M］．北京：中国石化出版社，2018．

［7］张骏，方应权．药物分析（第 3 版）．［M］．北京：高等教育出版社，2017．

［8］杨红．药物分析（第 2 版）．［M］．西安：西安交通大学出版社，2016．

学习重点：- -

- -

- -

- -

学习难点：- -

- -

- -

- -

必考点：- -

- -

- -

- -

记录：- -

- -

- -

学习重点

学习难点

必考点

记录

学习重点:

学习难点:

必考点:

记录: